"十四五"职业教育国家规划教材

国家卫生健康委员会"十三五"规划教材

全国高等职业教育教材

供康复治疗技术专业用

社 区 康 复

第3版

主 编　章 荣　张 慧

副主编　吕雨梅　刘 强　罗 伦

编　者（以姓氏笔画为序）

丁　宇　乐山职业技术学院

尤　冉　四川卫生康复职业学院

吕雨梅　哈尔滨医科大学大庆校区

刘　强　澍青医学高等专科学校

李　攀　成都市第二人民医院

李卫平　西南医科大学

杨永红　四川大学华西医院

张　慧　大庆医学高等专科学校

罗　伦　成都市第二人民医院

赵玉霞　四川卫生康复职业学院

赵明明　广西壮族自治区江滨医院

章　荣　四川卫生康复职业学院

董玉泉　潍坊护理职业学院

人民卫生出版社

图书在版编目（CIP）数据

社区康复/章荣，张慧主编.—3版.—北京：
人民卫生出版社，2019
ISBN 978-7-117-28062-4

Ⅰ.①社… Ⅱ.①章…②张… Ⅲ.①社区–康复医
学–职业教育–教材 Ⅳ.①R492

中国版本图书馆CIP数据核字（2019）第030440号

| 人卫智网 | www.ipmph.com | 医学教育、学术、考试、健康，
购书智慧智能综合服务平台 |
| 人卫官网 | www.pmph.com | 人卫官方资讯发布平台 |

社 区 康 复
第 3 版

主　　编：章　荣　张　慧
出版发行：人民卫生出版社（中继线 010-59780011）
地　　址：北京市朝阳区潘家园南里 19 号
邮　　编：100021
E - mail：pmph @ pmph.com
购书热线：010-59787592　010-59787584　010-65264830
印　　刷：人卫印务（北京）有限公司
经　　销：新华书店
开　　本：850×1168　1/16　印张：10　插页：8
字　　数：316 千字
版　　次：2010 年 6 月第 1 版　　2019 年 3 月第 3 版
　　　　　2025 年 5 月第 3 版第 13 次印刷（总第 26 次印刷）
标准书号：ISBN 978-7-117-28062-4
定　　价：38.00 元

修 订 说 明

《"健康中国 2030"规划纲要》指出:"加强康复、老年病、长期护理、慢性病管理、安宁疗护等接续性医疗机构建设","加大养老护理员、康复治疗师、心理咨询师等健康人才培养培训力度"。近年康复治疗技术专业和康复治疗师职业显示了强劲的发展势头和成长的活力,反映了医疗和康复领域对专业人才培养及人力资源的迫切需要。为了认真贯彻落实党的二十大精神,更好地服务康复专业教育的发展,提升康复人才培养水平,人民卫生出版社在教育部、国家卫生健康委员会的领导下,在全国卫生职业教育教学指导委员会的支持下,成立了第二届全国高等职业教育康复治疗技术专业教育教材建设评审委员会,并启动了第三轮全国高等职业教育康复治疗技术专业规划教材的修订工作。

全国高等职业教育康复治疗技术专业规划教材第一轮 8 种于 2010 年出版,第二轮主教材 17 种于2014 年出版。教材自出版以来,在全国各院校的支持与呵护下,得到了广泛的认可与使用。本轮教材修订经过认真的调研与论证,在坚持传承与创新的基础上,积极开展教材的立体化建设,力争突出实用性,体现高职康复教育特色:

1. **注重培育康复理念** 现代康复的核心思想是全面康复、整体康复。整套教材在编写中以建立康复服务核心职业能力为中心,注重学生康复专业技能与综合素质均衡发展,使其掌握康复治疗技术的特点,增强实践操作能力和思维能力,能够适应康复治疗专业的工作需要。

2. **不断提升教材品质** 编写遵循"三基"、"五性"、"三特定"的原则,坚持高质量医药卫生教材的一贯品质。旨在体现专业价值的同时,内容和工作岗位需求紧密衔接,并在教材中加强对学生人文素质的培养。本轮教材修订精益求精,适应需求,突出专业特色,注重整体优化,力争打造我国康复治疗技术专业的精品教材。

3. **紧密围绕教学标准** 紧紧围绕高等职业教育康复治疗技术专业的教学标准,结合临床需求,以岗位为导向,以就业为目标,以技能为核心,以服务为宗旨,力图充分体现职业教育特色。坚持理论与实践相结合,实践内容并入主教材中,注重提高学生的职业素养和实践技能,更好地为教学服务。

4. **积极推进融合创新** 通过二维码实现教材内容与线上数字内容融合对接,让学习方式多样化、学习内容形象化、学习过程人性化、学习体验真实化。为学习理解、巩固知识提供了全新的途径与独特的体验,体现了以学生为中心的教材开发和建设理念。

本轮教材共 17 种,均为国家卫生健康委员会"十三五"规划教材。

教 材 目 录

序号	教材名称	版次	主编	
1	人体解剖学	第1版	陈 尚	胡小和
2	基础医学概要	第2版	杨朝晔	倪月秋
3	临床医学概要	第2版	胡忠亚	
4	运动学基础	第3版	蓝 巍	马 萍
5	人体发育学	第1版	江钟立	王 红
6	康复医学导论	第1版	王俊华	杨 毅
7	康复评定技术	第3版	王玉龙	周菊芝
8	运动治疗技术	第3版	章 稼	王于领
9	物理因子治疗技术	第3版	张维杰	吴 军
10	作业治疗技术	第3版	闵水平	孙晓莉
11	言语治疗技术	第3版	王左生	马 金
12	中国传统康复技术	第3版	陈健尔	李艳生
13	常见疾病康复	第3版	张绍岚	王红星
14	康复辅助器具技术	第2版	肖晓鸿	李古强
15	社区康复	第3版	章 荣	张 慧
16	康复心理学	第3版	周郁秋	
17	儿童康复	第1版	李 渤	程金叶

第二届全国高等职业教育康复治疗技术专业教育教材建设评审委员会名单

数字内容编者名单

主　编　罗　伦

副主编　章　荣

编　者（以姓氏笔画为序）

丁　宇　乐山职业技术学院

尤　冉　四川卫生康复职业学院

吕雨梅　哈尔滨医科大学大庆校区

向　桃　成都市第二人民医院

刘　强　渤青医学高等专科学校

李　攀　成都市第二人民医院

李卫平　西南医科大学

杨永红　四川大学华西医院

张　慧　大庆医学高等专科学校

罗　伦　成都市第二人民医院

赵玉霞　四川卫生康复职业学院

赵明明　广西壮族自治区江滨医院

胡　婷　成都市第一骨科医院康复科

章　荣　四川卫生康复职业学院

董玉泉　潍坊护理职业学院

主编简介与寄语

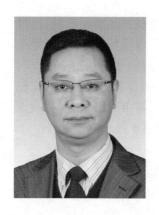

章荣 副主任医师、副教授。现任四川卫生康复职业学院康复系主任、附属自贡市第一人民医院康复医学科主任,从教12年。全国卫生职业教育教学指导委员会康复治疗类专业教学指导委员会委员、全国高职高专"十三五"规划教材编审委员会委员、中国康复医学会康复教育专委会委员兼康复治疗技术教育学组秘书、四川省康复医学教育分会副会长兼秘书长。在《中国康复医学杂志》等专业期刊上发表论文10余篇,参与《康复医学科管理指南》《临床康复医学》书籍编辑工作。获自贡市科技进步二等奖一项、三等奖两项,四川省教育厅科技进步三等奖。国家级实用新型发明专利两项。研究方向主要为神经系统疾病的康复(脑卒中康复)、颈椎病康复等领域。

寄语:

随着社会的发展,康复及康复医学越来越受到社会关注。社区康复作为一种非常有效的手段,通过充分利用社区资源帮助残疾者获得各项康复服务的机会。作为一名康复治疗专业的学生应该熟悉了解"社区康复"的内容和实施流程,以便更好的为广大残疾者提供专业规范的服务。

主编简介与寄语

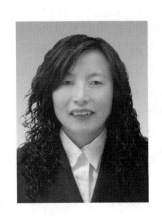

张慧 教授,现任大庆医学高等专科学校教务处处长。从事医学教育、科研、管理工作25年,先后担任康复治疗技术、临床医学等专业康复医学、康复评定技术、中医学、社区康复等课程教学。主持或主要参与科教研项目20余项,获得黑龙江省科技进步二等奖1项、黑龙江省高等职业教育教学成果特等奖和一等奖各1项、黑龙江省卫生厅新技术应用一等奖2项等市局级以上科、教研成果奖13项。主编全国医学高职高专规划教材和辅导书4部。

寄语:

社区康复是国际上开展残疾人康复服务的主要形式,也是我国构建多元化康复服务体系的重要组成部分,是实现残疾人"人人享有康复服务"目标的重要手段和途径。希望同学们通过这门课程,理解社区康复的理念,掌握社区康复的理论和技能。社区康复工作尤其需要康复工作者的医德理念,培养对病人之爱,对残疾人之爱,为中国社区康复的发展贡献力量。

前　言

　　"社区康复"（CBR）项目是世界卫生组织于 1978 年发表阿拉木图宣言之后开始开展的,其内容包含多层面的策略。主要涉及如何建立或加强社区康复计划以及如何确保残疾人及其家庭成员能够得到卫生、教育、就业及社会层面等方面服务的实际建议。社区康复通过充分利用社区资源,来提升中、低收入残疾人获得各项康复服务的机会,其最终的目的是尽可能满足残疾人的各种需求,确保他们参与及融入社会并提高其生活质量。目前中国社区康复的模式主要采用"社区康复治疗模式"。该模式关注的重点是失能人士在社区中如何继续延续在医院康复科、康复专科医院已经开展的康复训练,继续提升其独立生活的能力。但由于目前政策、法规、社会环境支持等方面的不完善,我国的社区康复在教育、谋生、赋能等方面涉及的内容相对较少。同时由于社区卫生服务中加大了对慢性病管理方面的介入,因此社区康复治疗模式中也包括慢性疾病在社区中开展相关健康教育以及康复训练等相关内容。2011 年世界卫生组织出版的《社区康复指南》中指出:目前社区康复发展模式正逐渐从"社区治疗模式"向"医学—社会"和"包容性发展模式"转化。"医学—社会"和"包容性发展模式是基于社区康复广泛多层面发展的策略,创建了由健康、教育、谋生、社会、赋能五个方面的关键要素组成结构图,其侧重点在于对社区中残疾人开展全方位的康复服务,促进他们在社区中重新获得自我照顾、自我管理以及谋生等技能,在社区中有价值、有尊严的生活。

　　为了认真落实党的二十大精神,鉴于中国社区康复发展现状以及国情等因素,本版教材的编写侧重点仍然会倾向于"社区康复治疗"模式,但是会对一些常见的功能障碍制订具体的社区康复工作计划。教材在编写时立足于社区康复实际开展的工作以及真实的案例,借鉴 ICF 理论框架要求以及社区康复涵盖的主要内容作为编写指导思想;以社区康复工作所主要涉及的五个板块为主线;以具体工作过程、任务为导向;以职业面向及岗位需求为基础,按照适用、实用、够用原则并以全国卫生专业技术资格考试(康复治疗师)要求为依据编写。教材主要分为两大模块:第一个模块主要涉及社区康复建立、发展及其主要工作内涵;第二个模块主要针对因疾病、损伤或先天问题造成的一些常见功能障碍者社区康复涉及的具体内容及实践工作的开展。教材内容符合目前国际、国内相关专业标准。本版教材编写时考虑到学生学习的习惯和知识的连续性,按照常见疾病所导致的功能障碍开展社区康复工作的编写方式,有别于前版教材的分类方式。该分类方式也符合社区卫生服务中按照疾病分类管理的原则。教材编写时将原来的实训部分完全融合到一本教材中,不再单独编写实训教材。

　　《社区康复》第 2 版教材于 2014 年出版,已在各高职院校广泛使用,得到了一致认可,这与之前各位参编专家的辛勤付出是分不开的。随着社会的进步与发展以及社区康复理念的不断更新,社区康复的理论体系、内涵、实践经验会不断地丰富和发展。第 3 版教材在编写中引用了国内外康复医学界前辈、专家、同行的研究成果,也得到各位编者及其单位的大力支持,在此表示衷心的感谢! 另外,特别要感谢香港职业治疗学院梁国辉教授对本教材的编写给予的极大支持与帮助!

　　鉴于编者水平有限,因此编写过程中难免会存在遗漏或不当之处,也恳请广大康复界同仁批评指正,提出宝贵的意见和建议。

教学大纲
（参考）

章　荣　张　慧
2023 年 10 月

目　录

01章 PPT

学习目标

1. 掌握：残疾、残疾人的定义、社区的定义。

2. 熟悉：社区的功能、社区服务的基本内容、社区的基本特征；中国社区康复发展存在的问题，中国社区康复的发展趋势。

3. 了解：社区康复的建立和发展、国际社区康复产生和发展历程、我国社区康复产生和发展历程。

4. 培养学生自主学习能力，使学生树立能体现人权模式的残疾观，能用平常心对待残疾人。

5. 培养学生的同理心。

第一节　"残疾"的概念及其演变

社区康复的最主要对象是残疾人。残疾（disability）是复杂的社会问题，随着社会的进步，人们对残疾的认识也在不断深化。

一、残疾观念的演变

从历史上看，残疾的观念随着社会历史的发展和人类文明的进步而不断改变，从最初的原始宿命模式到医学模式，再到现代的社会模式和人权模式。

1. 传统宿命模式　在社会经济极其落后的年代和地区，迷信思想是从神话或宗教术语来理解残疾，认为残疾是报应、魔法缠身和不祥的象征，残疾人往往被父母、亲属等与社会、家庭隔离起来。

2. 个体医学模式　随着科学和医学的进步，在 19 世纪到 20 世纪初，人们认识到残疾有其生物或医学原因，是个人由疾病、创伤或不良健康状态等所导致的身体功能和结构方面的损害。这种医学模式视残疾为医疗问题、个人问题，残疾管理的目的是治愈或个人康复及改变行为。

3. 社会模式　20 世纪中期，残疾的个体的和医学的观念受到挑战，产生了许多社会性的态度，如残疾是环境障碍所造成的限制的结果；环境障碍问题来自社会的歧视和排斥；环境障碍导致残疾人被社会隔离等。残疾被重新定义为一个社会问题，而不是一个个人问题，解决这个问题的重点是去除社会障碍及社会的改变，而不仅仅是依靠医疗。

4. 人权模式　发起于 20 世纪 60 年代的残疾人运动对残疾认识的改变起到重要作用，运动著名的口号是"没有我们的参与，不能作出与我们有关的决定（nothing about us without us）"。残疾人组织把焦点对准了赋权于残疾人，以保证他们在政治、经济、社会和文化活动上达到完全参与及机会均等。这些组织在发起《残疾人权利公约》上起到关键作用。该公约旨在确保残疾人享有与他人平等的人权，

1

促进了残疾观念向人权模式的转变。

二、残疾与残疾人的定义

随着残疾观念的演变,对残疾、残疾人等概念的认识也在不断地发展变化。

(一)残疾的定义

1. 在残损、残疾、残障的国际分类(international classification of impairments,disabilities and handicaps,ICIDH)中的定义 残疾是指因外伤、疾病、发育缺陷、精神因素等各种原因造成的身体上和(或)精神上的功能障碍,以致不同程度地丧失正常人的生活、工作、学习能力和负担其日常生活与社会职能能力的一种状态,包括程度不同的肢体残缺、感知觉障碍、活动障碍、内脏器官功能不全、精神情绪和行为异常、智能缺陷等。

2. 在国际功能、残疾和健康分类(international classification of functioning,disability and health,ICF)中的定义 残疾是覆盖面很广的术语,包括损伤、活动受限和参与限制,是伴有健康问题和环境因素(如自然环境、态度)以及个人因素(如年龄、性别)之间相互负面作用的结果。后续的《残疾人权利公约》及《世界残疾报告》等文件,均按照 ICF 方法定义残疾。《残疾人权利公约》提出残疾是一种演变中的概念,是伤残者和各种阻碍他们在与其他人在平等的基础上全面、有效参与社会生活的各种态度和环境障碍相互作用所产生的结果。《世界残疾报告》(world report on disability,WRD)提出残疾是损伤、活动受限和参与局限等的概括性术语,残疾指的是有某些健康状况的个体与个人因素和环境因素之间相互作用的结果。

(二)残疾人的定义

1. 国际劳工组织对残疾人(disabled person)定义 经正式承认的身体或精神损伤在适当的职业获得、保持和提升方面的前景大受影响的个人。

2.《残疾人权利公约》定义 残疾人包括那些在生理、心理、智力或感知上长期有缺陷,并且由这些缺陷和外部障碍的相互作用下,可能阻碍其在平等的基础上和其他人一样充分和有效地参与社会活动的人。

3.《中华人民共和国残疾人保障法》定义 残疾人是指在心理、生理、人体结构上,某种组织、功能丧失或者不正常,全部或者部分丧失以正常方式从事某种活动能力的人。残疾人包括视力残疾、听力残疾、言语残疾、肢体残疾、智力残疾、精神残疾、多重残疾和其他残疾的人。

第二节 社区及社区服务

一、社区

(一)社区的定义

社区(community)一词起源于拉丁语,意思是共同的东西和亲密的伙伴关系。1887 年,德国社会学家滕尼斯将"社区"概念引入学科领域,后来被翻译成英文 community,20 世纪 30 年代初我国学者费孝通等将其转译为"社区"。

社区在国际上通用的概念是指聚居在一定地域范围内的人们所组成的社会生活共同体。我国政府把社区定义为:社区是指聚居在一定地域范围内的人们所组成的社会生活共同体。目前我国城市社区的范围,一般是指经过社区体制改革后做了规模调整的居委会辖区,农村一般一个村是一个社区。

(二)社区的基本特征

从上述的社区定义可以看出,社区具有三个基本特征:一是地缘性,有共同的地域;二是人缘性,有与地缘关系相联系的归属感、认同感等共同情感;三是社会性,有来自于共同需求、共同目标、共同利益的社会关系和互动关系,形成了与地域相联系的社会生活共同体。

（三）社区分类

1. 按社区所发挥的功能分　经济社区、政治社区、军事社区、文化社区、宗教社区等。

2. 按人口和地域分　巨型社区、中型社区、微型社区。

3. 按形成方式分　自然社区、法定社区。

4. 按社区的结构及其综合表现分　农村社区、城市社区。

5. 按空间分类

（1）空间性

1）法定社区：指地图上的明确标示，法律上明文规定的地方行政区，如省、自治区、市、区、县、街道、乡镇、居委会、村委会等。

2）自然社区：指人类生产和生活中自然形成的定居社区，如城市、农村、自然街、镇、村落等。

3）专能社区：指人们从事某种专门活动而占有一定地域空间的聚集区，如矿山、学校、部队、经济特区、工业社区、文化社区、生活社区等。

（2）非空间性：包括精神社区（空间无共居地，但有共同的生活方式、信仰、成员感）、职业社区、宗教社区、种族社区、虚拟社区等。

（四）社区功能

1. 满足生活需求功能　社区有一套生产、分配、销售体系，提供社区内成员日常生活的必需品。

2. 社会化功能　社区有一套社会化体系，将社区内最重要的价值观及行为模式，由上一代传到下一代。社区内学校与其他社会机构都有社会化功能。

3. 社会控制功能　社区有一套社会控制体系，用以鼓励人们遵守社会规范，维护社会秩序，同时用以惩罚违反社会规范的人。

4. 社会参与功能　社区有一套社会参与体系。促进社区内人们相互来往与互动，并提高社区的价值整合。

5. 社区互助功能　社区有一套互助体系，使社区内人群相互帮助、互相支援。

文档：虚拟社区

二、社区服务

（一）社区服务的概念

社区服务（community service）在国际上并没有专门定义，一般认为是把立足于社区的社会服务统称为社区服务。我国民政部对社区服务的定义是："在社区内为人们的物质生活和精神生活所提供的各种社会福利与社会服务"。

1993 年 8 月民政部、国家计委等 14 个部委联合发布了《关于加快发展社区服务业的意见》，文件提出了社区服务业的概念，即"社区服务业是在政府倡导下，为满足社会成员多种需求，以街道、镇和居委会的社区组织为依托，具有社会福利性的居民服务业"。社区服务业是社会保障体系和社会化服务体系中的一个重要行业。

（二）社区服务的主要内容

社区服务的行政主管部门是民政部门，1987 年由民政部倡导，经过 30 年的实践与发展，目前全国各大中城市及沿海经济发达的农村已经形成了以社区服务中心为基地，以发展社区服务实体来增强自我发展能力的社区服务格局。

社区服务的内容随着社区建设的不断完善而不断拓展，从目前我国实际实施的情况来看，社区服务的主要内容包括以下几个方面：

1. 福利性的社区服务　满足老年人、残疾人、优抚对象、少年儿童等特殊困难群体的特殊需要，具体包括老年人服务，残疾人服务，优抚对象服务，特困家庭服务，拥军优属，扶贫济困，婚姻殡葬，少儿教育治安防范等。同时合理安排经营服务项目，服务于社区全体居民。

2. 便民利民服务　包括家居生活服务，社区环境综合治理服务，医疗卫生服务，少年儿童服务，文体娱乐服务，就业服务和社会保障服务等。

3. 社会互助活动　由志愿者队伍和街道、居委会建立志愿服务联系，为社区居民提供定时定点的服务等。

笔记

近年来,我国在加强社区建设并大力开展社区服务的基础上,将社区康复纳入社区建设和社区服务中,充分利用社区服务设施,对残疾人、老年人和慢性病病人开展医疗、保健、康复服务,对残疾人进行职业培训和就业安置,开办了星光计划老年活动中心、婚姻介绍所、残疾人活动中心、伤残儿童幼儿园、精神病及智力障碍人士工疗站等,创造条件使残疾人与所有社区居民一样获得参与社会生活的机会。

第三节 社 区 康 复

一、社区康复的基本概念

(一) 社区康复定义

社区康复(community-based rehabilitation,CBR)直译为"以社区为基础的康复",是国际上开展残疾人康复服务的主要形式。社区康复的定义随着人们对认识和开展的不断深入也在不断更新、完善。

1. 世界卫生组织(WHO)对社区康复的定义 1981年世界卫生组织康复专家委员会对社区康复的定义为:"在社区的层次上采取的康复措施,这些措施是利用和依靠社区人力资源而进行的,包括依靠有残损、残疾、残障的人员本身以及他们的家庭、社会"。

2. 联合国三大组织对社区康复的定义 1994年世界卫生组织、联合国教科文组织(UNESCO)、国际劳工组织(ILO)联合发表的《社区康复联合意见书》对社区康复做了新的定义:"社区康复是社区发展计划中的一项康复策略,其目的是使所有残疾人享有康复服务、实现机会均等、充分参与的目标。社区康复的实施要依靠残疾人、残疾人亲友、残疾人所在的社区以及卫生、教育、劳动就业、社会保障等相关部门的共同努力。"2004年世界卫生组织、联合国教科文组织、国际劳工组织联合修订了《社区康复联合意见书》,提出社区康复是"残疾人康复、机会均等、减少贫困和社会包容的一种社区发展战略",需要"通过残疾人自身、残疾人家庭、社区及卫生、教育、职业、社会服务机构的共同努力"才能得到实施,反映了社区康复方法从提供服务到社区发展的转变。2010年世界卫生组织等国际组织联合编印的《社区康复指南》沿用了2004年更新的《社区康复联合意见书》的概念,并强调社区康复的使命是按照综合的、发展的、包容的模式促进残疾人康复、教育、民生、社会和增能等方面的发展。从发展的观点出发,着眼于解决残疾人群体整体的社会地位(受歧视、机会不均等)、经济地位(贫困)等问题,从发展和包容的途径帮助残疾人全面康复。康复工作的内容不仅是医疗康复,而且更重要的还包括了残疾人教育领域、谋生领域、社会生活领域、赋能领域等方面的康复。社区康复的概念逐渐被社区融合发展的理念所刷新。

3. 我国对社区康复的定义 根据联合国三大组织对社区康复的定义,结合中国国情,目前我国政府对社区康复定义为,社区康复是社区建设的重要组成部分,是指在政府领导下,相关部门密切配合,社会力量广泛支持,残疾人及其亲友积极参与,采用社会化方式,使广大残疾人得到全面康复服务,以实现机会均等,充分参与社会生活的目标。

(二) 社区康复工作的原则

《社区康复指南》以《残疾人权利公约》的原则为基础明确提出社区康复工作的10条指导原则,其中有8条(以下1~8)是遵照联合国《残疾人权利公约》所述的残疾人工作原则,这些原则应该用于指导社区康复工作的所有方面:

1. 尊重残疾人固有的尊严和个人自主 包括自由作出自己的选择,以及个人自立。

2. 不歧视。

3. 充分和切实地参与社会并融入社会。

4. 尊重差异 接受残疾人是人的多样性的一部分,也是人类一分子。

5. 机会均等。

6. 无障碍。

7. 男女平等。

8. 尊重残疾儿童逐步发展的能力并尊重残疾儿童保留其身份特性的权利。

9. 倡导包括自我倡导在内的赋能。

10. 维持可持续性。

二、社区康复的产生与发展

(一)社区康复的产生

1978 年,世界卫生组织召开国际初级卫生保健大会并发表《阿拉木图初级卫生服务国际会议宣言》,首次提出康复要以社区为基础的思想,要求在社区层次上为包括残疾人在内的居民提供保健、预防、治疗和康复服务。

(二)社区康复的发展

1. 社区治疗模式(1982~1993 年) 1979 年,WHO 初步规划出社区康复模式,同年第 34 届联合国大会正式通过了关于 1981 年为国际残疾人年的决定。1982 年,第 37 届联合国大会通过了《关于残疾人的世界行动纲领》,制订了残疾人十年(1983~1992 年)CBR 全球发展规划。1985 年,英国伦敦大学开设"社区康复计划与管理"课程,全球培训、地区性培训工作迅速开展。1989 年,WHO 出版《在社区训练伤、病、残者手册》,推动了社区康复在世界各国的发展。1992 年,WHO 大会对全球社区康复发展进行了评估,专题报告中指出:"社区康复虽然在全球有所发展,但从整体上看,仍然落后于保健、预防和治疗的发展水平"。同年第 47 届联合国大会确定每年 12 月 3 日为国际残疾人日(International Day of Disabled Persons)。1993 年,由海兰德博士编著的《偏见与尊严——社区康复介绍》一书出版。

2. 医学 - 社会模式(1994~2005 年) 1994 年,世界卫生组织、联合国教科文组织、国际劳工组织发表了《关于残疾人社区康复的联合意见书》,进一步明确了社区康复目标、概念和实施方法,社区康复发展进入"医学 - 社会模式"。1999 年,《偏见与尊严——社区康复介绍》一书再版,以更新的观念对全球残疾的发生情况、康复需求情况、社区康复定义、管理框架、技术要素、监测评估及未来发展预测等方面进行了全面阐述。2004 年,世界卫生组织、联合国教科文组织、国际劳工组织联合发表新的《社区康复联合意见书》提出了健康、教育、谋生、社会、赋能的社区康复新理念。

3. 医学 - 社会 - 人权模式(1994~1993 年) 2006 年 12 月 13 日,联合国通过了《残疾人权公约》。公约为保障残疾人权利、促进残疾人全面发展提供了权威性的法律与政策性框架。2010 年 10 月,国际劳工组织、联合国教科文组织、世界卫生组织正式发布《社区康复指南》。指南总结了 30 多年全球发展中国家社区康复经验,运用包容性发展的理论与方法,提出了现代残疾人工作最新理论与模式,提出了发展中国家残疾人康复最迫切的需求和可行的解决办法,特别是在社区层面上应采取的行动。2011 年 6 月 9 日,世界卫生组织和世界银行共同发布首份《世界残疾报告》,报告详细分析了全球残疾人面临的各种障碍,根据《残疾人权利公约》的原则,运用《国际功能、残疾和健康分类》(ICF)有关残疾的包容性模式,提出了增进残疾人健康和福祉的一系列政策性的建议。2014 年,第 67 届世界卫生大会通过决议,颁布《世界卫生组织 2014~2021 年全球残疾问题行动计划:增进所有残疾人的健康》。行动计划的整体目标是促进实现所有残疾人的最佳健康、功能、福祉和人权,其中三项具体目标中包括"加强和推广康复、适应性训练、辅助技术、援助和支持性服务以及以社区为基础的康复"。

第四节 中国社区康复发展的历史进程

我国自 1986 年开始正式开展社区康复工作,先后经历了起步阶段(1986~1990 年)、试点阶段(1991~1995 年)、推广阶段(1991~1995 年)和发展阶段(2001 年至今)四个阶段。

一、起步阶段

1986 年,我国首次派人参加 WHO 在中国香港和菲律宾马尼拉举办的"现代康复原则、计划与管理"研讨班,培养了第一批社区康复人才 10 余名。同年将《在社区中训练残疾人》手册译成中文出版发行。年底原卫生部在山东、吉林、广东、内蒙古等省区开展社区康复试点工作。

1987 年民政部倡导在城市开展社区服务,为社区残疾人提供康复服务。1988 年 3 月中国残疾人联合会(以下称中国残联)成立,大力推进 CBR 事业的发展。这一年我国开始实施《中国残疾人事业五年工作纲要》,开展了抢救性三项康复,即白内障复明手术、小儿麻痹后遗症矫治手术、聋儿听力语言训练。

二、试点阶段

1990 年 12 月 28 日第七届全国人民代表大会常务委员会第十七次会议通过了《中华人民共和国残疾人保障法》,并确定每年 5 月的第三个星期日为全国助残日。

国家制订了《康复医学事业"八五"规划要点》和《中国残疾人事业"八五"计划纲要》明确规定了逐步推广社区康复,要求各省、自治区、直辖市都要进行社区康复试点。"八五"期间全国 62 个县(区)进行了社区康复示范工作,均取得了许多宝贵经验。

三、推广阶段

《中国残疾人事业"九五"计划纲要》确定的康复工作目标是:完善社会化的康复服务体系,以社区和家庭为重点,广泛开展康复训练,使残疾人普遍得到康复服务;实施一批重点工程,使 300 万残疾人得到不同程度的康复;开发供应一批急需、适用的特殊用品和辅助用具,帮助残疾人补偿功能、增强能力。我国的社区康复工作进入了社会化推广阶段。

四、发展阶段

1. "十五"期间 2001 年,制定《中国残疾人事业"十五"计划纲要》和《社区康复"十五"实施方案》,使我国社区康复进入了全面发展阶段。2002 年 8 月,国务院办公厅转发中国残联等六部门《关于进一步加强残疾人康复工作的意见》提出到 2015 年实现残疾人"人人享有康复服务"的宏伟目标。为实现这一宏伟目标,要求积极推进社区康复,把康复服务引入到家庭。2005 年民政部、原卫生部、中国残联三部门决定在全国开展残疾人社区康复示范区培育活动,采取树立典型、以点带面的方式,促进残疾人社区康复工作的发展,推动残疾人"人人享有康复服务"目标的实现。

2. "十一五"期间 2006 年,我国政府依据《中华人民共和国国民经济和社会发展第十一个五年规划纲要》,制定了《中国残疾人事业"十一五"发展纲要(2006~2010 年)》,提出:"城市和发达地区农村残疾人普遍得到康复服务,欠发达地区农村 70% 以上的残疾人得到康复服务"。制定了相应配套的《社区康复"十一五"实施方案》,提出"十一五"期间,全国 80% 的市辖区和 70% 的县开展规范化的社区康复服务,为 2000 万残疾人提供社区康复服务,中国社区康复进入了新阶段。2008 年 3 月,中共中央和国务院发表了《关于促进残疾人事业发展的意见》,提出将残疾人康复纳入国家基本医疗卫生制度和基层医疗卫生服务内容,逐步实现残疾人人人享有康复服务。大力开展社区康复,推进康复进社区、服务到家庭。2008 年 4 月,十一届全国人大常委会第二次会议审议通过了新修订的《中华人民共和国残疾人保障法》,再次以法律的形式规定了残疾人康复的原则与主要形式。"十一五"期间,残疾人康复事业取得了重要进展,实现了四个方面的转变:一是康复服务由全方位推进向全方位与重点并重转变,残疾人康复服务更加突出专业化、人性化,康复机构建设和人才培养更加规范;二是康复事业的推进方式由项目推进型向项目推进与基础建设并重转变,以社区康复示范县(市、区)培育活动和社区康复协调员培训为推手,拓展了残疾人康复服务的受益面;三是残疾人康复救助由项目服务向项目服务与制度建设并重转变,以康复项目纳入医保为标志,康复保障政策取得突破;四是康复工作的方式由行政协调向行政协调与政策法规建设并重转变,《关于促进残疾人事业发展的意见》出台,各地不断出台或修订的残疾人保障方面的政策和法规,成为康复工作的依据和保障。

3. "十二五"期间 2011 年 5 月,国务院批转《中国残疾人事业"十二五"发展纲要》,纲要提出了明确目标,即初步实现残疾人"人人享有康复服务"。2012 年,制定《社区康复"十二五"实施方案》,提出在全国普遍开展残疾人社区康复,充分利用社区资源,在城市地区开展规范化的社区康复,提高服务质量,残疾人社区康复进入规范化实施期。

4. "十三五"期间 2016 年 8 月,习近平总书记在召开的全国卫生与健康大会的讲话中强调:"重视重点人群健康,努力实现残疾人'人人享有康复服务'的目标",社区康复迎来更快的发展机遇。2016 年 8 月,国务院印发《"十三五"加快残疾人小康进程规划纲要》,提出保障残疾人基本康复需求,并明确加强健康管理和社区康复。"十三五"期间将实现普遍满足城乡残疾人基本康复需求的目标,到 2020 年,有需求的残疾儿童和持证残疾人接受基本康复服务的比例达到 80% 以上。2016 年 10 月,中国残联等五部门印发《残疾人康复服务"十三五"实施方案》,提出实施残疾人精准康复服务,加强残疾人健康管理和社区康复。以"精确化识别、个性化服务和精细化管理"为特征的精准康复服务的实施,将进一步促进残疾人社区康复工作的规范化发展,提高社区康复服务的专业化水平。2017 年 1 月 11 日,国务院常务会议通过《残疾预防和残疾人康复条例》(以下简称《条例》)。《条例》的颁布标志着我国残疾预防和残疾人康复事业迈入依法推进的新的历史时期,为实现残疾人"人人享有康复服务"的目标提供强大法律支持,保障社区康复在残疾预防和残疾人康复事业中突显其重要作用。

总之,我国自 1986 年开始开展社区康复工作以来,党和政府一直十分重视残疾人工作和社区康复工作,在积极推进城乡社区建设的同时,综合利用社会各种资源,采取社会化的工作方式努力推进社区康复不断向前发展。经过 30 多年的实践,我国社区康复取得了一定的成绩,积累了一些经验,为今后残疾人康复事业和社区康复工作的进一步发展打下良好的基础。

第五节　中国社区康复的发展现状及展望

一、中国社区康复发展取得的成绩与特色

中国的社区康复(community-based rehabilitation,CBR)自 1986 年正式开始兴办,经过 30 多年发展,现已成为开展残疾人康复服务的基础保障,同时也是政府推动实现残疾人"人人享有康复服务",促进残疾人全面康复的主要方式和措施。中国是一个多民族、多文化背景的发展中大国,幅员辽阔,人口众多。据有关资料显示截至 2010 年,我国残疾人总数已近超过 8502 万人。值得注意的是这些残疾人中生活在农村地区的就占到了 74.53%。从总体来看我国残疾人数量大、分布广,康复需求量也很大。20 世纪 80 年代,我国康复医学的先驱者们开始引入现代残疾与康复理念,建立现代康复医学学科,建设和完善各类康复机构,为残疾人系统地、全面地提供现代康复服务。作为一个发展中的大国,面对分散各地的大量残疾人的康复需求,中国政府尤其重视发展社区康复事业,现已确立起社区康复在我国的定位和工作模式,初步建成了全国社区康复服务网络,也不断地建设和充实社区康复的保障和支撑体系,初步培养出一支社区康复工作队伍,摸索和总结出了行之有效的工作方法,使数以千万计的广大残疾人获得了实实在在的康复效益。

我国社区康复工作虽然起步较晚,困难较多,但经过 30 年的努力,社区康复工作进步迅速,成绩显著,并且形成了自有的一些特色。具体表现为:

1. 管理和运行的体制 实行政府主导、社区为本。
2. 资源的整合和工作开展 采取社会化的工作方针。
3. 工作模式和计划目标 提倡因地制宜,分类指导,方式多样,方法灵活。
4. 执行社区康复任务的战略 力求与当时当地社区、社会,甚至全国的建设和发展的中心任务相适应相融合。
5. 社区康复采用的技术 提倡采用有中国特色的适宜技术(appropriate technology,AT),中西结合、就地取材、因陋就简。
6. 社区康复发展的策略 在遵循 WHO《社区康复指南》原则的基础上,吸收国际和境外社区康复的先进经验、成功做法,立足本土社情、民情、经济技术条件和社会背景、文化背景,"以我为主,洋为中用"。
7. 民办社区康复机构的介入 随着民办非企业社区康复机构茁壮成长,许多地区政府及残联系统用购买社区康复服务的方法,来更好地满足社区残疾人的康复需求,起到了很好的补充作用。

二、我国社区康复工作存在的问题

尽管我国的社区康复已取得了不少成绩也积累了一些经验,但是仍面临着许多挑战,工作的开展仍遇到不少的困难。

1. 农村与城市社区康复发展不均衡的问题 我国社区康复工作开展长期以来基本上集中在在城市(尤其是大中城市),而70%以上残疾人生活在农村,社区康复项目在广大农村开展还处在起步和探索阶段。

2. 社区康复建设质量及深度的问题 目前国内许多地方的社区康复工作开展及项目的建设,存在着重规模、轻质量情况。也存在忽视将试点经验有计划、有步骤地推广,不能持续而深入地开展相关工作。

3. 社区康复发展不全面的问题 我国多数社区康复网点的工作仍偏重在医疗康复方面,而缺乏把"减贫"、"促进机会均等"、"社会融合"等方面放在社区康复工作层面上,以至于不能从包容和发展的方向推动社区康复。

4. 社区康复的资源和建设的问题 社区康复的资源和基础性建设仍较薄弱,不能充分保障和支撑社区康复的有效实施,专业人才方面缺少经过培训的合格的康复员和管理人员,其数量及质量均显不足。

5. 社区康复效益的问题 尽管我国已培育了一批社区康复示范区,但是不少地方的社区康复项目收效甚微,这与社区康复工作方法体系还有待进一步完善度有关,也与社区康复项目实施者没有掌握好管理和运营社区康复所需的特有方法有密切关系。

三、中国社区康复发展展望

正如中国正处于并将长期处于社会主义初级阶段一样,我国社区康复模式的转型将会在今后一段较长时间内继续进行发展过渡,即按照WHO《社区康复指南》的理念和任务结构,从现有的医学-社会模式转变和过渡为以社会模式为主的发展和融合(包容)的模式,以便更全面地实现社区康复的目标。从长远来说,亦将会把现有的以社区为基础的康复演变为以社区为基础的包容性发展(community-based in-clusive development,CBID)。

1. 社区康复转型过渡需要的改变 包括了观念的更新、任务的更新以及方法的创新。我们将按照WHO《社区康复指南》的新理念、原则结合我国国情来策划和指导社区康复。将既往以医疗康复为主的社区康复模式转变为以执行社会康复任务为主的全面康复。在具体实施时要从单个或少数部门负责、实施为主转变为多个部门联合协作,即要关注满足社区残疾人群体的多元化的包容性发展的需求,又要兼顾到个别残疾人特殊的具体需求。按照WHO《社区康复指南》中社区康复工作任务结构为残疾人提供健康、教育、谋生与职业支持、社会权益倡导与保障、赋权自立等方面的服务。

2. 社区康复的布局将更加注意改变地域和人群的不均衡性 将会加快社区康复向农村,尤其向边远、贫困的农村地域推广,加强农村社区康复项目建设,给予必要的特殊政策支持。在服务对象和人群方面,应该加强对精神残疾者、智力残疾者,以及残疾妇女的社区康复服务、扶助和救助。总结起来就是要在计划和资源全面兼顾的基础上重点注意以下方面的工作:一是关注和照顾最贫困的地区,二是关注和照顾最弱势的残疾人;三是加强最薄弱而又最关键的服务环节。

3. 加强社区康复的立法和规范 为保障社区康复工作健康有序的发展,有关部门将通过更多的社区康复研究、实践工作获取更翔实的CBR效益、效果方面的数据以及各种经验的总结,以WHO《社区康复指南》为基础,立足于我国实情,制定颁布并执行适合我国国情的《社区康复法规》或《社区康复工作条例》,以便有力地加快社区康复在全国的推广,保证社区康复的工作质量。同时还应加强CBR的监督和评估(monitoring and eval-uation),促进持续的质量改进。政府也将会从财政上和技术上给予更大的支持。

4. 大力加强社区康复网络建设 加强各级社区康复站或网点的能力建设,重点在县(市辖区)一级的社区康复中心(或社区康复站)。按照WHO《社区康复指南》提出的CBR任务结构,需要有县(市辖区)一级的社区康复中心(站)的建制、规模和资源,才能全面担当起行政管理、业务指导、工作示范、监督评估(对下属基层社区康复站)以及提供应有的康复服务的责任,有一个强有力的、称职的县(市辖区)社区康复中心(站),才有可能开展对下属社区康复站的建设指导。实际上,今后有效的社区康复的展开,需要把社区的范围和层次,提高到县一级的水平,也就是说,县一级的残疾人工作,基本上就是面向全县残疾人的社区康复工作。

5. 鼓励并加大民间社会资本和力量介入社区康复工作 目前已经在一些城镇正在兴起的民间社会力量办社区康复的潮流将继续发展。现民办的社区康复站(提供上门康复训练和服务)、民办社区辅助器具供应站、民办的养老或托幼机构(面向残疾老人儿童)等机构逐渐涌现,预计未来还会出现民办的初级特殊教育机构和其他民办的康复咨询和培训机构。

6. 建立较完善的社区康复人员的培养制度 社区康复项目的发展,要在普及的基础上提高,在提高的指导下普及。提高质量的关键在于培养和配备合格的社区康复人员、加强各级社区康复站和各类人员的能力建设,扩展服务范围,提高服务能力。具体落实上应该分类、分层(高、中、初级)培养社区康复领导者、管理者、协调员和康复员,严格筛选培养基地,制定培养目标、教学大纲,确定课程设置,编印系列教材,有继续教育项目进行人员提高的安排。

7. 利用各种社交软件以及社会媒体为社区康复工作者提供技术支持与便利 包括加强社区康复工作者与残疾人及其家庭的合作交流。同时通过经常性、多模式的社区文化宣传活动,继续提升全社会对残疾和康复的认识,倡导平等参与的共融精神,树立扶弱助残的关爱风尚,培植自立自强的坚毅意志,大力营造有利于开展社区康复的社会心理环境,促进更加和谐、包容的社区的建立。

综上所述,我国未来社区康复工作的重点应注重管理、监督、质量控制和工作人员能力建设等方面。从总体发展趋势来看,我国社区康复的模式正逐步从过去的医学模式转变为医学 - 社会模式,并正按照 WHO 等发布的《社区康复指南》提出的理念和工作要求,继续增大社区康复模式中的社会元素的比重,以残疾人及家庭的需求和目标为中心,把现有的以社区为基础的康复演变为以社区为基础的包容性社会发展模式。

本章小结

本章主要讲述了"残疾"的概念及其演变,社区、社区康复的基本内容,以及社区康复的发展和展望。本章内容在编写过程中参考了国内外相关研究资料,能满足学生对残疾、社区及社区康复的认识的学习需求,使学生能对社区康复的产生及发展有一个清晰的认识。

(张 慧 章 荣)

扫一扫,测一测

思考题

社区康复的建设对构建和谐社会有何重要意义?

思考题解析

第二章　社区康复的内容

02章 PPT

学习目标

1. 掌握:社区康复健康、教育、谋生、社会、赋能及家居的目标、任务和预期结果。

2. 熟悉:幼年教育内容,非正规教育形式、接收标准、内容;功能代偿、技能培训。

3. 了解:分级诊疗、健康的促进、健康的管理;基础教育、中等和高等教育、终身学习内容;残疾人职业规划、职业培训相关数据。残疾人联合会、文化和艺术的含义;家居无障碍环境改造的分类和基本原则。

4. 使学生具备创造基础教育学习环境的能力、引导残疾人与自助小组建立联系的能力,依据残疾人的个体情况为患者提出家居环境改造方案的能力。

5. 培养学生同理心、包容心;培养学生关爱残疾人、与残疾人进行良好沟通的素质;培养学生团队精神。

案例导学

张奶奶,75 岁,患糖尿病 21 年,长期口服降糖药,血糖平时稳定。多年的类风湿关节炎导致下肢膝关节变形挛缩,虽然可自主行走,但日常生活有诸多不便。社区康复人员评估后,建议张奶奶行走时选择合适的辅助器具。

问题与思考:

1. 常见的辅助器具有哪些? 张奶奶可以选择哪种?

2. 选择辅助器具的目标是什么?

3. 为确保有效使用,应提供哪些服务?

社区康复是针对残疾人及其家庭的包容性、广泛多层面发展策略,由健康、教育、谋生、社会、赋能、家居六部分组成,每一部分又包含五个要素,为社区康复项目提供共同框架(图 2-1),以保证残疾人权益在社区水平的多样化。社区支持残疾人的基本需求,使其能获得健康、教育、谋生及社会层面的机会,以提高残疾人及其家庭的生活质量;鼓励社区人员通过引导残疾人关注和保护自我的权益,促进残疾人及其家庭社会地位的提高。

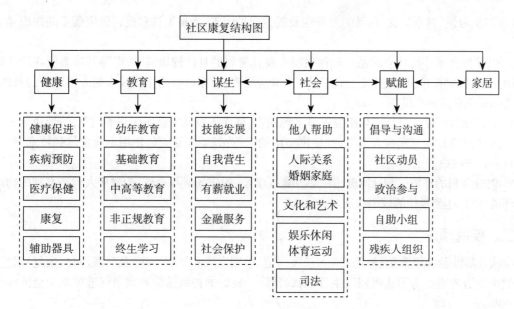

图 2-1 社区康复结构图

第一节 社区康复健康篇

社区康复提倡包容性健康,即所有个体无论何种残损、性别、年龄、种族和社会经济地位,均能获得医疗保健服务。该项目通过与社区卫生服务中心合作,确保所有残疾人均能获得服务,提倡健康服务要顺应和响应残疾人的权利和需要,以社区为本,支持残疾人达到最高水平的健康。社区康复项目始终贯彻执行以下五个关键领域。

一、健康促进

健康促进是使人们增加对健康和健康决定因素的控制,增强个体的技能,改变社会、经济和环境因素,以减少对健康的影响。

(一)目标及任务

1. **目标** 认同社区残疾人及其家属的健康潜力,增强其改善和维持现有健康水平的能力。

2. **任务** 与医疗卫生部门或当地政府机构等相关部门合作,开展健康促进活动,确保其对残疾人及其家属的包容性和可获得性;确保残疾人及其家属了解维持健康的重要性,并鼓励积极参与健康促进活动。

(二)预期结果

1. 社区残疾人及其家属与社区居民获得相同的健康促进信息。

2. 根据残疾人及其家属的需求,对健康促进资料与活动进行再设计或改良。

3. 残疾人及其家属具有知识、技巧和获得支持,以协助其达到更高水平健康。

4. 提高康复人员对残疾人的一般和具体健康需求的认识,通过相关健康促进活动满足相应需求。

5. 为使残疾人参与改善其健康的活动,社区需提供支持性环境,可在工作地点开展健康促进活动。

(三)具体活动

社区康复项目应对社区进行深入了解,增加与有经验社区居民的接触,根据当地实际情况和急需解决的问题确定健康促进活动。

1. **支持健康促进运动** 通过提供资讯,鼓励和调动残疾人行为的改变,对个体、人群及社区的健康有积极影响。

2. **增加个人的知识和技巧** 社区残疾人及其家属通过健康资讯和教育,学习有关疾病的危险因素、良好卫生习惯、健康饮食、运动的重要性及其他保护因素,增加维持和改善健康所需的知识和生活技巧。

3. 引导与自助小组建立联系　根据残疾人及其家属的具体健康需求,引导其联系所在社区的现有自助小组,如脑卒中自助组、艾滋病带菌/艾滋病患者组;亦可鼓励相同残疾的人组成新的自助组,或组成一帮一形式的自助组。

4. 教育社区康复人员　引导康复人员了解残疾、残疾人及其家属所面临的问题;帮助康复人员以尊重和无歧视的方式与残疾人沟通,并提供实用的示范;鼓励康复人员使用不同媒体和技术,制订健康项目和制作健康资讯。

5. 创造有利的环境　与社区健康中心、医院、学校、娱乐场所等合作,为残疾人营造有利的物理和社会环境,使其达到最佳的健康状态。

二、疾病预防

疾病预防涉及初级预防(避免发生)、二级预防(早期发现和早期治疗)及三级预防(康复)措施,医疗保健中预防的重点为阻止疾病发生,即初级预防。良好的初级预防和健康促进可减少全球疾病负担的 70%。

（一）目标及任务

1. 目标　降低残疾人患与其残损相关/无关疾病的机会;减少残疾人家属及社区其他成员患与残疾相关疾病和损伤的风险。

2. 任务　确保社区及相关部门将残疾人和非残疾人的预防活动作为重点,为提高残疾人及其家属的健康水平和预防一般疾病及其伴发疾病(并发症)提供支持。

（二）预期结果

1. 使残疾人及其家属得到疾病预防方面的健康信息和服务。

2. 通过改善和维持健康的行为和生活方式,降低残疾人及其家属的患病风险。

3. 残疾人被接纳,参与预防接种、减少患其他疾病和损伤风险等基础预防活动。

4. 所有社区成员均参与初级预防活动。

5. 与医疗和其他部门合作,为开展疾病预防活动提供支持。

（三）具体活动

疾病的初级预防是采取直接的措施避免疾病发生,该措施主要针对人(改变不健康行为、预防接种、营养等)及所生活的环境(提供安全饮用水、卫生设施、良好的生活与工作环境)。

1. 促进残疾人参与预防项目　社区康复项目收集社区不同类型的预防活动,并提供无障碍的预防服务地点,确保更多残疾人参与。

2. 推广健康的行为和生活方式　为减少患病风险,常采用健康促进的策略,提高残疾人的认识,鼓励不吸烟、少饮酒、健康饮食、定期运动、性行为时使用避孕套等健康行为。

3. 鼓励预防接种　积极向社区居民推广预防免疫,确保残疾人及其家属得到预防接种服务。

4. 补充适当的营养　能识别个体营养缺乏征象,并转介给康复人员进行适当的诊治;鼓励食用富含铁质和维生素的食物;开展营养讲座,确保残疾人参与。

5. 预防受伤及并发症　识别社区或家庭受伤的主要原因,确定风险高发人群,为家庭提供预防损伤的建议、为儿童提供道路安全教育;使残疾人及其家属具备与残疾相关的常见并发症的知识,协助寻找预防并发症的策略,所提供的辅助具不会增加并发症的风险。

三、医疗保健

医疗保健是对疾病及残损的早期发现、评估和治疗,能提供治愈、减少影响和预防残损发生的一种医疗服务,可在各级医疗卫生系统进行。

（一）目标及任务

1. 目标　使社区残疾人获得综合和专科的医疗保健服务。

2. 任务　与残疾人、家属和医疗服务部门合作,使残疾人得到疾病和残损的诊断、预防和治疗服务。

（二）预期结果

1. 康复人员具备医疗保健服务知识,并能转介残疾人及其家属得到综合和专科医疗保健服务。

2. 残疾人及其家属积极参加"早期发现疾病和残损"的活动。

3. 完善医疗保健服务设施,改善对残疾人的服务。

4. 使残疾人获得外科服务,以减轻或纠正其残损,从而改善健康和功能状况。

5. 残疾人及其家属发展自我管理技巧,通过提问、讨论治疗意见,对自身疾病的医疗保健和管理做出决定。

6. 增加对残疾人权利和尊严的认识,以提供高质量服务。

（三）具体活动

社区康复项目可通过开展下列活动,使残疾人得到医疗保健服务。

1. 收集医疗服务资讯　寻找现有医疗保健服务,识别服务提供者,主动与其联系并收集医疗保健服务的类型、价格、服务时间及转介机制等方面的信息;编写服务指南,确保社区康复人员及居民均能获得。

2. 早期发现残疾、确保早期治疗　与初级医疗保健人员合作,建立与残疾相关的残损和疾病的早期发现机制;为早期发现传染和非传染性疾病,实施筛查活动;确保有遗传病或基因家族史的居民转介到相应的医疗机构。提倡并鼓励残疾人、家属和初级医疗保健工作人员间的合作,以提高各层次医疗服务的可获得性。

3. 协助获得手术治疗　尽量为残疾人寻找有资助的手术;术前确保残疾人及家属了解手术风险;术后确保手术和护理团队及康复人员对患者进行随访。

4. 推广慢性病的自我管理　鼓励残疾人寻求适当的医疗服务和选择健康的生活方式;编写或改编适合残疾人及家属使用的资料/读物;组建残疾人自助小组,相互分享知识和技巧。

5. 与社区康复人员建立良好关系　建立社区康复网络,以协助残疾人转介,获得综合的医疗保健服务。

四、康复

康复是采取有效和适当的措施,包括通过残疾人相互支持,使残疾人能够实现和保持最大程度的自立,充分发挥和维持体能、智能、社会和职业能力,充分融入和参与生活的各个方面。

文档:康复服务

（一）目标及任务

1. 目标　使残疾人获得有助于整体健康、融入和参与的康复服务。

2. 任务　在社区推广、支持和实施康复活动,并协助转介残疾人到更专业的康复机构。

（二）预期结果

1. 对残疾人进行评估,与其共同制订康复服务计划。

2. 使残疾人在社区获得基本的康复服务,必要时转介到专业的康复机构,并对其随访,以满足残疾人的需求。

3. 社区康复项目的康复人员、残疾人及其家属能在社区开展的康复活动中,获得支持。

4. 为顺利开展康复活动,定期对康复人员进行培训、教育和支持。

（三）具体活动

社区康复项目在不同地点提供从基本到专科的一系列康复服务,使残疾人(包括后天致残和先天性残疾)达到和维持最佳的功能状态。

1. 确定残疾人需求　在制订康复计划前,对残疾人进行评估,以确定需求和优先次序,保存好评估记录。

2. 协助转介和提供随访　社区康复人员向残疾人及家属提供转介服务信息及知情同意书,转介后与服务机构保持定期联系,确保预约并提供随访,确定是否需要持续的支持。

3. 促进康复活动　协助残损患者在社区或家庭进行康复治疗服务,以维持并达到最大的功能。如为儿童发育提供早期治疗活动、鼓励残疾人功能独立、促进环境改造、提倡有相似残损或康复需求的人组成自助小组,鼓励小组成员间互动,以增进相互理解与合作。

4. 编写和发放资料　寻找现有的资料或改编资料或用简单的语言编写以适合患者需求;在社区卫生服务中心或残疾人中心设立资料发放点。

五、辅助器具

辅助器具是为帮助个体执行特殊任务而设计、制作或适配的外置器具,能帮助残疾人进行日常活动,积极、有效的参与社区生活。

（一）目标及任务

1. 目标　使残疾人得到适用的高质量辅助器具,积极参与家庭生活、工作及社区活动。

2. 任务　确定残疾人及其家庭对辅助器具的需求,促进得到辅助器具并能维护、修理及更换。

（二）预期结果

1. 康复人员、残疾人及其家属均应掌握辅助器具的类型、构造、功能及适用范围等知识,使残疾人转介到能提供特殊器具的机构,以明智决定辅助器具是否使用。

2. 培训、教育残疾人及其家属,以确保正确使用辅助器具和适当护理。

3. 积极应对环境因素,使残疾人在各场合充分使用辅助器具。

（三）具体活动

常见的辅助器具包括移动器具(如拐杖、轮椅)、假肢、矫形器及矫形鞋、日常生活器具、助视器具、助听器具、沟通器具、认知器具。为确保有效使用,应提供下列主要服务。

1. 培训社区康复人员　为提供正确的信息、转介和教育,社区康复人员需接受辅助器具的培训,包括辅助器具的种类、目的、功能、获得机构及使用等。

2. 建立个人及家庭的能力　确保残疾人及其家属了解辅助器具的种类、正确和安全使用辅助器具、对转介服务中遇到的困难给予反馈。

3. 促进获得辅助器具　识别现存的辅助器具供应商,并编撰详细信息,包括转介机制、成本和过程(行政程序、评估程序、要求测量和适配的访问数量、生产时间)。

4. 应对环境障碍　社区康复人员应了解使用辅助器具的环境障碍,与残疾人、社区共同识别和应对。

第二节　社区康复教育篇

教育是残疾人按其潜力能够学习到其一生所需的和想要的知识,多在家庭、社区、学校和组织机构以及整个社会实施。社区康复教育的任务是与教育部门一起为残疾人开展各级水平的包容性教育,促使其获得教育及终生学习的机会,发挥潜能,维护尊严,实现自我价值,积极有效的参与社会。

文档:包容性教育

一、幼年教育

幼年的早期教育是指从出生到 6 岁这段时期的教育,一般为非强制性,比小学教育更有弹性,着眼于孩子的生存、成长和学习,包括健康、营养和卫生。

（一）目标及任务

1. 目标　尽可能让所有残疾儿童在包容性的学习环境下开始独立生活,并在其整个发育阶段均得到支持。

2. 任务　寻找有残疾儿童的家庭,并与其紧密互动,协助家庭为孩子进行各种生活活动。

（二）预期结果

1. 所有孩子身体、社会、语言和认知技能的发育达到最大潜能,使其具有良好的生存与健康机会。

2. 正规和非正规早期幼儿教育能包容所有残疾儿童,平稳过渡到小学教育。

3. 孩子们学习一起游戏,接受个体差异并互相帮助。

（三）具体活动

幼年教育的焦点主要为三岁或三岁以上的儿童。

1. 识别幼童的需要　为残疾儿童及其家庭提供早期识别方案；与家庭密切合作，尽早识别先天障碍或幼儿期发育障碍儿童；帮助残疾儿童父母迅速作出反应，将儿童转介到卫生部门；建立对残疾儿童的积极态度，发现儿童学习和发育障碍，并与家庭、各部门合作予以解决。

2. 支持在家早期学习

（1）家庭的参与：社区康复人员从残疾儿童家属提供的资料中获悉情况，并对家庭提供帮助、教育和培训，使其为残疾儿童提供好的学习机会；与家庭共同制订残疾儿童个人学习计划；为残疾儿童父母成立自助团体或鼓励其加入团体或协会。

（2）促进家庭为基础的活动：为残疾儿童创造支持性的家庭学习环境，通过建立信心和发展技能，促进家庭融合，有利于儿童的早期刺激。

3. 支持在社区学习　社区通过游戏小组、日间中心、母子／女团体等形式提供早期教育机会，促进开展残疾儿童的包容性教育，如鼓励家庭带儿童融入社会、与非残疾儿童游戏、设立无障碍环境等。

4. 开展培训和提高认识　对社区康复人员开展儿童早期干预方法和活动的培训，从社会视角认识残疾和包容性。

二、基础教育

基础教育自6~7岁持续至10多岁，是学校教育的首个阶段，面对所有儿童免费且义务开放。

（一）目标及任务

1. 目标　在社区建立包容、受欢迎的基础教育系统，活动中心为社区的地方学校。

2. 任务　与基础教育系统合作，建立具包容性的地方学校，使残疾儿童及家庭获得受教育机会，发展并保持家庭、社区和学校间的联系。

（二）预期结果

1. 所有残疾儿童均完成合格的基础教育。

2. 家庭及社区积极支持并参与包容性基础教育建设。

3. 有相应辅助设备、治疗方法及辅助措施保障残疾儿童入学。

4. 教师自信具有教育残疾儿童的能力。

（三）具体活动

基础教育是一项基本权利，残疾儿童不因残疾而被拒于免费和义务初等和中等教育之外；需具有包容性，能为残疾儿童提供平等机会和优质教育。

1. 动员社区　充分利用广播、海报、电视、因特网等引起社区对于包容性教育重要性和全民教育权利的关注；引导残疾人组织和家长协会参与有关残疾儿童上学障碍的讨论。

2. 支持和引导家庭参与　保持家庭和学校的联系；观察残疾儿童在家庭中的情况，以继续进行在学校受到的教育；借助家长支持来促进包容教育。

3. 帮助创造学习环境　通过多种活动和途径，使残疾儿童有机会得到最大的支持。

（1）通过组织教师、家长、社区领导和学生的研讨会，明确当地小学的状况。

（2）鼓励教师创造性的帮助残疾儿童学习，灵活运用现有资源，倾听孩子并因材施教。

（3）协助教师制订更灵活的课程，并使用以学生为中心的教学方法。

（4）为教师提供培训和支持，学校环境里的在职培训是训练教师最有效的方法。

（5）鼓励增加测验和评估的灵活性。使用抄写器、录音带或其他声学设备；给予更多时间；利用手语翻译者、盲文或大号印刷字，以建立灵活、恰当和可行的测评方法。

（6）鼓励招募志愿者、校长或教师分享经验、开展课外活动和社团，以促进包容性基础教育。

文档：小单元

三、中高等教育

中高等教育包括文化课程和技术／职业教育，是超越义务教育水平的正式教育。残疾学生更需有机会获得更高层次的教育，以便找到工作，全面融入社会。

（一）目标及任务

1. 目标　残疾学生有机会和其他学生一起学习，取得资历、技术和经验，有谋生机会，享有自主权利和被社会接受。

2. 任务　帮助提高残疾学生入学、参与和成功的机会，并和校方合作创造无障碍的校园环境和灵活的课程大纲。

（二）预期结果

1. 家庭和社区鼓励残疾学生进入中高等学校接受教育，增加其录取、就读和毕业。

2. 残疾学生能获得政府资助、奖学金和其他基金支持。

3. 中高等教育课程在环境、教学模式、课程大纲、课外活动和评估考试等制度上，更易被残疾学生接受和融入。

4. 专家资源和支持将正确用于加强残疾学生的参与包容性教育。

（三）具体活动

社区康复人员除教育和支持家庭帮助残疾学生融入社区外，还需帮助建立包容性学习环境。如将教室位置放在底层，支持残疾学生为无障碍找到创新性方案；培训和支持教师开发无障碍课程，帮助建立无障碍布局和通信系统；增加考试和评估的灵活性；鼓励教师和同学制定有利于制止歧视、霸凌和嘲弄残疾学生的规章和措施，鼓励同辈支持和示范作用。

四、非正规教育

非正规教育是指在正式教育体制之外，针对特定学习对象的有组织、有目的、有学习目标的教育活动，包括由社会机构及地方机构举办的课程，是包容性正式教育体系的补充。

（一）目标及任务

1. 目标　残疾人得以发展知识与技能，有助于提高生活质量。

2. 任务　使残疾人有机会在包容的环境中得到教育的机会。

（二）预期结果

1. 残疾人参与到非正规教育计划中，学习识字、计算及其他能帮助提高生活水平的技能。

2. 残疾人及家庭成员、残疾人组织、家长协会参与非正规教育的决策和执行。

3. 以家庭为基础的学习，作为正规学校教育的补充。

4. 残疾学生与正常学生一起互动，发展友谊。

（三）具体活动

非正规教育包括社区各种不同教育意义的行为，如家庭教育、政府方案和社区活动等，比正式教育体系更灵活、有效。

1. 保证课程的实用性　教学着重实践技能、生活技能和个人发展，有效教育学生掌握自我做出决断的技巧；促进残疾学生与其家庭、同龄人、社区间有效交流；将识字和计算教学放在优先地位。

2. 支持家庭学习　社区康复人员与家庭成员、老师和学生建立亲密联系，进行常规家访，确保家庭学习，使学生优先学到基本的日常生活技能、基本的沟通技巧和基本交流能力。

3. 维持特殊的学习小组　社区康复人员为发展和维持残疾人组织提供帮助，将残疾学生与残疾人组织相联系，使残疾人组织成为促进残疾学生学习的有用资源。

4. 促进与正规学习的联系　非正规教育计划趋向于应用不同和更为灵活的课程和教学方法。社区康复人员发展补充非正规教育计划，帮助残疾学生在正规学校取得成功；协助从非正规教育计划向正规教育过渡；通过对父母和老师培训，加强正规学校的包容性。

五、终生学习

终生学习是为提高知识、技巧和竞争能力，在连续的基础上贯穿终生的有目的的学习活动，包括促进个人在社会中发展和参与的各种类型的学习。

（一）目标及任务

1. 目标　使残疾人有机会获得优质的终生学习机会和不同的学习经验。

2. 任务　为残疾人提供终生学习的机会,以防被解雇、边缘化和受到社会排斥。

（二）预期结果

1. 正规学校残疾人可通过职业指引或同辈咨询服务,协助获得工作或受训机会。

2. 成年残疾人终生获得适当、灵活和有效的学习机会,通过开放式学校掌握文化知识或远程学习接受更高层次教育。

3. 年轻和成年残疾人能获取有关生活技巧和生存技能的继续教育,如有关生育卫生、艾滋病和性知识等方面的信息。

4. 通过提供终生学习机会,积极促进年轻和成年残疾人融入社会。

（三）具体活动

终生学习可增强社区和个人掌握更新知识的技巧,以适应政策、经济、环境、技术或社会转变的能力。

1. 为成人接受教育寻找机会　鼓励现有的开放式学校和成人扫盲项目接纳残疾人,并确保教材适用,交流方法适当可行。

2. 寻找继续教育的机会　通过当地教育机构、远程教育和网络教育项目,帮助录取残疾学生,并使其获取必要的协助(如使用因特网或电脑屏幕阅读软件)和树立信心,学会利用远程教育。

3. 确保学习生活和生存技能的机会　联系社区群体和组织,为残疾人提供学习日常生活和参与社会所需技巧的机会;寻求现有的教育项目并使之更包容,而非设立更多平行项目。

第三节　社区康复谋生篇

谋生是社区康复的一部分,能确保残疾人在社区层面上获得训练和工作的机会。为促进残疾人健康,可在工作中使用辅助器具。社区康复应努力推动和促进谋生,以提高卫生保健、教育服务和社会机遇。

一、技能发展

技能常分为基础技能和专业技能、经营技能及核心生活技能四类,常通过传统家庭活动和教育在社区或主流的职业训练中心获得。

（一）目标及任务

1. 目标　残疾人能够拥有工作中需要的知识、态度和技能。

2. 任务　积极帮助残疾人获得相关知识、技能和所需的工作态度,从而获得工作机会。

（二）预期结果

1. 有功能障碍的残疾人在技能发展方面享有平等机会,能得到培训机会及获得营销技能,拥有体面的工作和收入。

2. 职业和技能培训机构制定相关政策和实施方案,保证残疾人得到所提供的培训。

3. 残疾人获得职业指导、就业服务、辅助器具及适用器材的帮助。

4. 残疾人有机会发展高级技能,取得工作成就。

（三）具体活动

技能发展是从教育和家庭生活中获得的基础技能、完成一项特殊活动或任务所需的技术和专业技能、自我创业所需的经营技能及核心生活技能等方面从事的具体活动。

1. 基础技能　残疾人从家庭学得知识、技能和态度,通过家庭活动掌握传统的职业和生活技能。社区康复人员帮助父母了解残疾人学习技能的潜力,使其对家庭亦有所贡献。探寻残疾人通过何种方式参与谋生;鼓励家庭成员传授有用技能,并运用到生产性的家庭活动;对残疾人在家庭和谋生活动中的参与程度进行随访。

2. 技术和专业技能　残疾人为完成特殊任务应具备生产维修、提供服务、物理治疗或电脑技术等技能。技术越先进,要求教育水平越高,接受正式训练也越多。此种正式培训常在技能培训机构进行,培训结束后可拿到正式的能力资格证书。

3. 经营技能　是从事商业活动所需的技能,常要求有阅读和计算的基础。包括人力资源管理、财务管理及策划和组织能力;也包括风险评估、市场分析和信息收集、商业规划、目标设立和问题解决的能力。

4. 生活核心技能　包括立足于社会所需的态度、知识和个人品质,能帮助残疾人获得自信、自尊、良好的人际关系及对自己和他人的正确认知。该技能通过家庭和社区内相互交流获得,并通过教育、职业培训、青少年和社区发展项目及工作得到加强。

二、自我营生

自我营生活动包括生产、提供服务或交易,可以是个体或群体、兼职或全职,为残疾人提供收入,也为家庭和社区提供创造经济的机会。

（一）目标及任务

1. 目标　残疾人通过自我创业进行谋生,以提高其生活水平,为家庭和社区谋福利。

2. 任务　通过帮助残疾人及家庭取得技能发展及经济和物质方面的资源,鼓励和支持其个人或团队自我创业。

（二）预期结果

1. 以个人或团体的方式选择经济活动,增加创收。

2. 获得远期经营技能发展机会,以进一步发展自己的产业。

3. 分享小型企业提供的培训及援助。

4. 成功创业者充当其他残疾人的培训者。

（三）具体活动

社区康复项目在帮助残疾人开始或扩展其有收入活动、小本经营形成自我营生起充分作用。选择参加的生产活动种类以兴趣、技能和资源为基础,鼓励和帮助残疾人组织满足残疾人谋生的需求,促进能包容在地区经济发展的行动计划中。自我创业活动均需有启动资金,主要来源个体或家庭资源、储蓄、信贷和奖助金,社区康复计划能帮助残疾人发展资源流通技能和接入启动资金。

三、有薪就业

有薪就业是与他人、组织或企业在合同下任何有薪或有偿的工作,社区康复项目能帮助克服和降低残疾人在寻找合适有薪工作时面对的障碍。

（一）目标及任务

1. 目标　残疾人拥有有薪就业而自立的同等机会。

2. 任务　确保残疾人能够获得并且保留有薪就业。

（二）预期结果

1. 残疾人通过有薪就业挣得收入。

2. 雇主通过创造包容及无障碍环境,雇用残疾人进行工作。

3. 残疾人通过有薪就业提高自尊心、自身安全感及在家庭和社会中的地位,对社会和经济作贡献。

4. 同事和管理层提高对残疾问题的认识和积极态度。

（三）具体活动

社区康复项目使残疾人更好得到工作,提高在工作场所同工同酬的平等待遇,享受到促进有薪就业服务。残疾人了解政策环境,以提高其就业权利意识;为确保和援助残疾人有薪就业,社区康复人员提供转介及支援服务、劳动力市场调查、残疾人就业评估和支持、帮助找到相匹配工作、提供培训以发展求职技巧;使用现有的支持网络系统,并通过职业教练、业务导师和(或)合作伙伴,给残疾人持续支持以使其保持就业。

四、金融服务

金融服务包括储蓄、信贷、捐赠、保险和资金转账服务五种类型,残疾人常常因为缺乏启动资金而导致生活难以得到改善,社区康复有必要在残疾人需要时给予帮助和进行调解。

（一）目标及任务

1. 目标　残疾人及家庭有获得金融服务的平等机会,以改善其经济状况,并进行其他活动及改善生活水平。

2. 任务　支持及促进残疾人得到金融服务,并使其过程更为便利。

（二）预期结果

1. 残疾人根据其贫困程度,有机会获得捐赠、贷款及其他经济援助。

2. 获得金融服务的机会可满足残疾人需要,经营并发展小生意进行创收。

3. 残疾人可支配并更好地管理其经济来源。

4. 金融服务提供者对其规定、服务和环境进行调整,以使残疾人享受服务。

（三）具体活动

促进残疾人储蓄团体的建立、帮助在可信赖机构开立银行账户、帮助残疾人成为自助小组或相似类型储蓄团体成员、提高小组成员的政务及财务处理能力。提倡残疾人申请主流金融服务,帮助金融服务提供者理解残疾人;促进聘用有能力残疾人;鼓励培训多元化员工。

五、社会保护

社会保护是指提供一个安全网络,以保护人们由于疾病、残疾或高龄所致的贫困和收入丧失或减少,包括政府和大型组织的正式措施和社区层次的非正式措施。前者包括针对易受损害群体的减贫计划和残疾福利等特殊措施;后者由社区组织特别是自助为基础的团体提供。

（一）目标及任务

1. 目标　使失去工作、不能工作或职业活动资源不足以维持生计的残疾人享有最低限度的生活标准。

2. 任务　方便残疾人获取社会津贴及促进社会保障措施的供给。

（二）预期结果

1. 使残疾人拥有社会保障措施,以应对高龄、疾病或残疾所致的收入丧失。

2. 社会服务人员应理解并意识到残疾人需面对的特殊困难,对服务作相应调整以适应其需要。

3. 社会保障提供者调整其工作内容,发展与残疾人间友谊,以适应残疾人的需求。

（三）具体活动

社会保障是构成残疾人工作整体所必需的要素,社区康复项目需与残疾人组织建立伙伴关系,从而保证残疾人享有现有的社会保障措施。为有效开展工作,社区康复项目需了解残疾人需要的任何有权获得的交通、教育、训练和用具的援助等,保证现有的供给;确保残疾人住房和无障碍通行;保证得到卫生医疗和辅助器具;保证残疾相关费用能在所需时发放。

第四节　社区康复社会篇

积极融入社会生活对个体的发展是非常重要的,参与社会活动的机会对个人的身份、自尊、生活质量以及社会地位有着重大影响。现实生活中,由于残疾人面临参与障碍,他们参与社会活动的机会较少,有的残疾人因此不得不放弃人际交往、恋爱婚姻、文化艺术和娱乐休闲等社会生活,严重影响了残疾人的身心发展和生活质量。本篇论述残疾人社会生活中所面临的这些问题的重要性,以及提供社区康复项目去解决这些问题的方案。

文档:社会角色

一、他人协助

由于许多残疾人存在的损伤和功能障碍,妨碍其独立完成活动和任务,因此他人协助是必要的。他人协助可以使残疾人进食、梳妆、洗漱、洗澡、如厕、穿衣等日常活动顺利进行,完成家庭任务,外出参加社会活动、接受教育、赚得一定收入以及照顾家庭。他人协助是残疾人从接受机构照料过渡到独立生活的关键。

(一)目标及任务

1. 目标　残疾人能够得到他人协助满足自己的需求,并能过上积极自主的生活。

2. 任务　支持残疾人获得他人协助、积极管理他人协助,从而自主生活。

(二)具体活动

他人协助通过家庭成员、家庭医生、康复医学团队、福利机构工作人员、志愿者来提供。为保障他人协助有效完成,社区康复项目可以开展下列活动:

1. 与残疾人组织和自助团体合作　提高和发展他人协助的公认标准;确保残疾人能够获得他人协助选择的适当信息;在没有他人协助服务的社区,建立他人协助服务。

2. 帮助残疾人制订个体协助计划　在评估基础上确定哪些任务需要协助,这些任务需要什么时候完成,以及他们是怎样完成的;制订他人协助书面同意书。

3. 支持培训机会　残疾人通过培训可获得自信和技能,以便从自身需求出发,积极管理他人协助;协助人员需要培训技能,以更好的协助残疾人。

4. 为危机做准备并管理危机情况　残疾人联合会、社区、康复医院、医疗救助点共同建立团队,提前做好社区康复项目计划,提供人员、设施、经费准备以应对危机。

二、人际关系、婚姻和家庭

人际关系、婚姻和家庭是每一个社区的核心,能够提供安全和稳定的环境,促进家庭中的每一个成员,从出生到老龄,在生命的不同阶段都得到成长和发展。

(一)目标及任务

1. 目标　残疾人充分认识到自己在家庭和社区中的地位和作用。

2. 任务　支持残疾人与家庭成员、社区成员之间建立平等和谐的人际关系。

(二)具体活动

社区康复项目应在残疾人自愿的基础上支持残疾人建立人际关系、婚姻和家庭。

1. 消除偏见和歧视　加大宣传,多渠道报道残疾人自强不息的典型事迹,树立残疾人的正面形象和行为榜样。

2. 为残疾人家庭提供支持　为残疾人组建的家庭提供生育健康、妇幼健康、就业支持等地方服务。

3. 协助预防暴力　识别暴力迹象和症状,协助遭受暴力的残疾人获得法律咨询和支持。

4. 支持社会网络资源有限的残疾人　在社区中建立与残疾人相关的支持网络,如残疾人互助小组、残疾人托养服务工作机构等。

三、文化和艺术

文化通常指一群人的生活方式,包括衣着、食物、语言、价值观和信念、宗教、礼仪和习惯等。艺术与文化相关,包括绘画、音乐、舞蹈、文学、电影和摄影等。参与文化生活的机会有助于个体、家庭、社区和社会作为一个整体获益。

(一)目标及任务

1. 目标　残疾人投身并参与家庭和社区的文化和艺术生活。

2. 任务　与相关方面合作,使残疾人共享并参与文化和艺术活动。

(二)具体活动

1. 应用文化和艺术改变大众观念　通过举办戏剧、电影、音乐和艺术活动,建立残疾人的正面形象,消除社会歧视。

2. 鼓励残疾人参与　与残疾人组织相联系,找到有相同文化和艺术兴趣的人以建立信心;将残疾人艺术家作为榜样邀请到项目活动中。

3. 与多部门合作　发展针对特定残疾的艺术项目;保障文化艺术场所的建筑环境无障碍性;鼓励残疾儿童参与文化艺术活动。

四、娱乐、休闲和体育活动

与文化、艺术一样,娱乐、休闲和体育活动的好处不仅在于改善个体的健康,而且可以加强社区的凝聚力和总体幸福感。

(一)目标及任务

1. 目标　在平等的基础上,残疾人可以积极地参与娱乐、休闲和体育活动。

2. 任务　提高残疾人对娱乐、休闲和体育活动的参与度。

(二)具体活动

第一步就是要确定社区和社区周围已有的娱乐、休闲和体育活动。社区康复项目应该与妇女儿童联合会、青年联合会、残疾人联合会等社会团体紧密合作以确定这些活动。

1. 促进残疾人参与　向残疾人提供当地社区开展的、残疾人可以参与的娱乐和体育活动机会的信息;确保残疾人与娱乐和体育俱乐部建立联系;确保残疾儿童在学校有机会参与娱乐和体育活动。

2. 鼓励活动项目成为融合性项目　通常大型娱乐和体育项目没有考虑残疾人,社区康复项目能够与这些项目合作,探讨使这些项目的活动适合于所有人。

3. 发展和支持针对特定残疾的活动　残疾人参与娱乐或体育项目决策过程,确定哪些娱乐和体育活动是适合残疾人的;提供适宜的训练和资源以支持建立他们自己的娱乐和体育团体。

五、司法

获得司法保护是指人们有能力获得司法行政的系统、程序、信息和机构的服务。人类在尊严和权利方面生而平等,因此当残疾人的权利和尊严受到侵害时,都应该平等地得到司法保护。

(一)目标及任务

1. 目标　残疾人在与其他人平等的基础上获得司法保护,确保充分享有和尊重他们的人权。

2. 任务　提高残疾人的权利意识,并且当残疾人及其家庭成员受到歧视和排斥时,为他们接受司法保护提供支持。

(二)具体活动

社区康复项目与残疾人组织或其他有关社会团体建立伙伴关系,支持残疾人获得司法保护。

1. 认识当地环境　社区康复人员熟悉残疾相关立法,了解当地的报案程序以及对受害者和目击者的保护机制等。

2. 提高权利意识　社区康复项目和残疾人组织合作确保残疾人及其家人能够认识到他们的权利;以无障碍形式传播关于残疾人权利的信息。

3. 在适当的时候支持采取法律行动　社区康复人员与司法团体成员建立稳固的联系和联盟,寻求法律建议和帮助;尊重残疾人寻求法律行动的决定;评估采取法律行动的风险、时间、费用和安全考虑等。

文档:法律意识和法律援助

第五节　社区康复赋能篇

文档:减能与赋能

赋能是社区康复结构图中的最后一个部分,赋能包括:使残疾人能够有发言权、意见得到尊重、自力、自主、自控、自由、独立、有能力争取自己的权益、作为能对社会做贡献的平等公民,能被认可、被尊重。根据社区康复结构图,构成社区康复赋能的要素包括:倡导与沟通、社区动员、参与政治、自助小组、残疾人组织。

一、倡导与沟通

倡导是指建议、提倡。倡导可以由不同的人以不同的方式承担,如残疾人自助组织作为一个倡导团体来影响政府领导层,以便政府出台关于残疾人的包容政策。本篇强调自我倡导,意思是残疾人为自己说话。成功的倡导有赖于重要信息得到沟通与倾听,然而许多残疾人患有沟通障碍,这部分残疾人很少有机会能参与到影响他们自身事务的决策中。

(一)目标及任务

1. 目标 残疾人能够为自己说话。

2. 任务 帮助残疾人发展倡导与沟通技能,并保证周围环境提供适当的机会和支持,有效地表达他们的需求和心愿。

(二)具体活动

为支持自我倡导并建立有效的沟通,以赋能于残疾人,社区康复人员需要注重个人和环境,还要注重自身的沟通能力。

1. 评估沟通障碍 在评估沟通障碍时要贯穿思考:现在使用哪种沟通方法;残疾人的沟通技巧是什么;是否任何人理解该沟通方法;是否真正理解残疾人的需求。

2. 提供支持,以发展沟通技能 促进转介到康复服务机构进行言语和语言康复;在说话不可能的情况下,提供手语、沟通板或其他沟通形式的训练。

3. 处理沟通障碍 在家庭环境中,鼓励积极的态度,以便为残疾儿童和成人提供尽可能多的沟通机会;确定残疾人可与之沟通的关键人;找出残疾人与他人沟通的最佳方式;教授家人和社区成员与残疾人沟通的策略。

4. 为自我倡导提供支持 询问残疾人有何需要;改变观念,教授人们关于残疾的社会模式;为残疾人提供有关他们的权利和责任的信息;残疾人参与决策社区康复项目。

二、社区动员

社区动员的过程是将尽可能多的相关部门聚集在一起,来提高人们对一个专项计划的了解和要求,在分配资源及服务方面提供帮助,促进和加强社区参与。

(一)目标及任务

1. 目标 当地社区通过赋能为残疾人和他们的家属排除障碍,并确保社区活动能包容残疾人。

2. 任务 动员社区来改变对残疾人的负面态度及行为,动员社区支持社区康复项目,使发展残疾人事业成为社区重点工作。

(二)具体活动

社区康复项目可以通过社区动员使各有关方面聚集在社区内,包括残疾人、家庭成员、自助组织、残疾人组织、社区成员、社区成员代表大会(社区决策层)、社区居民委员会(社区执行层)、社区协商议事委员会(社区议事层)、社区党组织(社区领导层)、地方政府等,着手解决社区内的障碍,确保在社区里成功地包容残疾人,使其享有平等的权利和机会。

1. 了解社区 深入了解当地人民生活的现状和风俗;熟悉社区的权利结构;了解人们目前对残疾人及其家庭成员的态度和行为。

2. 在社区内建立信任 在社区内广泛联系不同的部门,通过各种活动提高人们对残疾的认识;定期分享社区康复项目的重要信息并更新社区康复项目。

3. 促进社区参与 可以动员不同的社区部门参与社区康复项目,促进社区部门加深对社区康复的理解;联合社区不同部门,组织定期会议讨论和协商社区康复项目。

三、参与政治

促进残疾人参与政治是赋能的另一个重要步骤。残疾人的政治权利应该得到充分的尊重和保障,这是衡量一个国家文明进步的显著标志。

（一）目标及任务

1. 目标　残疾人在平等的基础上参与政治和公共生活。

2. 任务　残疾人所具有的信息、技能和知识，能够使其参与政治。

（二）具体活动

1. 社区康复人员加强对法律和政策的学习　找出与残疾人相关的立法和政策；研究各级政府部门对残疾决策、执行的分工与责任。

2. 促进政治觉悟的提高　确保残疾人能够得到倡导和权益基础知识的培训。

3. 提高政府对残疾的认识　提高当地政府部门对残疾人法规的重视；在社区康复项目举行的活动中邀请政府领导和代表。

四、自助小组

自助小组是人们为解决某种共同问题而集中到一起的非正式团体。对于残疾人而言，参加某个小组是其融入社区的重要途径之一，通过参加小组他们开始积累知识和行动能力，并带来生活的改变。

（一）目标及任务

1. 目标　残疾人及其家人参加自助小组解决共同的问题，提升个体能力，并改善生活质量。

2. 任务　为残疾人及其家庭提供帮助，建立新的自助小组或维持现有的自助小组。

（二）具体活动

1. 提供援助建立新的自助小组　社区康复项目在建立残疾人及其家人的自助小组中需要发挥积极的作用。

（1）启动：社区康复人员通常在残疾人家里开始工作，确定他们的需求，为残疾人提供信息和帮助；鼓励残疾人与具有相同经历的人交流；提供自助小组的概念，并鼓励他们在社区里建立自助小组。

（2）计划：讨论大家共同关心的问题；询问人们愿意为小组提供什么资源；确定小组的领导或协调员，制订加入小组的条件；尽早分配任务以调动大家的积极性和责任心；决定多长时间定期举行一次会议，确定第一次会议的日期。

（3）举行会议及推动：在自助小组中应履行推动者的角色，提供支持与帮助，协助能力建设，确保成员能协同地、有效地工作。

2. 与现有的自助小组建立伙伴关系　新的自助小组可以向社区中已建立的自助小组学习，以便共同致力于分享信息和资源。

3. 鼓励残疾人融入社区群众组织　鼓励社区群众组织接纳残疾人为正式成员并享有平等的权利。

4. 鼓励自助小组成员参加社区康复项目　自助小组成员是社区康复项目的潜在人力资源，自助小组成员多会自愿花时间从事社区康复项目。

五、残疾人组织

残疾人因倡导自己的权利而联合在一个组织之中称为残疾人组织。残疾人组织主要是在地区、国家或国际层面上推动组织活动，目的是改变政策，确保残疾人享有平等的权利和机会。我国的残疾人组织一般为各级（全国、省、市、区／县、乡镇／街道）残疾人联合会。残疾人联合会是由各类残疾人的代表和残疾人工作者组成的残疾人事业团体，既代表残疾人的共同利益，维护残疾人的合法权利，又为残疾人服务，同时承担政府委托的任务，动员社会力量，推进残疾人事业。

（一）目标及任务

1. 目标　社区康复项目和残疾人组织合作，确保《残疾人权利公约》的执行和社区的包容发展。

2. 任务　与残疾人组织合作。

（二）具体活动

社区康复和残疾人组织都可为残疾人及其家庭带来益处，可以分享的共同目标、知识、经验和资源。

1. 社区康复项目与残疾人组织协作　残疾人组织向社区康复项目提供培训机会和人力资源;社区康复项目在社区康复的计划、执行和监督中尊重残疾人组织的理念"没有我们的参与,不能作出与我们有关的决定(nothing about us without us)",确保残疾人组织成员参加社区康复项目。

2. 残疾人组织支持社区康复　建议政府部门在相关政策和项目中纳入社区康复内容,并争取政府财政支持;动员社区参与社区康复项目的各个方面;鼓励社区成立残疾人自助小组,并帮助这些小组进行能力建设。

第六节　社区康复家居篇

家庭是残疾人重要的生存环境和支持系统,是社会融合的开始。普通家居环境对于各类残疾人来说都存在不同程度的障碍,通过改造必要的居家生活设施并配备辅助器具,可方便残疾人起居和独立生活,降低或消除居家活动的障碍,实现残疾人从被动照料到自主照料和独立生活的转变,促进残疾人走出家门和融入社会,减轻家庭成员的照料负担。

一、目标及任务

1. 目标　残疾人能够通过自身能力、辅助器具、物理环境调整,在家居环境中完成日常生活所必需的家居活动。

2. 任务　以调整残疾人生活方式为优先,残疾人要适应整个家居环境并且能自主轻松地完成家居活动。

二、预期结果

1. 建立满足患者生活需求的家居环境。

2. 建立满足残疾人娱乐、休闲和交际需求的家居环境。

三、分类

残疾人家居无障碍环境改造是针对残疾人家庭日常生活可能遇到的障碍而实施的一项系统建设工程,包括居家活动环境和居家建筑环境两个方面。居家活动环境改造主要是为服务对象的日常生活自理、料理家务和管理居室物品适配相应辅助器具,帮助克服生活障碍,如根据评测情况适配坐厕椅、轮椅、生活自助具、防洒碗、单手牙膏挤压器等辅助器具。居家建筑环境改造主要是在不改动房屋框架结构、不改动水电的原则下对居家环境设施进行改造。

四、基本原则

家居环境改造主要考虑残疾人自身的能力和日常需要的环境空间等,以能够无障碍、方便使用住宅中的设施为标准,把握可及性、安全性、舒适度、提升独立生活能力与避免二次伤害等原则来综合考虑。

五、家居环境评估与改造

在残疾人出院前的1~2周,社区康复人员对其家居环境进行评估,提出环境改造方案供残疾人和家属参考和选择,以便提供时间,让家属为残疾人的出院做好必要的家居环境改造。

(一)评估准备

1. 与主管医生、残疾人及家属沟通,以取得支持和配合。

2. 在对残疾人的资料和功能状况有详尽的了解后,列出最有可能发生问题的作业活动,以便在家访时有针对性地进行重点评估。

3. 准备必要的工具　软尺、相机、记录本等。

（二）评估方法

评估的逻辑为以需要的单位空间及串联这些单位空间所需要的通道为切入点,且需先观察残疾人家中整体情形,了解残疾人的生活习惯与可调整的弹性空间之后,再拟定家居环境改造策略与建议。评估方法分为非标准化评估方法和标准化评估方法。标准化评估方法中,其中较为著名的是加拿大的《康复环境和功能安全检查表》。

非标准化评估方法主要评估:

1. 环境的安全性,是否有绊倒危险、用电用气危险;

2. 物件的可获得性和环境的可进出性;

3. 对预先列举的作业活动包括自理和家务活动进行评估,同时找出残疾人的风险行为;

4. 与残疾人和家属进行面谈,了解残疾人的居住环境、使用辅具情况、生活需求、娱乐休闲和交际需求。

（三）家居环境改造

社区康复项目在对残疾人家居环境评估后可提出相应的环境改造方案供残疾人及残疾人家属参考。具体活动包括:

1. 对物理环境危险因素提供即时的改造建议。

2. 提出作业活动方式、生活习惯方面的调整和改进建议。

3. 根据评测结果提出辅具的使用种类和使用方法建议。

4. 如果有必要对物理环境的结构进行改造,在经过准确的现场测量和考证后,画出建筑和安装平面图,再由残疾人或家属找合格的施工单位进行改造和安装。

5. 许多地方政府或残疾人组织有家居无障碍改造支援项目,社区康复人员应在自愿基础上协助残疾人家庭填写项目申请表。

文　档:无障碍环境建设"十三五"实施方案

案例解析

1. 常见的辅助器具有哪些? 张奶奶可以选择哪种?

答案:常见的辅助器具包括移动器具(如拐杖、轮椅)、假肢、矫形器及矫形鞋、日常生活器具、助视器具、助听器具、沟通器具、认知器具;张奶奶可以选择拐杖。

2. 选择辅助器具的目标是什么?

答案:使残疾人得到适用的高质量辅助器具,积极参与家庭生活、工作及社区活动。

3. 为确保有效使用,应提供哪些服务?

答案:培训社区康复人员;建立个人及家庭的能力;促进获得辅助器具;应对环境障碍。

本章小结

本章主要讲述了社区康复的健康、教育、谋生、社会、赋能及家居六部分内容,其中学生需要重点掌握社区康复的目标、任务和具体活动。本章内容在编写过程中参考了国内外相关研究资料,能满足学生对社区康复的认识,能包容残疾人及其家庭。社区康复能支持残疾人的基本需求,使能获得健康、教育、谋生及社会层面的机会,以提高残疾人及其家庭的生活质量;鼓励社区人员通过促进残疾人融入与参与发展及决策过程,促进残疾人及其家庭提高社会地位。本章是本门课程的基础内容,学好本章节的内容有助于同学们学习后面章节。

（吕雨梅　丁宇）

扫一扫,测一测

思考题

1. 非正规教育包括的课程有哪两种？具体活动如何实施？
2. 有功能障碍的残疾人为促进谋生,技能发展的任务和种类。
3. 社区康复处理沟通障碍的建议活动。
4. 社区动员的对象。
5. 社区康复项目提供援助建立自助小组的步骤。
6. 家居环境改造的建议活动。

思考题解析

笔记

| 第三章 | 社区康复的实施 |

03章PPT

1. 掌握：社区康复的工作内容、社区康复流程。
2. 熟悉：社区康复人员培训、社区康复评估方法。
3. 了解：社区康复相关部门工作制度及相关人员的工作职责。
4. 能运用所学知识在社区开展康复需求调查、建立残疾人康复档案、制订社区康复规划。
5. 培养学生团队协作精神，培养学生吃苦耐劳的能力。

第一节　社区康复具体实施的过程和方法

一、建立社区康复管理体系

科学、合理的管理是社区康复有效、持续开展的保障。社区康复管理体系包括：社区康复管理组织建设、社区资源利用、工作制度建设、经费管理、宣传、评估等。

（一）社区康复组织建设

1. 社区管理组织架构　为了加强残疾人康复事业的协调与管理，促进残疾人事业的发展，上至国家，下至街道、乡镇，都成立了由各级政府领导下的残疾工作委员会。各级残疾人工作委员会下设残疾人康复工作办公室，残疾人社区康复工作由各级残疾人康复工作办公室具体负责（图 3-1）。

2. 社区康复领导小组　世界各国及中国实践经验表明，社区康复工作需要有一个多部门参与的领导机构——社区康复领导小组，这个组织应包括社区政府、社会事务（民政）、卫生、教育、劳动、残联和其他部。

（1）社区政府：社区政府是社区康复的领导机构。社区政府安排一位主要领导参与并领导社区康复工作。区、县、乡（镇）街道社区康复领导小组负责人一般由区、县、乡（镇）街道主管民政、教育、卫生的副职担任。这样有利于统筹管理及综合协调社区康复工作。

（2）民政部门：社区康复是社区服务的重要内容，民政部门应将社区康复工作纳入社区服务工作计划，为社区残疾人提供康复服务场所，制定优惠政策，对贫困残疾人进行救助。

（3）卫生部门：卫生部门是社区康复的主要专业技术力量。卫生部门应将残疾人社区康复工作纳入社区卫生服务和初级卫生保健工作计划；完善基层卫生机构的康复服务设施，为残疾人直接提供医疗康复服务培训人员，提高社区卫生服务机构人员的康复知识和技能水平；普及康复知识，开展健康教育指导社区内的康复服务及残疾人开展自我康复训练；同时还要做好残疾预防工作。

（4）教育部门：与健全人一样，残疾人同样有受教育的权利。教育部门应尽可能地为残疾人提供

笔记

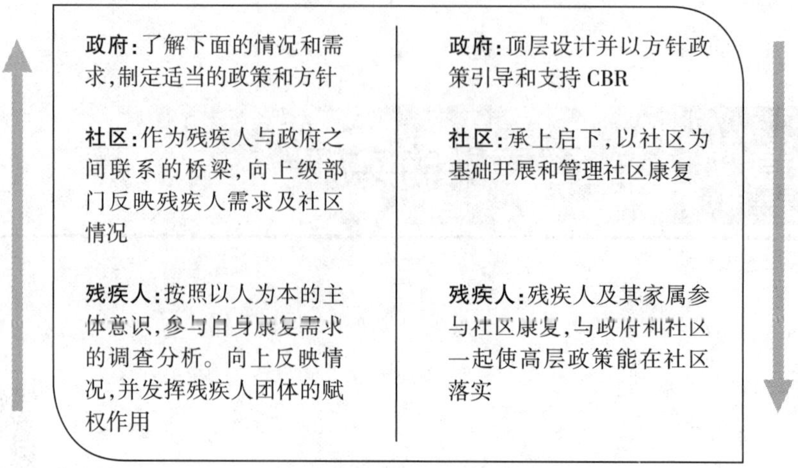

政府：了解下面的情况和需求，制定适当的政策和方针	政府：顶层设计并以方针政策引导和支持 CBR
社区：作为残疾人与政府之间联系的桥梁，向上级部门反映残疾人需求及社区情况	社区：承上启下，以社区为基础开展和管理社区康复
残疾人：按照以人为本的主体意识，参与自身康复需求的调查分析。向上反映情况，并发挥残疾人团体的赋权作用	残疾人：残疾人及其家属参与社区康复，与政府和社区一起使高层政策能在社区落实

图 3-1 中国社区康复工作运行机制
自下而上（左）与自上而下（右）相结合。

各种适宜的教育机会，兴办各类特殊教育事业，千方百计地提高残疾人的科学文化水平。

（5）残联部门：组织制订并协调实施社区康复工作计划，建立技术指导组，督导检查，统计汇总，推广经验，管理经费，组织康复需求调查，建立残疾人社区康复服务档案，组织相关人员培训，建立社区康复协调员工作队伍，提供直接服务或转介服务，指导残联康复机构建设；普及康复知识，提高残疾人自我康复意识。

（6）劳动部门：建立职业培训机构，为残疾人提供培训和就业的机会，促进残疾人职业康复。

（7）其他部门：财政、体育、文化、宣传、交通、房产等部门是社区康复的重要力量。财政部门要尽力承担必要的财政负担，其他各部门要积极配合社区康复工作，在社区开展适合残疾特点的多种形式的文化、体育、娱乐及社会服务活动，为残疾人的全面康复创造良好的社会环境。

（二）社区康复资源挖掘与利用

努力挖掘和充分利用社区中的人力资源、财力资源和物资资源，为社区康复服务建立一支懂管理、会技术的工作队伍，建设能满足社区伤、病、残疾人康复训练需要的场所，筹集足额资金以满足社区康复经费开支需要。

1. 社区康复人力资源　社区康复需要行政及业务管理人员、康复专业技术人员、康复协调员、基层康复员、教师、志愿者、残疾人家属及其亲友参与，这些人都是社区康复的人力资源。

（1）社区康复领导小组

1）社区康复领导小组成员、县社区康复领导小组组长：一般由主管民政或卫生工作的副区（县）长担任，成员包括民政、卫生、教育、体育、残联等部门负责人。

2）乡（镇）、街道社区康复领导小组组长：由乡（镇）长或街道办主任担任。组员由乡（镇）或街道卫生、民政、残联干事、卫生院院长及残疾人代表组成。

3）村（社区居委会）的社区康复领导小组：由村委会（社区居委会）主任负责，组员包括村卫生室（社区卫生服务中心）负责人、残疾人家属、志愿者。

（2）社区康复协调员：一般由民政部门或残联部门安排，主要负责协调各部门的社区康复工作。

（3）社区康复指导员：是社区康复的专业技术人员，主要包括街道和乡镇社区卫生服务中心、卫生院、学校、幼儿园等机构的医务工作者、教师以及经过培训的民政、教育、计生、妇联、残联等基层工作人员等。

（4）基层康复员：基层康复员主要包括社区和村卫生站的医务人员、幼儿园教师、经过培训的社区居民（村民）委员会工作人员和其他人员。

（5）社区康复志愿者：自愿为残疾人服务，并经过特定培训的人员。

（6）残疾人家属及亲友：残疾人家属及亲友是家庭康复的重要力量，需要进行康复知识及技能培训。

（7）残疾人本人：残疾人是康复训练中的主体，康复训练过程中需要其本人主动积极参与方能取得好的康复效果。

2. 社区康复的资金筹措　在开展社区康复的同时必须大力筹集资金，以保障社区康复持久开展。社区康复资金来源一方面由上级政府拨发社区康复专款；另一方面通过社区康复工作人员的努力向当地社区企事业单位募集资金，也可通过媒体组织发动社区群众为残疾人献爱心捐赠资金。

3. 社区物资资源利用　整合社区可利用的康复物质资源，实现社区康复资源共享。充分利用社区内的医院、学校、媒体、网络等资源为社区康复工作的开展提供帮助。

（三）社区康复工作制度建立

制度是工作的保证，职责将工作任务明确化。在社区康复工作开展过程中各部门不仅要制订合理的工作制度和明确各类工作人员的工作职责，还要严格执行工作制度、认真履行工作职责。

1. 社区康复工作制度

（1）区（县）、乡（镇）社区康复领导小组工作制度

1）组织开展辖区康复需求和资源调查：掌握辖区内伤、病、残疾人基本情况和康复需求情况及康复资源情况，建立社区伤、病、残疾人基本数据档案，实施动态管理。

2）对辖区有康复需求的伤、病、残疾人，建立康复档案，进行功能评估，制订康复计划，实施康复治疗和功能训练。

3）开展家庭康复训练指导工作；对残疾人及亲友开展康复知识培训和指导。

4）对于在辖区卫生服务机构无法满足的康复需求，向设有康复科的上级综合医院或康复服务机构进行转诊。

5）利用各种方式宣传康复和残疾预防知识，动员社会力量参与社区康复服务。

6）组织本辖区残疾人积极参与各种社会活动，提高他们的参与意识和参与能力。

7）举办社区康复知识讲座，开展适合残疾人的各类文体活动，提高残疾人的身心健康水平。

8）定期走访辖区各类残疾人，关心他们的生活，为残疾人排忧解难。

9）根据残疾人康复训练的实际情况，对康复训练有显著成效的个人，进行宣传推广，进一步推动辖区残疾人康复训练事业的发展。

（2）基层康复员培训制度

1）基层康复员上岗前进行专业培训，经考试合格发给上岗证，持证上岗。

2）基层康复员上岗后每半年接受一次加强培训，不断提高业务水平。

3）基层康复员培训工作由区（县）康复服务指导中心（站）负责组织，康复技术指导员负责康复理论与实践教学。

2. 社区康复工作职责

（1）社区康复领导小组由政府牵头，卫生、民政、教育、残联等部门共同组成，其主要职责是：

1）负责本辖区社区康复工作。

2）制订本辖区社区康复中长期发展计划及其《实施方案》，并组织实施。

3）各有关部门各司其职，密切配合，共同推动社区康复工作的开展：①卫生部门：将社区康复工作纳入社区卫生服务和初级卫生保健工作计划；通过预防、治疗、保健、康复、健康教育、计划生育"六位一体"提供直接服务；与全科医生培训相结合，对基层人员进行培训，以提高社区卫生服务机构人员的康复知识和康复技术水平；社区卫生服务中心（站）及有关医疗卫生单位参与社区康复需求调查，将康复对象的残疾（疾病）状况、康复需求等情况纳入居民健康档案；进行健康教育，普及康复知识；开展残疾预防，减少出生缺陷和残疾的发生；抓好残疾的早期发现和早期干预，建立并实行残疾儿童发生报告制度；②民政部门：将社区康复纳入社区服务工作内容之中，在社区服务中心（站）和社会福利机构开辟场所，开展康复训练与服务工作；为贫困康复对象提供政策支持和经费补助；组织志愿者参与康复助残；利用社区服务热线开展康复咨询和转介服务；③教育部门：组织在校的残疾儿童开展康复训练，探索寓康复训练于教育活动的内容和方法；发挥特殊教育的资源优势，参与智力残疾儿童康复人员的培训、知识普及和教育家长的工作；④残联部门：负责社区康复工作的组织管理，制订工作计划，协调有关部门共同实施；组织人员进行社区康复需求调查，推广使用工作用表和康复训练档案、评

估标准;组织人员培训,建立工作队伍;进行知识普及和社会宣传;提供康复训练与服务信息咨询和转介服务;组织督导查;统计汇总任务完成情况;指导残疾人综合服务设施及基层康复站的建设;抓好典型,推广经验。

4) 对基层社区康复工作进行检查督导。

5) 落实社区康复工作经费。

6) 召开工作会议,研究和解决工作中出现的问题,总结经验,表彰先进。

(2) 社区康复技术指导组工作职责:社区康复技术指导组由康复医疗、康复训练、康复工程、康复护理和特殊教育等方面的专业技术人员组成,其主要职责是:

1) 负责本辖区社区康复的技术指导工作。

2) 制订本地社区康复的技术标准和操作规范。

3) 编写培训大纲和教材,参与社区康复人员培训工作。

4) 深入地方指导,推广实用技术,为基层工作服务。

5) 为康复对象提供诊断、功能评定、康复治疗、训练指导、心理疏导等康复服务。

6) 参与本地社区康复工作的检查评估验收工作。

(3) 社区康复技术指导中心工作职责:依托市、县(市、区)卫生、民政、教育、残联等部门的有关机构,建立社区康复技术指导中心。康复技术资源中心由社区康复技术指导组确定,承担以下职责:

1) 在社区康复领导小组的领导和社区康复技术指导组的指导下开展工作。

2) 按照有关技术标准和工作要求,指导社区康复指导员和康复员开展工作。

3) 根据培训大纲和教材,培训社区康复指导员和康复员。

4) 检查评估社区康复指导员工作。

5) 为康复对象提供康复训练和咨询转介等康复服务。

6) 编写康复知识小册子,开展残疾预防和康复宣传工作。

7) 参与本地社区康复工作的检查评估验收工作。

8) 填写《康复训练登记表》《康复训练统计汇总表》《康复服务统计汇总表》。

(4) 社区康复站工作职责:依托社区服务中心、社区卫生服务中心(站)、乡镇卫生院、学校、幼儿园、福利企业、事业本位、工疗站、残疾人活动场所等现有机构、设施和人员,建立社区康复站。社区康复站的主要职责是:

1) 按照《社区康复实施方案》的内容和要求,组织实施康复训练与服务工作。

2) 开展社区康复需求调查,对有康复需求的对象建档立卡。

3) 设专(兼)职康复指导员,为残疾人提供康复医疗、训练指导、心理疏导、知识普及、简易康复技术培训、简易训练器具制作、辅助器具服务和咨询、转介、信息等康复服务,并如实做好记录。

4) 提供场所和康复训练器具,直接为残疾人提供康复训练服务。

5) 培训残疾人及亲属,指导开展家庭康复训练工作。

6) 组建社区康复员队伍,指导社区康复员开展工作。

7) 广泛开展宣传,发放各种康复知识普及读物,向社会普及残疾预防和康复知识。

8) 填写《康复需求登记表》《康复服务记录表》《残疾人康复训练登记表》和《康复训练档案》。

(5) 社区康复协调员工作职责

1) 会同康复员调查、掌握辖区内的康复需求。

2) 建立康复服务档案。

3) 组织康复技术人员,为康复对象制订康复计划。

4) 组织、协调辖区内有关机构、人员为康复对象提供综合康复服务和相应的支持。

5) 指导康复对象进行康复训练,提供康复服务。

6) 向康复对象提供康复服务信息和全面康复转介服务。

7) 评估服务效果。

8) 做好服务记录。

(6) 社区康复指导员工作职责:社区康复指导员主要包括街道和乡镇社区卫生服务中心、卫生院、学校、幼儿园等机构的医务工作者、教师以及经过培训的民政、教育、计生、妇联、残联等基层工作人员等。其主要职责为：

1）负责筛查康复对象，制订康复训练计划。

2）传授康复训练技术，指导康复员、残疾人及亲属开展康复训练工作。

3）评估康复员工作，评估康复训练效果。

4）为康复对象提供康复咨询和转介服务。

5）制作简易康复训练器具。

6）填写《康复训练档案》。

（7）基层康复员工作职责：基层康复员主要包括社区和村卫生站的医务人员、幼儿园教师、经过培训的社区居民（村民）委员会工作人员和其他人员，在社区康复指导员的指导下，承担以下工作：

1）在社区康复站、康复对象家庭进行康复训练工作。

2）登记训练对象，如实记录训练情况。

3）向康复对象及其亲属传授康复训练方法，指导进行家庭康复训练。

4）制作简易康复训练器具。

5）向康复对象及亲属进行宣传，鼓励和帮助康复对象树立康复信心。

6）提供康复咨询和转介等康复服务。

7）填写《康复服务记录表》《康复训练登记表》《康复训练档案》。

8）参加康复技术培训，掌握实用康复技术。

（四）社区康复经费管理

社区康复资金管理大致包括经费预算、经费来源、经费开支等方面。

1. 经费预算 按照社区康复发展规划、工作项目精打细算认真做好 1~2 年的经费预算。

2. 积极拓展资金来源渠道，充分挖掘社区财力资源 目前我国社区康复经费来源主要渠道有：

（1）中央财政和地方财政拨款。

（2）企业、事业单位赞助。

（3）以厂"养站"。即以福利企业为依托，重点扶持康复站。

（4）社会募捐。

（5）康复对象家庭补贴。

（6）合作医疗康复项目补贴。

3. 经费开支 厉行节约，充分利用社区物质资源，尽可能减少费用开支。

社区康复经费开支项目主要包括社区康复工作人员工资、社区康复站建设、培训教材教具、调查交通费用、康复器材购置或制作费、日常办公费等。

（五）社区康复宣传

社区康复宣传应贯穿于社区康复工作始终。通过生动活泼、富有实效的宣传，提高社区政府领导、社区群众及伤、病、残者本人及其家属与亲友的康复意识，促进他们理解、参与、支持，促进社区康复全面持久地开展。

1. 宣传的内容包括

（1）宣传社会主义人道主义：逐步形成理解、尊重、关心、帮助伤、病、残疾人的社会主义风尚。

（2）宣传社区康复的目的及重要意义。

（3）宣传社区康复的概念、社区康复的主要措施与手段。

（4）宣传和推广社区康复工作的经验。

（5）宣传残疾的定义、类别、原因、预防。

（6）提倡残疾人要自尊、自信、自强、自立，努力使自己成为社会主义建设的贡献者。

2. 宣传方式与手段可通过多种媒体进行宣传 如电视、电影、录像、广播、杂志、报刊、宣传手册、展览、文艺节目、网络等。

二、制订社区康复发展规划

社区康复发展规划是指根据国家法律及政策规定制订适合本社区背景条件的社区康复总体发展计划。社区康复发展规划内容应包括预期目标、行动措施、工作进程、执行机构、经费管理、监督评估等。

(一) 社区康复规划制订的基本原则

制订社区康复发展规划应遵循以下几个原则:

1. 客观性原则　在客观分析本社区的背景、康复需求和康复资源的基础上,根据国家法律、政策和社区康复总体目标要求确定本社区的社区康复目标。

2. 可持续性原则　社区康复是一项长期而艰巨的工作,在制订社区康复人力、财力和场地设施发展规划时要考虑社区康复的长期性和可持续性。

3. 可行性原则　要想社区康复工作能落到实处,让社区病、伤、残者真正得到康复,行动措施必须具有可行性。

4. 协调性原则　社区康复工作牵涉到多个部门,因此,在制订社区康复发展规划时不仅要注意考虑与社区整个发展规划相一致,还要考虑到与社区康复工作相关部门的发展规划协调。

(二) 社区康复规划目标

1. 总目标　推广社区康复,扩大康复受益面,实现残疾全面康复。

2. 具体目标

(1) 激发社区政府、社区成员参与意识。

(2) 完善社区康复网络。

(3) 建立若干个社区康复资源中心。

(4) 实现康复培训目标(培训人数、培训内容、培训时间、培训对象)。

(5) 达到康复覆盖、免疫接种面及控制致残率。

(三) 实现社区康复目标的措施及进程

社区康复措施进程是指为实现社区康复目标而采取的行动与安排。主要包括如何建立健全社会化社区康复工作体系,明确部门职责、实行目标管理;如何开展康复需求调查、建立服务档案,如何培训社区康复工作人员,如何成立技术指导机构,如何完善技术指导网络和服务网络,如何组织开展康复服务。

(四) 执行机构及人员

社区康复发展规划的实现必须明确执行机构及执行人员。因此社区康复发展规划中应明确由谁牵头、哪些机构和人员参加,谁负责日常具体工作等。

(五) 经费管理

社区康复经费管理包括经费预算、经费来源、经费列支。发展规划中应预算出所需经费的数额、由哪些部门提供、有哪些来源渠道,同时还应作出列支预算。

(六) 监督与评估

发展规划中应明确规定由什么机构、什么人负责监督与评估、何时评估、评估内容有哪些,以何种方式、采取何种途径评估,以何种形式进行总结、上交何部门、如何鉴定评估结果的准确性等。

第二节　中国社区康复工作具有代表性地区及其工作内容

一、中国社区康复代表性地区

中国是一个发展中的大国,总人口超过 13 亿,占世界人口 1/5 左右,也是一个多民族、多文化背景的国家。据 2006 年第二次全国残疾人口抽样调查结果,我国现有各类残疾人 8296 万,占全国总人口数 6.34%,涉及家庭占全国家庭总数的 17.80%;而生活在农村的残疾人占所有残疾人数 74.53%。残疾人数量庞大、分布范围广,康复需求量也很大(90% 的残疾人有康复需求)(表 3-1)。

表 3-1　中国各类残疾人构成比

分类	构成比 /%	分类	构成比 /%
肢体残疾	29.07	智力残疾	6.68
听力残疾	24.16	言语残疾	1.53
视力残疾	14.86	多重残疾	16.30
精神残疾	7.40	总计	100.00

* 注:引自《2006 年全国第二次残疾人抽样调查数据汇总》。

　　我国从 20 世纪 80 年代开始,即已引入现代残疾与康复理念,建立现代康复医学学科,建设和完善各类康复机构,为残疾人系统地、全面地提供现代康复服务。经过 30 年的努力,进步迅速,成绩显著。作为一个发展中的大国,面对分散各地的大量残疾人的康复需求,我国尤其重视发展社区康复事业,现已确立了社区康复在我国的定位和工作模式,从 2003—2015 年在 31 个贫困县试点实施新一期农村社区康复项目,取得较大收获,而且,2006—2007 年在各地精心培育出 99 个残疾人社区康复示范区;初步建成了全国社区康复服务网络,也不断地建设和充实社区康复的保障和支撑体系,初步培养出一支社区康复工作队伍,摸索和总结出了行之有效的工作方法,使数以千万计的残疾人获得了实实在在的康复效果。尤其 2010 年在 WHO 发布全球《社区康复指南》后,社区康复新概念、新模式、新内涵和新经验指导我国社区康复向更高境界迈进。

　　社区康复服务的理念自 20 世纪 80 年代引入中国以来,山东、广东、内蒙古、吉林等省区相继开展了社区康复试点。1993 年 WHO 官员和专家指定在华的 WHO 康复合作中心,开展 CBR 合作项目(如广州市金花街社区康复试点项目),带动了中国社区康复的兴起。中国的社区康复机构如雨后春笋般建立起来,并进行了创新模式的尝试,精心策划及实施,取得了可贵的成功经验。目前共有 901 个市辖区和 2014 个县市已经开展了社区康复(表 3-2),已建社区康复站的社区共 21.4 万个,并配备了 37.9 万名社区康复治疗师。云南省昆明市仅西山区就已有 3 个残疾人社区康复服务站和 34 个社区康复服务中心。譬如,广西这个较偏远的西部省份,社区康复治疗蓬勃发展,它们主要以省一级三甲医院——广西壮族自治区江滨医院(广西康复专科医院)为首,通过与下级医院及社区携手创立康复专科联盟,向下级医疗机构传授康复治疗技术,定时派遣三级医院的康复医师、康复治疗师到基层指导康复训练等方式,实现自上而下的社区康复管理机制,目前该康复专科联盟市级单位已达 43 家,县级及社区医院已达上百家,这种实施模式效果显著。

表 3-2　中国社区康复工作的规模

分类	数量 / 个
全国开展了社区康复的县(市)	1823
全国开展了社区康复的市辖区	874
全国已培育社区康复示范区	99
全国已有指导社区康复的技术资源中心	549
全国已建社区康复站	18.6 万
全国已配备社区康复协调员	32.9 万

* 注:据 2012 年中国残疾人联合会、民政部资料。

二、中国社区康复的工作内容

　　2011 年世界卫生组织出版的《社区康复指南》中提出目前社区康复发展模式正逐渐从"社区治疗模式"向"医学 - 社会"和"包容性发展模式"转化。"医学 - 社会"和"包容性发展模式"是按照社区康复广泛多层面发展的策略,创建了由健康、教育、谋生、社会、赋能五个方面的关键要素组成结构图,在每一部分中又有五个要素。结构图中前四个部分与关键性发展层面相关,反映了社区康复的多层面的重点,最后一部分是关于向残疾人、他们的家庭和社区赋权增能的内容和方式等,它是保证残疾人无障碍地参与发展的各个层面、提高生活质量、分享人权的基础,该结构图的创建为社区康复项目提供了共同框架。"医学 - 社会"和"包容性发展模式"的侧重点是在于对社区中失能人士开展全方位的康复服务,促进他们在社区中重新获得自我照顾、自我管理以及谋生等技能,在社区中有价值、有尊严的生活。该社区康复发展模式将是今后发展的重点和方向。因此社区康复应该依照全面康复的原则,为残疾人及其他康复对象提供医疗、教育、职业、社会康复,具体内容和方法主要包括:

1. 依靠社区的力量开展残疾预防工作　通过预防接种、营养保健及卫生宣传教育工作,减少社区中残疾的发生及降低残疾程度。

2. 开展社区康复需求和康复资源调查　了解残疾的类别、人数、程度、致残因素及社区康复资源,有利于制订康复计划和社区康复的实施。

3. 建立完善的康复训练服务体系,提供康复服务　依靠社区力量,以基层康复站和家庭为基地,采取各种简便易行的治疗和训练手段,最大限度地恢复伤、病、残者生活自理的能力,充分发挥伤、病、残者的潜能,利用各种辅助具,减少残疾造成的功能障碍。

4. 建立和完善各种特殊教育系统,开展特殊教育　组织残疾儿童接受义务教育或特殊教育,充分开发残疾儿童大脑智能的潜力,使每一位残疾儿童获得基本的、所能达到的最高知识水平,为今后就业及参与社会生活打下基础,使残疾儿童能与健康人一样,同样享有教育的机会。

5. 开展职业康复　依靠社区的力量,对社区内还有一定劳动者能力的、有就业潜力的青壮年残疾人提供就业咨询与辅导,或介绍到区(县)、市职业培训中心进行就业前评估和训练。尽可能将残疾人安排在社区工厂、商店、公司等单位工作。

6. 开展社会康复　组织残疾人与健康人一起或残疾人单独参加文娱体育和社会活动,增强健康人与残疾人之间的理解和联系,在社区对公众包括残疾人家属进行人道主义的宣传教育,提倡人人平等,克服偏见及歧视等不道德现象,形成尊重、关心、扶持、帮助残疾人的良好社会风气,形成一个和谐的社会环境,帮助残疾人重返社会。

第三节　社区康复的参与机构职责与定位

社区康复实施体系由社区康复管理、社区康复技术指导、社区康复训练网络构成。

一、社区康复管理网络

社区康复管理网络由各级地方政府及卫生、民政、教育、残联等部门组成。

1. 各地政府　将残疾人康复训练与服务工作纳入当地社区建设规划,明确部门职责,实行目标管理。

2. 民政、卫生、教育、残联部门　将残疾人康复训练与服务工作纳入社区服务、社区卫生、初级卫生保健、特殊教育和残疾人事业发展计划,并组织实施。

3. 地方各级残疾人康复工作办公室　将康复训练与服务工作纳入成员单位的职责范围,加强沟通,密切合作,制订工作计划,分解任务指标,动员社会力量,共同完成方案规定的各项任务,并进行统计检查。

二、社区康复技术指导网络

(一) 技术指导

成立全国残疾人社区康复专家技术指导组,制订技术标准,统编培训大纲和教材,培训技术骨干,深入地方指导,推广实用技术,参加检查评估验收。

（二）健全机构

省（自治区、直辖市）市县三级建立健全残疾人社区康复指导机构，形成网络。依托当地的专业技术机构分别成立肢体残疾、精神残疾、视力残疾、听力残疾、言语残疾、智力残疾，康复技术指导中心，对残疾人社区康复的综合服务在计划、培训、技术等方面提供指导。

1. 省（自治区、直辖市）级　建立省（自治区、直辖市）残疾人康复服务指导中心。

2. 市（含县级市）级　建立市残疾人康复服务指导部。

3. 县级　建立县残疾人康复服务指导站。

三、社区康复训练服务网络

建立以残疾人家庭为基础、社区康复站为骨干、康复综合服务指导机构为指导的社区康复训练服务的三级网络。

（一）县（区）残疾人康复服务指导站

由县（区）卫生、民政部门及县医院或康复医疗机构懂得康复管理和康复医疗或训练的行政专业人员负责"指导站"工作，指导本地社区残疾调查、社区康复计划制订、社区康复站点布局及康复训练的组织和实施，提供转诊服务或指导安排好社区的转诊上送。

（二）社区基层康复站（简称社区康复站）

依托在乡镇或街道卫生院（医院），或社区服务中心，由懂得康复（接受过工作培训）的院长（副院长）或主任（副主任）担任站长，负责指导和管理基层康复员，组织指导全社区残疾人的康复训练。社区康复站内设有康复室，可供残疾人在指导下应用一些器械或用其进行训练，并可提供其他简单的康复服务。

（三）家庭训练点

以家庭为基地的功能训练，是社区康复的主要内容，在有残疾人的家庭建立家庭训练点，由基层康复员、家庭训练员或志愿工作人员负责指导、观察残疾人在家庭进行必要的功能训练。

第四节　社区康复的专业人员及运作方式

一、康复工作人员培训及运作方式

为了保证社区康复工作持续有效开展，需要建立一支社区康复工作队伍。在目前阶段，我国社区康复人才十分匮乏，尤其是懂医疗康复治疗技术的社区康复人才特别缺乏，因此培训内容应以医疗康复技术为主，并逐步开展教育康复、职业康复、社会康复等内容培训。

（一）社区康复工作人员培训的工作程序

1. 制订培训计划　培训工作的第一步是制订培训计划，培训计划要根据当地工作人员的管理能力业务水平和残疾人康复需求等实际情况制订。培训计划包括培训目标、培训时间、培训内容、培训方式、师资与教材以及考核办法等。

2. 培训准备工作　确定培训人员，安排培训场地、师资、教材、器材等。

3. 开展分类培训　社区康复训练与服务工作的培训对象分别为管理人员、康复指导人员、康复协调员和基层康复人员，由于他们承担的任务与职责不同，因此需要根据培训对象不同选择适宜的内容，开展有针对性的培训。

4. 建立培训工作档案　建立培训工作档案是实现培训工作规范化管理的一项重要措施。培训工作档案包括培训计划、课程安排、培训班登记、学员考勤、考核结果、教学效果和培训后学员在岗情况等方面内容。

（二）社区康复工作人员的数量

根据世界各国社区康复工作经验及我国社区康复实施情况，以下数据可作参考：

1. 基层康复员　每2000~3000个人口或每120~180名残疾人配备1名基层康复员。

2. 康复协调员 每一个乡(镇)、街道配备 1~2 名。

3. 社区康复管理人员 由社区康复领导小组各主要协调机构负责人组成,一般 7~10 人,并设社区康复办公室主任 1 名,负责日常工作。

(三) 社区康复工作人员的培训内容及时间

不同的社区康复工作人员的职责不同,培训内容及培训时间亦不相同。

1. 社区康复管理人员

(1) 培训内容主要包括:社区康复的工作意义、工作原则、工作内容、管理方法、工作流程等,同时要了解残疾人康复服务与康复训练有关的基本知识,使其能胜任组织管理,协调、督导检查等工作,并能及时解决社区康复过程中出现的实际问题。

(2) 培训时间:初次培训 7~10d,以后进行强化培训。

2. 社区康复指导员

(1) 培训内容:残疾人康复需求调查方法、康复服务内容、康复服务方式、功能评定、训练计划制订、训练技术、训练档案、训练评估标准的使用、训练器具的应用等知识与技能,通过培训后能开展基层康复员培训工作,并能指导基层康复开展康复训练服务。

(2) 培训时间:初次培训 1~3 个月,以后每年进行强化培训。

3. 社区康复协调员

(1) 培训内容:残疾人康复需求调查方法、康复计划制订、康复服务内容、康复服务方式、综合康复服务和转介服务等知识,通过培训后能组织制订社区康复计划、组织开展社区康复训练服务,协调辖区内有关机构、人员为残疾人提供综合康复服务和相应的支持。

(2) 培训时间:初次培训 3~5 周,90~120 学时。

4. 基层康复员

(1) 培训内容主要包括:残疾识别,残疾需求的确定,康复服务内容,如何提供服务,记录与评估的方法,实用康复训练技能,家庭康复护理,简易康复训练器材的制作及转介等知识,使其能直接为残疾人提供有效的康复服务。

(2) 培训时间:初次培训 4~6 周,120 学时,以后每年强化培训 30 学时。

(四) 培训方法

培训方法应采取灵活多样的教学方法、教学手段和培训形式。

1. 教学方法 启发式教学法、案例分析教学法、项目驱动教学法、小组讨论法、情景设计与角色扮演、理论实践一体化教学、模拟训练、真实案例训练。

2. 教学手段 可充分应用图片、多媒体、电影、录像、网络等多种教学手段开展直观真实情景教学。

3. 培训形式 可以进行社区康复知识与技能全面培训,也可就某个专题进行培训。

(五) 培训考核与评估

为检验培训效果,促进学员的学习,必须进行考核与评估。

1. 考核的内容 考核内容要全面化,即从态度(对社区康复基本概念、管理及技术相关的基本知识)、技能(社区康复规划、计划制订能力和康复基本技术)进行全面考核。

2. 考核方式与方法 考核的方式多样化,即口试(口头回答问题)、笔试加实践操作;考核方法采用三结合的方法,即过程考核与结果考核相结合、理论与实践考核相结合、学员自评与教员考核相结合。

通过全面化、多样化相结合的考核,全面、公正、合理、客观评价学员的学习成绩,全面促进学员自觉学习、主动学习社区康复管理知识、社区康复基本知识与社区康复技术,提高社区康复工作人员的工作水平与能力。

二、康复调查员的培训及运作方式

社区康复调查是社区康复整体工作的重要一环,它为社区康复的开展提供客观准确的依据,是社区康复有效工作和科学发展的先决条件。因此,必须明确社区康复调查的目的,加强调查管理、确定调查内容进行调查人员培训、整理调查资料。

（一）调查成员

1. 调查员 一般由基层康复员,康复协调员担任。调查员负责对社区每一住户进行入户调查,确定残疾人、老年人、慢性病病人,残疾(疾病)种类、人数。

2. 医疗技术人员 一般由康复指导员担任或通过专门培训的全科医生和骨科、神经科、精神科、儿科、五官科医生担任。医疗技术人员根据调查员的筛查结果入户调查,以确定残疾或功能障碍种类、程度,并对功能进行初步评定,提出康复建议。

3. 统计人员 有条件的可配备专业统计人员,负责调查资料及数据的整理分析。无专业统计人员时,统计工作由经过统计培训的调查员或医疗技术人员兼任。

（二）培训内容

1. 调查员的培训内容 应包括社区康复的概念、意义,调查的意义、方法、步骤,残疾的识别、分类、表格填写、家访、面谈等知识。

2. 医疗技术人员培训内容 主要是残疾分类及残疾分级标准。

3. 培训的方法 社区康复调查人员的培训可采用灵活多样的方法,如讲授、示救、讨论、实习等。培训中应注意理论实际相结合,理论讲授与实践操作结合,力求学以致用。为保证培训效果,在培训结束时有必要进行一次考核。

（三）调查内容

社区康复调查内容主要有以下几个方面:

1. 社区康复资源 辖区内现有的康复资源,包括隶属各部医院,康复机构、特教学校、幼儿园、心理咨询部门、福利院、用品用具等单位的数量、分布、业务范围、设备设施、技术人员等情况,以便有效利用资源满足残疾人和其他康复对象对康复训练服务的实际需要。

2. 社区人群康复需求 社区康复服务的主要对象是残疾人、老年人和慢性病病人,因此,掌握他们的状况及家庭、社会对他们的影响是十分必要的,调查内容包括:

(1) 一般资料:姓名、性别、年龄、民族、住址、户主姓名、单位等。

(2) 疾病史、残疾史:疾病诊断、病因、治疗情况以及残疾类别、残疾等级、致残的原因、已实施的治疗及康复的措施,对生活能力、学习能力、劳动能力、社交能力的判断等。

(3) 康复需求:包括在医疗、教育、就业参与家庭生活和社会生活等方面的需求。

(4) 社会方面:婚姻状况家庭组成、就业情况、经济来源、家庭成员及周围人群对其所持的态度,残疾人自身对未来生活的态度等。

3. 社区康复调查资料的整理与分析 经过调查,得到了大量的、丰富的第一手(级)资料,第一手资料很难反映事实的真实本质,必须进行分类、合并、筛选、汇总使之形成系统的、集中的、简练的、有条理的、能反映多方面情况的第二级资料。经过处理的第二级资料虽然有条理性,也能反映多方面情况,但仍然未上升到一定的理论阶段,因此,需要社区康复工作人员根据其他各类依据,进行综合分析,得出最终结论,并为社区康复的开展提出科学合理的建议。

本章小结

社区康复管理是现代康复管理的重要组成部分。运用社区康复管理知识与经验,可以极大地提高社区康复工作效率。社区康复管理的学习重点应放在社区康复工作内容、工作程序、管理体系、实施体系和社区康复调查。社区康复工作程序是我国开展社区康复工作以来的经验总结,而社区康复工作内容将会随着康复事业的变化与发展而不断变化与拓展;社区康复管理体系包括社区康复的组织建设、社区康复资源的利用、社区康复工作制度建设等;社区康复实施体系包括社区康复管理、技术指导、康复训练三个网络;社区康复调查是掌握社区内康复资源和康复需求必要手段与措施,作为社区康复管理者和社区康复工作者必须掌握社区管理相关知识。

(赵明明)

扫一扫,测一测

思考题

1. 谈谈在社区对残疾人、老年人、慢性病人开展康复工作的意义。
2. 社会康复的中心为帮助残疾人实现社会康复应采取哪些措施?

思考题解析

第四章 脑血管疾病患者的社区康复实践

学习目标

　　1. 掌握：脑血管疾病的概念、脑血管疾病社区康复的分期、康复评定方法和社区康复计划的制订；基本的医疗康复以及合理的社区家庭环境改造等技能。

　　2. 熟悉：脑血管疾病患者日常生活活动能力评定、Brunnstrom 评定、简化的 Fugl-Meyer 评定等方法。

　　3. 了解：脑血管疾病社区康复的转介服务。

　　4. 具备运用所学知识为社区脑血管疾病患者制订合理的社区康复计划、开展针对性的社区康复服务的技能。

　　5. 培养学生具有独立处理脑血管疾病社区康复的能力，培养学生团队合作的精神。

案例导学

　　患者张某，男，62 岁，退休教师。右侧肢体活动不利伴言语不清 3 个月。患者于 3 个月前无明显诱因出现言语不清，同时伴口角流涎，右侧肢体无力等症状。于当地医院神经内科诊断为"脑梗死（左侧大脑中动脉）"，给予对症处理后病情稳定，遂转至康复科行康复治疗 2 月后好转出院回家。目前患者右侧肢体运动功能障碍，基础性日常生活活动除洗澡、如厕等部分依赖以外，其他日常活动基本自理。患者和家人同住，主要角色为爷爷和丈夫，家庭经济可，患病前爱好打太极活动。

　　问题与思考：

　　1. 该患者目前存在的主要功能障碍是什么？

　　2. 该患者回归家庭、回归社会的阻力是什么？

　　3. 该患者的社区康复实践方案应当如何制订？

第一节　脑血管疾病概述

　　脑血管疾病（cerebrovascular diseases，CVD）又称脑卒中（stroke）或中风，是一组急性脑血管病的总称。由脑血液循环障碍导致突然性神经功能丧失，因而又称脑血管意外（cerebrovascular accident，CVA）、急性脑血管病。通常起病急骤，突发头痛、头晕、意识障碍等症状和偏瘫、失语及感觉减退等局灶性神经功能缺损的特征。脑卒中按其病理过程可分为两大类，由于血液供应中断引起的称为缺血性脑卒中，而由于脑血管破裂或者血管结构异常引起的则称为出血性脑卒中。缺血性脑卒中包括：脑血栓形成和脑栓塞。出血性脑卒中包括:脑出血、蛛网膜下腔出血。

脑卒中被世界卫生组织(WHO)列为全球十大致死病症之一,在我国本病的发病率、患病率、死亡率、致残率及复发率均高。我国脑卒中的死亡率在 2008 年死因顺位城乡均为第 2 位。根据流行病学调查结果推测,我国每年新发脑卒中患者 150 万以上,其中死亡约 100 万,存活者中约 75% 致残,5 年内复发率高达 41%。脑卒中发病率、患病率、死亡率随年龄增长而增加,45 岁后明显增加,75 岁以上发病率是 45~54 岁组的 5~8 倍。更有资料显示幸存的患者中,生活不能自理者高达 42.3%,且需要周期长达 1~5 年的康复治疗,不但患者本人痛苦,也给家庭和社会带来沉重负担。因此,开展脑卒中的社区康复治疗,在既经济又便利的情况下改善患者的功能障碍,提高患者生活自理能力,使患者最大限度地回归社会,对患者及患者家庭来说具有重要的意义。

第二节　脑血管疾病患者的社区康复评定

脑卒中是中枢神经系统损伤,涉及的功能障碍较为广泛,从躯体功能到心理以及社会功能均有可能不同程度的受累。此外,每个患者的预后取决于其病情程度和预后影响因素。因此在对患者进行社区康复之前,需要对服务对象进行全面的康复评估,以明确患者的功能障碍程度、康复的潜力、康复可能达到的功能水平等。在临床实践中,通常采用基于 ICF 框架的社区康复评定系统对脑卒中患者进行全面评定。在基于 ICF 框架的康复评定系统中,需要评估患者的功能状态、活动和参与能力,同时还应考虑患者的环境因素和个人因素,这些因素之间相互影响,且都会对患者的健康状态产生重要影响。因此,对脑卒中患者进行全面评估时,需要涵盖上述领域的各个方面。脑卒中患者的社区康复评定应包括躯体结构和功能、活动和参与能力以及个人和环境等背景性因素。

一、功能评定

1. 运动感觉功能评定

(1) 评定运动模式:脑卒中运动模式通常使用 Brunnstrom 运动分期进行评定,需要分别评定患者处于运动模式的哪一个阶段。Brunnstrom 将偏瘫后肢体功能的恢复过程分为 6 个阶段,按照这 6 个阶段分别对上肢、下肢和手进行测评。此测定虽分级粗略,但省时,且分级与功能恢复的进展有关。Fugl-Meyer 评定法是在 Brunnstrom 法的基础上设计的更细致和全面的运动分级,测试运动和能力的不同方面,包括肌力、反射和协调性,评分 0~100 分。本方法可靠、有效,重复测试可反映运动功能恢复情况,但较费时。临床中多使用简化的 Fugl-Meyer 评定法。

(2) 肌张力评定:采用改良 Ashworth 肌张力评定量表进行受累肢体的肌张力评估。

(3) 关节活动度评定:通常使用角度尺进行关节活动度评定,以确定关节活动受限情况。

(4) 疼痛评定:采用视觉模拟评分(VAS)法对患者进行疼痛评估,主要是针对脑卒中患者常见的肩关节疼痛进行评定,有其他肢体关节疼痛也应该评定并记录部位。

(5) 感觉功能评定:评定患者的浅感觉、深感觉以及复合感觉。

(6) 平衡功能评定:对于脑卒中运动功能障碍较重的患者,通常选用简易的三级平衡法分别评定坐位和站位平衡;对于运动功能较好,移动能力尚可的患者,建议选择 Berg 平衡量表进行更深入的平衡功能评定,以发现平衡存在的问题,为防跌倒干预提供更多的参考指标。

2. 认知功能评定

(1) 认知功能评定:部分脑卒中患者存在一定程度的认知障碍,对于这一类患者,通常选用简明精神状态量表(MMSE)进行认知功能筛查。若患者存在认知功能障碍,在针对性的认知训练过程中,可选择 NCSE 或者 Moca 进行更具针对性的评估。

(2) 知觉功能评定:脑卒中患者最常见的知觉功能障碍是偏侧忽略以及各种失认症和失用症。单侧忽略通常选用删除测试(删星星、删线段)或者画钟试验进行筛查,而更全面详细的单侧忽略评定需要选用单侧注意障碍成套量表(BIT)进行评定。失认和失用需要结合其特点进行一些操作性检查,以明确性质。

3. 心理社会功能评定　心理功能状态是脑卒中社区康复中尤其需要关注的问题，可以通过观察法、访谈法、量表法以及必要的心理测验等形式对患者心理状态进行评估。最常用的心理评定量表包括宗氏焦虑自评量表（SAS）、宗氏抑郁自评量表（SDS）、艾森克人格问卷（EPQ）（成人）和症状自评量表（SCL-90）。

二、活动参与能力评定

1. 日常生活活动能力评定　包括基本的日常生活活动能力以及工具性日常生活活动能力两个方面。通常选用改良的 Barthel 指数（MBI）评估患者的基本自我照顾活动能力，选用 Lawton 工具性日常生活活动量表评估患者的家务能力以及社区活动能力。

2. 工作能力评定　对于部分年轻、有工作需求的患者，还可能涉及工作能力评定。工作能力主要是通过具体评测、工作分析等手段，评估患者原来从事的工作对身体技能、认知心理及社交活动技能的要求，以明确患者回归工作存在的差距，并为针对性训练提供参考。同时，如果部分患者残存的功能和能力水平已经无法满足原来从事职业的需求，那么还需要对患者的职业倾向、兴趣爱好、职业技能类型及水平进行评估，并结合患者现有的功能水平，向患者推荐其可能胜任的工作，为患者回归工作提供参考和依据。

3. 娱乐休闲能力评定　在社区康复阶段，大部分患者都处于疾病的稳定期甚至后遗症期，患者对于娱乐休闲的需求提高。因此，关注患者娱乐休闲也是社区康复的重要内容，通常使用访谈法或者兴趣清单等方法评定患者首选的娱乐休闲活动。

三、背景性因素评定

1. 环境因素　患者能够实现最大程度的独立，与患者所处的环境有密切关系，脑卒中社区康复中尤其应该关注患者的环境因素，包括物理环境和社会文化环境。

物理环境的评估主要是建筑物等人工环境以及各种自然环境中对患者回归家庭、回归社会有利或有弊的方面。其中家居环境和社区环境尤其重要。评定的内容主要集中在以下几个方面：道路经行途中有无无障碍设施，是否有门槛，是否有斜坡，室内环境的可进出性、物件的可获得性以及安全保护措施的到位与否。家居环境重点在门厅入口、卫生间、起居室、厨房等高频率进出的地方。评估可以通过详细问卷的方法访谈患者及其家属，也可以采用现场家访的形式进行环境测量评定。除了家居环境，还应该评定与患者相关的社区环境，包括公共活动区域的环境和公共建筑环境。

此外，社会文化环境也同样会影响患者的独立和回归。患者的社会角色、患者所处的社会关系网络的情况、可获得的社会支持的力度大小、经济环境以及政策环境等要素均应该进行评估。

在环境评定的过程中，应重点关注环境的安全性，以保障患者及照顾者所处环境的安全，避免不必要的人身伤害及损伤；并兼顾患者的社会、文化背景，尊重患者的个人生活习惯，充分与患者和照顾者进行沟通；同时在环境评估过程中，还应该有针对性的评估患者对于辅助设施和辅助技术的需求情况。

2. 个人因素评定　个人因素也是影响患者康复和回归的重要因素，因此在进行社区康复过程中，尤其需要评估患者的个人因素，以便制订有针对性的社区康复计划。个人因素的评估通常采用访谈法，广泛的收集患者的个人信息和个人情况。患者的个人因素通常包括以下几个方面：患者的人口学信息，如性别、年龄、职业、学历、兴趣爱好、婚姻状态、经济条件、个人信仰等；患者的社会角色；患者的个人期望；患者的主要照顾者等信息。

总之，脑卒中后的功能障碍将对患者的生活产生广泛而久远的影响，因此在康复之前需要全面的了解患者的具体情况，为患者个体化康复目标提供依据，也为其个体化治疗方案提供参考。

第三节　脑血管疾病患者的社区康复目标

脑血管疾病社区康复的目标，是通过医疗康复手段，充分利用社区及家庭资源，最大限度地促进患者功能障碍的恢复,防止失用和误用综合征,减轻后遗症;充分强化和发挥残余功能,通过代偿和(或)使用辅助技术,以及环境的改造等,最大限度地提高患者生活自理能力,回归社会。为实现该总体目标,在患者康复的不同阶段,应制订相应的阶段性目标。脑卒中早期通常需要医疗机构的急性管理,大部分患者将接受早期的医疗康复服务,患者在进入社区康复阶段主要处于疾病的恢复期以及后遗症期,具体目标依据患者所处病程而各异。

一、恢复期的康复目标

通过系统的康复训练,最大限度地克服各种障碍、改善各种功能,逐步提高日常生活活动能力,争取达到独立或基本独立生活、工作和学习。

二、恢复后期的康复目标

巩固前期的康复训练成果的基础上,借助代偿和辅助技术、通过环境改造等措施,利用社会资源,尽可能克服肢体瘫痪等各种功能障碍所造成的参与受限,同时基于脑卒中的高危因素预防,改变生活方式,重建个人角色,争取最大限度地回归家庭和社会。

第四节 脑血管疾病患者社区康复的实施

为了实现脑卒中患者生活自理、回归社会的最终目标,训练者应为患者制订合理的社区康复训练计划。就脑卒中而言,每个患者的预后取决于其病情程度和预后影响因素。因此,在制订计划前首先要考虑脑卒中病变的性质、部位与程度,整体健康状态、功能评估结果、心理状态和社会条件以及前期的医疗康复情况。脑卒中患者的社区康复,除了延续部分医疗康复的内容外,更多的是需要生活模式重整、协助其回归家庭和社区。

一、健康篇

(一)医疗康复

社区康复阶段,大部分患者病情较稳定,部分患者可能接受早期规范康复训练,部分患者可能仅完成临床医疗处理后即转介到社区机构,因此根据患者的具体情况,仍然需要一定的医疗康复服务。脑卒中康复治疗系统通常包括物理治疗、作业治疗、语言治疗、心理治疗、文体治疗、传统医学康复等。

1. 物理治疗 社区康复阶段的物理治疗主要针对患者的躯体功能障碍,旨在改善和预防并发症及继发改变,改善运动控制,运动能力,提高患者的平衡移动能力等。治疗内容包含:①良姿位训练;②体位转移训练;③关节活动度维持训练;④坐位平衡训练;⑤站立训练;⑥转移训练;⑦上下台阶训练;⑧步行训练等。

2. 作业治疗 通过作业活动,针对脑卒中患者生活自理和可能需要的职业能力进行训练,促使其作为家庭和社会的一员过着有意义的生活。社区康复中应用的作业治疗内容包含:①治疗性作业活动;②日常生活活动能力训练;③娱乐休闲活动训练;④小组活动;⑤辅助器具的配置与使用训练等。

3. 心理康复 脑卒中患者易存在心理问题,由于患者病后遗留残疾,常有自卑、寂寞、孤独、忧郁、无所作为或被社会遗弃的心理,甚至有轻生念头。训练者在进行康复技术指导的同时,要密切注意患者的心理活动,加强交流,了解其心理需求,给予患者充分和必要的心理疏导,帮助他们建立有利于康复治疗的最佳心理状态,树立与疾病斗争的信心,从中认识到自我存在的价值。如心理异常比较严重,干扰日常生活和基本的康复治疗,可转介给专科医生诊查后给予药物治疗。

4. 言语/吞咽治疗 脑卒中伴有言语障碍的患者应进行言语交流训练,提高与人沟通和交流的能力,必要时可以借助交流板等辅助装置改善患者的实用性交流能力。对有意识障碍的患者,先采用非经口摄取营养的方法;一旦意识清楚,能听从指示且全身状态稳定时,可根据吞咽障碍及障碍类型进行针对性处理。

5. 其他并发症处理

（1）偏瘫肩：肩关节半脱位、肩痛、肩手综合征是脑卒中的常见并发症。在康复过程中应当避免牵拉患肢，尽可能给予支撑或固定；适当给予患侧肩胛带负重训练；患侧上肢抬高，避免手腕掌屈位；尽可能不要在患侧手部静脉输液。

（2）下肢静脉血栓：可作被动或主动及主动辅助下肢运动，适当抬高患肢，应用抗凝药物等进行治疗，并应进行实验室凝血检查。

（3）压疮：定时翻身（每 2h 1 次），保持床铺平整、皮肤清洁，骨骼突出部位用软垫保护和皮肤按摩，尿便失禁时及时更换尿布或床单。

（4）尿路感染：保持会阴清洁，摄入足够水分，保持尿 pH 呈酸性。因尿潴留而留置导尿管者应定期冲洗膀胱、更换消毒导尿管、定期放尿，注意无菌操作，必要时使用抗生素。

（5）呼吸道感染：注意口腔清洁，定期翻身、拍背、排痰，保持呼吸道通畅，适当使用抗生素。

（6）骨质疏松：注意适当的运动锻炼，定期检查骨密度。

（7）心肺功能减退：给予适当强度的有氧训练，保持心肺功能。

（二）辅助技术的应用

脑卒中患者通常需要借助一定的辅助技术并配合环境改造实现最大程度的独立。辅助技术是指为了提高脑卒中患者的作业活动参与性及独立性而选用的辅助性、适应性物品。脑卒中患者需要的辅助具的主要目的包括：代偿或补偿丧失的功能类；增强独立性及活动参与能力；增强安全性以及移动性，防止跌倒等意外产生；减少并发症等（表 4-1）。

表 4-1　脑卒中患者常用辅助器具

类别	举例
个人卫生	长柄刷、固定型指甲刷、长柄指甲剪、单手挤牙膏器、加粗用泡沫柄
进食	粗柄餐具、弯柄勺子、防滑垫、防洒碗、万用袖带
穿衣	绳式拉链拉扣、魔术贴式鞋、防滑袜、扣纽扣器、长柄持物器、穿袜器、鞋拔
如厕	扶手式坐便器、坐便加高垫
洗澡	沐浴凳、沐浴椅、浴缸扶手、沐浴香皂固定手套、长柄泡沫沐浴刷、毛巾固定器、卧式洗头盆
转移类	床旁用扶手、移动搬运器
步行类	矫形绷带、踝足矫形器、拐杖、手杖、助行器、轮椅、电动轮椅
工具性日常生活活动	开瓶器、持物器、面包固定器、书写辅具、改良厨房餐具、长柄钥匙、键盘手杖等
姿势维持/摆放辅助器具	坐姿矫正椅、防压疮坐垫、气垫床
交流沟通辅助器具	交流板
休闲娱乐辅助器具	持牌器

脑卒中患者在社区康复阶段需要根据患者功能配置相应的辅助器具，借助辅助技术在改良后的环境中最大程度的参与作业活动，有利于患者重建角色，回归家庭和社会。辅助器具的配置、使用以及养护都是康复专业人员需要教会患者的内容，所以治疗师为患者们选择了合适的辅助器具后也需要为其安排辅助器具的使用技巧的训练。

（三）健康教育

在社区康复阶段，针对脑卒中患者实施的健康教育非常重要。有效的健康教育形式，包括由治疗师领导的团体治疗小组、由患者自发结成的互助小组以及各种多媒体的健康教育媒介或者一对一针对性的健康教育。健康教育主要集中在脑血管疾病的三级预防以及针对脑卒中幸存者的脑血管病及功能障碍的自我管理内容。脑卒中患者通常具有多种心血管疾病的高危因素，因此三级预防健康教育需要贯穿在整个社区康复的过程中。此外，脑卒中后大部分患者长期残留功能障碍，疾病的自我管理也是必不可少的内容。

0401

组图：脑卒中患者常用辅助器具

笔记

1. 脑血管疾病的基本常识　教会患者尽早识别脑血管病发病时的症状和体征,出现脑血管疾病高危症状和体征时如何尽早就医,为脑血管疾病的尽早治疗赢得时间;了解脑血管疾病的常见类型以及发病后常见的症状和功能障碍,脑血管疾病的医疗管理以及康复治疗。教会患者清楚了解自己在脑血管疾病不同阶段康复过程需要扮演的角色。

2. 脑血管疾病患者家居自我管理　告知患者家居环境利弊对患者功能的影响,教会患者如何在其真实环境中完成各项日常活动,教会患者脑血管疾病常见并发症的预防和管理要点。

(1) 自我康复技巧:社区康复人员需要对患者和照顾者进行家庭康复宣教,指导照顾者协助患者在家中开展安全、有效的康复训练。教会患者自我康复训练中的要点、注意事项以及禁忌证,教会患者识别异常症状,防止继发损伤。

(2) 照顾者照护技巧:教会照护者基于患者个体功能状态的个性化照护技巧,包括常见的预防性、维持性锻炼内容和技巧;正确、安全的日常生活照护技巧、正确的转移以及抱扶技巧;皮肤管理、大小便管理、偏瘫侧肩关节保护等技巧;防跌倒策略等。

3. 脑血管疾病的预防　宣教脑血管疾病的高危因素(吸烟、喝酒;高血压;高胆固醇、高脂血症;肥胖;其他疾病:如糖尿病、冠状动脉粥样硬化性心脏病、风湿性心脏病等;先天性脑血管病;运动缺乏;年龄;性别;等),并教会患者如何自我评估高危因素;教会患者高危因素的自我管理:

(1) 控制血压:应结合患者的具体情况确定个体化综合治疗方案。患有高血压的个体应当自己学会监测血压,按要求服用降压药,坚持适当运动,掌握合理饮食并控制情绪稳定。

(2) 控制血糖:建议将血糖控制在接近正常的水平,以减少微血管并发症及可能的大血管并发症。应当协助患者学会测血糖,掌握糖尿病饮食特点,遵医嘱使用降糖药,理解合理运动对血糖控制的意义。

(3) 调整脂代谢:通过改变生活方式、合理膳食、服用药物等控制血脂。

(4) 戒烟。

(5) 控制酒精摄入量。

(6) 体重管理:适当运动,控制体重。

(7) 压力管理:良好的健康习惯、压力自我管理技巧。

4. 获取社会资源的指导　整理并提供患者所处环境下能够获取的社会资源,包括各级医疗机构的医疗卫生资源;残联、民政系统等提供的社会支持资源;其他非政府机构提供的特殊社会资源;也包括为患者提供各种线上线下的教育资料的获取途径、可用的远程健康教育资源获取途径和方式等。以便患者能够获取并使用这些社会资源,最大化的回归社会。

5. 生活重建教育　教会患者以适应、代偿等方式重新规划生活,重建社会角色。包括:如何积极的开始并坚持改变;如何应对更广范围的参与日常生活、工作以及休闲娱乐社交活动;并针对患者特殊的技能需求提供专业的指导。例如,部分患者有驾驶的需求,那么如何重返驾驶活动除了需要患者本身身体技能技巧的训练外,还需要对驾驶活动进行必要的调整、甚至改装驾驶车辆的操控方式。

二、教育篇

脑血管疾病以老年患者居多,大部分患者对教育的需求相对较少。但因脑血管瘤破裂引起的脑血管意外的患者有可能较年轻,这一部分患者有可能存在教育需求。针对这一类患者,社区康复教育内容应当包括根据患者的年龄、学习水平、学习能力提供各级水平的包容性教育,包括幼儿的家庭教育、社区学习,学龄儿童的基础教育,青少年的中/高等教育,及其他类型的教育课程和教育活动,社区康复机构需要和地方学校、残联、民政等相关部门合作,给他们提供教育和终生学习的机会,以提高儿童及青少年患者的知识、技能水平,取得谋生机会。

三、谋生篇

脑血管疾病以老年患者居多,处于退休年龄段的患者大部分对职业康复需求相对较小。然而,随着生活习惯的改变,目前脑血管疾病的高发且年轻化趋势明显,大量的中青年患者发病时正值职业生涯的鼎盛期,重返工作的需求非常强烈。如何协助有职业需求的患者重返工作是社区康复谋生篇的主要内容。

参与并从事一定的职业是自我价值的重要体现，职业康复不同于医疗康复里面的作业治疗，作业治疗更多的关注恢复患者从事各种作业活动的能力，而谋生相关的职业康复主要是帮助患者重新学习病前所从事的工作所需的复杂的技能、或者学习新的工作技能以便寻找新的就业机会。通过协助患者保持足够水平的财务稳定性，有助于维持患者的自信以及保持原有的生活方式。

治疗人员需要根据患者的情况详细评估其回归工作的可行性，内容包括患者原来从事的职业对患者躯体、心理、认知以及社交技能的要求；患者目前功能状态水平与工作能力要求之间的匹配程度；患者通过针对性的职业技能训练后回归工作的可能性；患者所处环境包括物理环境以及雇主、家庭成员等对患者回归原工作的支持或阻碍程度。

通过评估以后，若患者能够实现再回归，那么此阶段重点内容是训练患者工作技能，促使其回归原来的工作。治疗人员需要为患者提供工作指导、技能训练以及就业相关协助。内容涵盖专业的职业技能训练、学历以及继续教育指导；政府(其他机构)可获取的用于支付职业培训的经费；工伤相关可用于职业培训的资源。治疗人员还可以协助寻求雇主的支持。

对于无法回归原来工作的患者，需要进行职业再训练，促使患者寻找新的就业机会。这类患者的再训练需要评估患者的个人能力、需求爱好，然后有针对性的推荐参与各种职业再训练工作坊，对于脑卒中后残留单侧肢体功能障碍的患者可能无法回归需要双侧操作的精细活动的工作，因此需要重新设计和训练并寻找只需要单手即可完成的工种，从而实现再就业。

四、社会篇

社会参与是反映一个人复杂角色的重要组成部分，涉及一个人的生活状态，社会参与被越来越多的认定为生活的一个重要方面。此外，在社会参与，诸如社区生活、休闲、教育和职业活动、社会融合和经济自足等方面的适当性，与脑卒中患者生活质量的高低密切相关。脑卒中通常导致患者社会参与降低甚至丧失。患者社会参与能力除了受自身功能能力状态的影响以外，还和其社会支持网络的大小和紧密程度、可获取的社会支持的大小密切相关。

患者所处的社会网络包括正式社会支持网络(互助团体、慈善组织、非政府机构、政府相关部门)和非正式社会网络(家人、朋友、邻居、照护者以及志愿者等)，患者从社会网络可以获得的社会支持包括物质上的救助、生活上的扶持、精神上的慰藉等社会行为。大量的研究认为社会支持在减轻心理应激反应、缓解精神紧张状态、消除个体心理障碍和提高社会适应能力方面具有相当重要的作用。个人得到的社会支持能助其获得金钱、情感、友谊等各种资源，解决日常生活中的问题和危机，并维持日常生活的正常运行。对于脑卒中患者而言，因为躯体功能障碍导致患者活动能力下降，继发的心理情绪障碍导致患者主观参与能动性降低，或者因为物理和社会环境阻碍，导致患者社会参与能力受限。大部分患者能获得的社会支持更多来自于家庭和亲戚朋友，除了体力上的照顾还包括沉重的经济负担。

在社会参与方面，社区康复人员要从两方面给予支持和干预：

(1) 社会支持的资源利用：虽然在目前的国情下，正式的社会支持网络给予的社会支持相对不足，但是还是有很多可供利用的社会资源，社区康复人员要为患者寻找更多来源于正式社会支持网络的社会支持，协助患者更大程度的参与社会活动。例如患者所在地的残联、针对特定人群的福利组织和机构、免费为失能人士提供的社区活动资源、专门为特殊人群开设的庇护工厂、也包括呼吁政府机构建立更多的无障碍环境等。正式的社会支持网络可以扩大患者的社会参与范围，同时也减轻患者家庭的照护压力，具有良好的增益作用。

(2) 为照顾者提供支持：大部分脑卒中患者需要在一定的照顾下参与社会活动，因此照护者面临巨大压力，包括体力的消耗、精神的压力以及物资的投入等。社区康复人员要为患者的家属或其他照护者提供协助患者社会参与的技能技巧训练；为照护者提供良好的照护技能训练和人体工效学教育，防止慢性劳损；为照护者和亲属提供心理支持，缓解照护者和家人的心理压力；为照护者提供便利的康复咨询，以保障患者能够得到长久的照护和最大可能的参与社会活动。

五、赋能篇

在社区康复阶段,患者已经完成了相应的疾病处理以及早期的医疗康复。患者功能状态已趋于稳定,开始从医院到家庭的过渡。患者开始接受残存的功能障碍并且在功能障碍的情况下开始参与日常生活活动,生活模式重整是本阶段帮助患者更好地适应未来生活的重要内容。重建生活是多因素动态过程,重在改变患者的生活方式,重建生活秩序,恢复及重建生活角色,提高患者的满足感及幸福感。

1. 重点　脑卒中患者社区康复阶段生活重整重在帮助患者适应脑卒中后残留的各种症状和状态,学习和实践在家居和社区环境下的适应性技巧,创造愉快的生活体验,改善患者的心理素质,增强参与日常生活及休闲娱乐活动的信心,以新的方式完成自己及家人所期望的角色要求。

2. 目标　重建有益于身心健康的生活方式,通过参与有益的作业活动来促进角色的完成和社会参与性。

3. 过程　帮助患者了解疾病并面对现实,协助患者了解脑血管疾病的基本表现以及功能预后,熟悉疾病发生的高危因素,认识患者目前的功能状态以及作业表现水平。协助患者整理可供利用的有效资源,包括躯体功能水平,活动能力,社会网络资源以及紧密性,社会支持程度,存在的主要障碍因素以及可行的克服途径。从而帮助患者寻找改变的方向,调整生活目标以及角色期望,制订出符合个体特点的可操作的目标,重建角色。

例如:本章开头提到的病例,脑梗死3个月,62岁的男性患者。通过动机性访谈以及重建生活为本的访谈,了解到患者与家人同住,家庭环境及家庭支持较好,主要角色为丈夫和爷爷,爱好打麻将以及打太极,希望能在完全生活自理的同时,能够走出家门参与部分社区活动,重拾昔日的兴趣爱好,同时恢复其家庭角色。了解到患者的意愿以后,治疗师可以根据重建生活为本的能力阶梯分析该患者的情况,从患者生活角色出发,按照提高患者的作业活动技能,改善生活技能,增强生活能力最终实现生活角色和生活方式的重建(图4-1)。

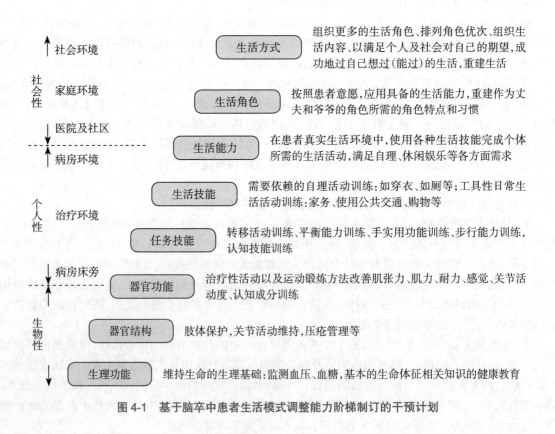

图4-1　基于脑卒中患者生活模式调整能力阶梯制订的干预计划

46

六、家居篇

环境会影响人们在完成作业活动时的行为和完成作业活动过程中的表现,环境对于失能患者具有双面性,一方面是负性影响,即阻碍患者的作业活动的完成,反之环境也可以具有正性影响,即通过改善环境可以支持患者更好地完成作业活动。脑卒中患者因残留一定程度的功能障碍,部分患者通过调整作业活动方式等措施后仍然无法完成部分作业活动,因此需要降低环境对其作业活动的阻碍,同时增强其支持作用。脑卒中患者主要涉及家居环境、社区环境,部分年轻患者还涉及工作环境的改造和调整。环境改造技术需要通过专业人士的评估、分析、制订出个体化的解决方案,再结合实际的环境改造而最终完成。

文档:环境评估 / 改造流程及内容

第五节 脑血管疾病患者的分级管理

根据《中国残疾人事业"九五"计划纲要》提出的要求,我国各地残联系统逐步建立了省(自治区、直辖市)、市、县三级康复服务指导机构,形成网络,对残疾人康复的综合服务在计划、培训、技术等方面提供指导,包括对社区康复的指导,并建立以残疾人家庭为基础,社区康复站为骨干、康复综合服务指导机构为指导的社区康复训练服务的三级网络。目前的社区康复三级网络结构如图 4-2 所示。

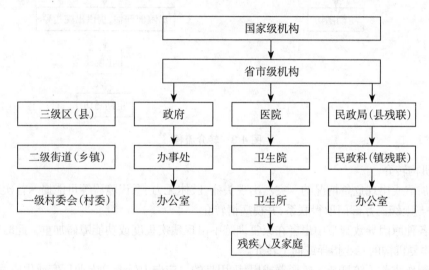

图 4-2 三级社区康复网络

脑血管疾病患者发病后通常先在三级综合医疗机构接受急性期救治,病情稳定后在三级综合医疗机构康复科开始早期康复治疗,后期可能被转介到二级医院康复科或康复医院接受继续的康复治疗。当他们从模式化的治疗体系中出院后,通常被安置在社区内的私人住处(通常是受伤前的家),少部分被安置在私人疗养院或其他地方,接受社区康复服务。在这一过程中,各级康复服务机构之间的双向转诊是必不可少的环节。患者在三级康复网络中的转介可以按照图 4-3 所示的流程进行,其实施依赖于我国社区康复服务流程的完善。国外有专门的个案管理者负责跟进需要社区康复服务的个案,国内则可能需要医务社工和社区社工共同协助转介的进行,尽力为患者提供无缝衔接的社区康复服务。

社区内可疑急性脑卒中的患者或疑难病患者应转入上级医院进一步治疗,为患者赢得抢救治疗时机,最大限度地提高治愈率,减少致残和死亡。特别要注意掌握好转介的指征、时间及方向,这样才能使脑卒中患者获得最大限度的康复。

当出现以下情况时我们应当考虑将患者转介到相应部门接受更好的治疗或服务。

1. 需进一步明确诊断的 社区条件有限,需要做某些特殊检查以协助诊断或治疗时,向上级医疗

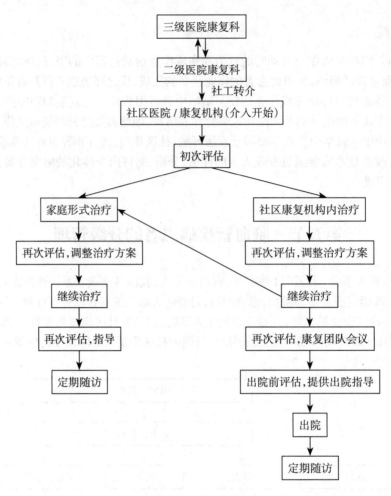

图 4-3　转介流程

单位或康复机构转介。

2. 病情加重或出现危急情况的　突然出现头痛、肢体无力、意识障碍等可能提示首次或再次脑卒中时,应尽快与上级医疗部门取得联系,并视病情转介。

3. 由于各种原因导致脑卒中患者在康复训练中出现残疾程度或功能障碍加重　此时应得到上级医疗单位或康复机构的专业指导或向上转介。

4. 需要制作或购买较复杂的矫形器或用品、用具的　应向上转介到专业厂家或供应服务机构。

5. 有其他需求的　脑卒中患者功能状况稳定后,特别是青壮年患者功能恢复快,有条件继续学习和工作,此时应与社区内教育部门和机构协调,将患者转介到适当的单位,学习文化知识和专业技能,进行职业能力评估、工种调换或就业安置。

6. 根据脑卒中患者的实际情况和困难,在社区支持机构、无障碍建筑改造、文化体育等负责部门和机构进行转介,使其充分参与家庭生活和社区活动。

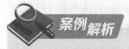

1. 社区康复评估

(1) 医疗情况:患者有高血压病史 10 年,药物控制血压,未规律监测血压;诊断为 2 型糖尿病 3 年,未规律服用降糖药,也未进行长期血糖监测。余无其他慢性病史。

(2) 躯体功能评估:该患者运动功能评定,Brunnstrom 运动模式评定,上肢 / 手 / 下肢分别为 Ⅲ / Ⅱ / Ⅴ;肌张力评定上肢屈肘肌群 1 级,屈腕肌 1^+ 级,其余正常。坐位平衡 3 级,站位平衡 2 级;右侧肢体深浅感觉均减退;右侧肩关节疼痛 VAS 评分 4 分。

（3）认知功能评估：患者简明精神状态量表（MMSE）评定 24 分，无认知功能障碍，无单侧忽略以及失用失认等障碍。

（4）心理功能评估：患者性格较为乐观开朗，焦虑/抑郁自评（SAS/SDS）无抑郁、焦虑表现。

（5）活动能力评估：BADL（基本生活活动能力）评估（改良 Barthel 指数）75/100，其中如厕 5 分、洗漱修饰 0 分、穿衣 5 分、洗澡 0 分、上下楼梯 5 分。IADL（工具性日常生活活动能力）4/27，其中电话使用 2 分，服药 2 分，其余均为 0 分。

（6）环境评估：患者家住电梯公寓 7 楼，住宅单元门口无斜坡、有门槛，无无障碍设施。起居室及卧室地板为木地板，客厅有地毯。厨房、卫生间地板为瓷砖，有约 2cm 高门槛，卫生间便池为蹲式，洗澡为淋浴＋浴缸。

（7）个人因素：患者大专文化，中学退休教师，与家人同住，主要照顾者为老伴，主要经济来源为退休工资，家庭经济条件可，女儿女婿及孙子同住，可给予较大的经济支持及照护协助。患者性格乐观，爱好广泛，爱好打麻将，平时坚持太极等体育锻炼。

2. 社区康复目标

（1）维持患者日常生活活动能力，促进患者自我照顾的自理。

（2）提高患者生活能力，促进家务活动、家居生活的参与

（3）促进患者生活角色和生活方式的转变，帮助其实现生活重整。

（4）脑血管病的三级预防教育，降低失能，防止复发。

3. 社区康复实践

（1）医疗康复：肢体功能训练指导，日常生活活动技巧训练等。

（2）生活方式重整计划与实施：通过动机性访谈以及重建生活为本的访谈，了解到患者爱好打麻将以及打太极，希望能在完全生活自理的同时，能够走出家门参与部分社区活动，重拾昔日的兴趣爱好，同时恢复其家庭角色，能对家人给予力所能及的照顾。

（3）环境改造：该患者的环境改造主要是针对安全性以及降低部分环境对患者的限制程度，具体内容包括，改变卫生间便池为坐式，同时在卫生间加装扶手，在淋浴间内加装防滑地垫，并增加固定扶手，在卧室、卫生间加装紧急呼叫铃以应对突发情况以及跌倒等状况。撤掉客厅地毯或固定地毯，防止滑动。

（4）辅具配备：根据患者需要加配洗澡用长柄浴刷，按压式沐浴液取拿装置，长柄持物器，固定式长柄指甲剪等自助器具。

（5）健康教育：教授患者脑血管疾病三级预防知识，指导患者三级预防方法相关处理技能，做好高血压，糖尿病的自我管理。

4. 社区康复实践效果评价/后期随访　患者实现了日常生活自我照顾，并能完成部分的家务活动，能在需要时参加亲友聚会，并能重新参与打麻将等娱乐活动。目前因上肢活动受限，有跌倒危险，经过治疗师评估后建议暂停太极活动，改为门球活动。患者对目前生活满意，鼓励患者参加一些支持性团体活动，分享经验和心得。

本章小结

本章主要讲解了脑血管病患者社区康复实践的内容。要求学生重点掌握脑血管病（脑卒中）的基本概念和脑血管病的社区康复实施。本章内容在编写中参考了窦祖林主编《作业治疗学》、世卫组织重点辅助器具清单以及部分中英文文献资料，能满足学生在社区进行脑血管疾病康复的学习和实践需求。脑血管疾病患者的社区康复能帮助他们最大限度地提高独立水平，防治各种并发症，根据患者的功能状态，重建生活，从而最大限度减少对他人的依赖，并促进患者角色的恢复，回归家庭，融入社会，提高生活质量，减少家庭及社会负担。

（杨永红）

扫一扫，测一测

思考题

1. 处于疾病不同阶段的脑卒中患者社区康复的目标是什么，如何制订合理可行的社区康复计划？如何评价康复效果？

2. 基于所学的康复及临床知识，阐述在社区如何实施脑血管疾病高危因素管理以及健康教育？

思考题解析

第五章 脊髓损伤患者的社区康复实践

学习目标

1. 掌握：脊髓损伤的基本概念、脊髓损伤社区康复的实施。
2. 熟悉：脊髓损伤的社区康复评估、康复目标制订。
3. 了解：脊髓损伤患者的分级管理、社会服务支持。
4. 具有脊髓损伤患者社区康复实践的基本能力；能进行脊髓损伤社区康复评估、完成康复目标制订；能进行脊髓损伤患者的生活方式重整、辅具配备、健康教育。
5. 能与患者沟通，展开健康教育；能与康复团队沟通协作开展工作。

案例导学

患者，女性，30岁，自由职业者。双下肢乏力伴感觉障碍3个月。患者于3个月前从3楼摔下，双下肢运动障碍，肌张力降低，双侧脐平面以下感觉障碍，大小便失禁，于当地医院行手术治疗，术后行康复治疗，现患者双下肢运动、感觉功能异常，小便每天间歇导尿一次，大便1~2日自解一次，可自行在床上坐起、翻身及从床转移至轮椅，日常生活基本自理。患者伤前自己经营小卖部，性格较为开朗，家庭经济情况可，家中还有丈夫和4岁女儿，丈夫有固定工作，女儿在当地幼儿园就学。

问题与思考：
1. 该患者的医学诊断是什么？存在什么样的功能障碍？
2. 该患者回归家庭、回归社会的阻力是什么？
3. 该患者的社区康复实践方案应当如何制订？

第一节 概　述

脊髓损伤（spinal cord injury）是指由于外界直接或间接因素导致脊髓损伤，在损害的相应节段出现各种运动、感觉和括约肌功能障碍，肌张力异常及病理反射等的相应改变。全世界每年有25万~50万人患脊髓损伤，每年的全球发生率估计为40~80例/百万人。脊髓损伤可由创伤性或非创伤性的原因导致，创伤性损伤如跌伤、道路交通事故、职业和运动损伤、暴力事件等；非创伤性损伤通常是病理变化所致，如感染性疾病、肿瘤、肌肉骨骼疾病、先天性疾病（如：脊柱裂）等。总的来说，高达90%的脊髓损伤是由创伤造成，同时非创伤性脊髓损伤的比例呈现上升趋势。

脊髓损伤的程度和临床表现取决于原发性损伤的部位和性质。涉及两下肢部分或全部躯干的损

51

伤称为截瘫(paraplegia),四肢躯干部分或全部受累者称四肢瘫(quadriplegia)。脊髓损伤的症状取决于损伤的严重程度和受损脊髓的节段,通常来说,损伤节段越高,症状越重,颈段脊髓损伤通常导致四肢瘫,伴有肢体感觉、运动功能的丧失,颈4平面或以上的脊髓损伤可能需要使用呼吸机辅助呼吸;胸段脊髓损伤通常导致躯干、下肢的感觉和(或)运动功能损害(截瘫);腰段脊髓通常伴有髋部及下肢的感觉、运动功能损害。其他功能障碍还包括体温控制障碍、大小便功能障碍、肌痉挛、关节挛缩、疼痛、心理障碍、性功能障碍等。这些功能障碍进一步引起压疮、呼吸功能障碍、肺部感染、肺不张、尿路感染、尿路结石、肾功能不全、体位性低血压、低心率、深静脉血栓等一系列并发症。大多数脊髓损伤者会经历慢性疼痛。脊髓损伤还可能出现理问题,资料显示约20%~30%的脊髓损伤患者临床上会出现较为严重的抑郁表现,这将会对患者的功能改善和整体健康造成负面影响。

躯体功能障碍和心理上的误解、消极态度、抑郁,导致许多脊髓损伤患者无法参与社会。调查表明,脊髓损伤儿童的入学几率低于同龄人,入学后继续学业的可能性也较小。脊髓损伤成人的经济生活参与率也较低,从全球范围看,其失业率超过60%。

脊髓损伤所带来的一系列问题不仅严重影响患者的生活和心理健康,而且对家庭乃至整个社会都将造成一系列的影响,因此脊髓损伤的康复尤为重要。当患者接受早期治疗后回归家庭及社区,康复治疗将在现有残存功能的基础上,最大限度地提高独立能力,并防治各种中、后期并发症,根据患者的功能水平,重新开始创造性生活或最大限度减少对家人、陪护的依赖并促进患者回归家庭角色,融入社会。

第二节　脊髓损伤患者的社区康复评定

根据WHO《国际功能、残疾和健康分类》(ICF),人类功能及其受限情况分为功能和残疾及背景性因素两个部分,前者包含身体功能和结构以及活动和参与,后者则包括环境因素、个人因素,如图5-1所示。因此,从整体康复的角度来看,对脊髓损伤患者进行评估时需要涵盖上述领域的各个方面。由于脊髓损伤患者在进入社区康复之前一般已在三级综合医院康复医学科以及专科康复医院接受过规范的康复医疗服务,因此,对其进行社区康复评定时可以弱化身体结构和活动能力的评定,而侧重于其在社区中参与能力和环境(包括物理环境和社会环境)对其影响的评定。

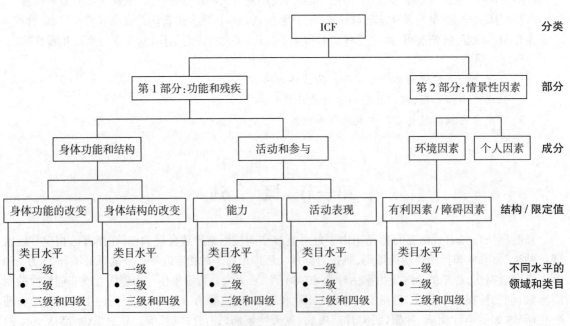

图5-1　ICF的结构

一、躯体功能评定

脊髓损伤患者躯体功能的评定主要涵盖损伤平面、损伤程度、肌张力、膀胱及肠道功能、疼痛评估及性功能等方面。

1. 判断脊髓损伤平面　脊髓损伤平面是躯体有正常感觉和运动功能的最低脊髓节段。感觉和运动平面都需要进行评估，身体两侧分别进行。

2. 判断脊髓损伤程度　利用美国脊髓损伤学会制定的脊髓损伤神经学分类标准确定损伤程度。可查询 ASIA 网站了解。

3. 肌张力评定　采用改良 Ashworth 肌张力评定量表进行肌张力的评估。

4. 膀胱及肠道功能评估　记录患者的饮水及排尿规律，检查患者的尿道及会阴部周围皮肤是否有破损，并进行膀胱压力检测及残余尿量测定。肠道功能评估包括了解患者的排便情况，对肛门括约肌和会阴感觉进行肛门指检。

5. 疼痛评定　WHO 建议采用国际脊髓损伤疼痛分类（International spinal cord injury pain classification，ISCIP）对脊髓损伤后的慢性疼痛进行评估。

6. 性功能评定　研究表明，性功能与脊髓损伤患者的生活质量显著相关，因此，对这些患者进行性功能的评估和必要的干预是必要的。评定内容主要包括患者有无精神性勃起的可能、有无触摸性勃起的可能，以及有无性高潮体验的可能，需要寻找合适的时机，与患者和伴侣在尊重的前提下进行细致的讨论。

（脊髓损伤患者躯体功能的评定方法详见本套教材《康复评定技术》）

二、心理功能评定及信心评定

几乎所有的脊髓损伤患者都存在不同程度的心理问题，因此，通过心理功能评定可以了解患者的心理状态，为制订心理康复计划提供科学依据。进行心理功能评定时，可以通过观察、访谈的方法对脊髓损伤后患者产生的一系列心理活动（变化）作出定性或半定量的评定，还可采用心理测验量表对脊髓损伤患者各种心理障碍（包括情感障碍、人格障碍、社交障碍等）进行测验，为制订心理康复计划提供科学依据。常用的心理评定量表包括焦虑自评量表（SAS）、抑郁自评量表（SDS）、艾森克人格问卷（EPQ）（成人）和症状自评量表（SCL-90）。

信心评定则需要评估患者及伤残人士照顾自己的信心，可使用一般自我效能感量表（self-efficacy scale）、家人照顾患者日常生活信心量表（caregiver efficacy scale）、照顾者压力指数（caregiver strain index）等量表。

三、活动能力评定

活动问题是脊髓损伤患者必须要面对的问题。需要对患者的自我照顾能力和家居社区活动能力进行评定。

1. 自我照顾活动能力评估　使用改良的 Barthel 指数（MBI）评估患者回家后的自我照顾活动能力。此外，脊髓损伤独立性评估（SCIM）也是评估脊髓损伤患者日常生活活动能力的一个灵敏、可信、有效的量表。

2. 家居社区活动能力评估　使用 Lawton 日常家居及社区活动能力评估表对日常家居及社区活动能力进行评估。如评估患者的基本生活技巧、环境适应能力、社会生活意识等，着重评估患者参与家庭生活和社区生活的能力，包括对生活的愿望与信心，评定时需要遵循实用性、综合性、动态性、可靠性、规范性等原则。评定方法灵活多样，可以采取个案访谈等方法了解患者能力信息，也可以小组调查等方式进行，还可采用直接观察法现场评估患者在家居及社区环境中的活动能力。

四、职业能力评估

职业能力评估是脊髓损伤患者进行职业康复、做好回归工作准备的重要前提，能为患者的就业咨询、职业选择和职业训练提供科学依据。职业能力评估需要全面评估患者的知识水平、能力水平、技能水平、兴趣倾向、人格特征和发展潜力,通过综合分析、实际测量和判断评鉴,评估其实际工作能力和可能的发展途径,分析其适合的作业方向,协助患者确定职业活动目标和职业发展目标,预测其参与职业活动的作业行为,从而更好地进行职业选择。

具体来说,需要评估患者的肢体运动功能、移动能力、感觉功能、视力及听力等,通过检查与活动和作业能力有关的身体工作,初步确定其适合的工种和工作强度;对患者进行职业倾向测验,包括兴趣、能力和人格方面的测验,帮助患者更加全面、准确地了解自己愿意及适合从事的职业方向;进行职业操作能力检查,如"手腕作业检查盘"测试、机械能力测验等,从而评估患者进行职业活动的手功能水平。

五、环境评估

患者在生活、工作和社会活动中遇到的困难,除与本人躯体、心理功能有关外,还与其环境有关。完成环境评估和必要的规划、改造是让患者回归家庭的重要环节。环境评估包括评估患者居家及公共环境,记录影响其作业表现及安全的数据,并拍摄环境评估照片,便于后期进行环境改造及跟进。可使用康复环境和功能安全检查表(safer home v.3-©2006)进行评定。包括居住状况、行走交通、环境的风险、厨房、家务、饮食、自我照顾、浴室和厕所、服药、成瘾和滥用、休闲、交流和作息、游走徘徊12类。在某些地域或人力资源受限的情况下,也可以向患者及家属获得家居环境的相关信息。

居家环境包括居家活动环境和居家建筑环境两方面。居家活动环境评估的主要区域包括家里的入口、卧室、卫生间、厨房和一般性安全问题,并且能够提供足够的供暖、降温和电气,以满足额外医疗设备的需求。居家建筑环境评估的区域主要包括私人建筑物的出入口设施、建筑物内的设施以及私人建筑物为指示道路、行进路线和目的地而建造的标识。

公共环境是从事公共活动的环境,包括参加公共活动环境和公共建筑环境两方面,评估个人的行动环境和交流环境是否有障碍。例如患者外出去某个目的地,如果不乘坐交通工具去,则要有无障碍通道;如果是乘车去,则要有无障碍巴士。此外,还需要评估目的地的公共建筑障碍,包括公共建筑物的出入口设施、建筑物内的设施,以及公共建筑物为指示道路、行进路线和目的地而建造的标识。

第三节 脊髓损伤患者的社区康复目标

由于社区内接诊的脊髓损伤患者通常已完成早期处理,并在康复医疗机构进行了一段时间的全面康复治疗,因此在进入社区时通常已进入恢复期。这一阶段的社区康复目的一方面是通过康复治疗预防并发症发生,提高患者的躯体功能水平,提高患者生活技能及日常生活活动的独立性;另一方面是通过生活方式重整、环境改造、辅具配备及使用、心理干预,促进患者生活角色的调整,回归家庭及工作,融入社区生活。

脊髓损伤患者的社区康复目标分为近期、中期和远期目标,应建立在康复评定的基础上,结合患者的损伤类型、损伤程度、损伤平面、功能水平等因素综合考虑,并需要与患者和家属沟通,了解患方对于康复的期望和目标,结合其家庭情况、环境信息、经济条件等社会因素,综合制订可行的康复目标。同时,在与患者沟通时要注意技巧,了解患者的性格特征、背景情况,并重视家属的参与,通过反复、细致的沟通,让患者能够度过受伤后的"否定"或"盲目乐观"心理阶段,逐渐接受现实,维护患者的心理健康,并制订具有可行性、能看得见效果的近期目标,以确保患者和家属对于康复治疗的兴趣,提高治疗依从性。

文档:不同节段的脊髓损伤康复目标

第四节　脊髓损伤患者社区康复的实施

一、健康篇

(一)医疗康复

对脊髓损伤的患者来说,重建上肢功能、膀胱功能和肠道功能是第一位的。

1. 肢体功能训练

(1) 良肢位摆放:社区接诊患者后,要通过患者及照顾者教育,强调无论侧卧或仰卧位,均需要保证患者与床面接触部分受力均匀,避免局部受压过大,必要时利用气垫床或减压床协助减压,并将肢体各个关节置于良好的位置,以避免压疮,预防关节挛缩。在患者病情允许的条件下及早进行俯卧位练习,预防髂腰肌挛缩;早期开始坐位和立位训练,预防体位性低血压。

(2) 肺功能训练:根据患者的损伤平面、程度和现有呼吸模式,对患者进行呼吸训练指导或辅助咳嗽练习,以增加肺活量、清除呼吸道分泌物,预防肺部感染。需要教育患者和照顾者自行练习,长期坚持进行肺功能的训练。

(3) 关节活动度训练:鼓励患者尽早进行上肢独立性的功能性运动训练,如肱三头肌无功能时的伸肘动作、不能屈肘时使肩关节屈曲的动作、手指不能活动时的抓握动作、颈部锻炼动作等。

(4) 肌力训练:根据患者肢体肌力水平,选择抗阻、主动、助动肌力练习或肌力诱发练习,必要将肌肉电刺激与肌力练习结合进行。对于需要使用轮椅、拐杖、助行器等辅助器具的患者,还需要加强双上肢抗阻肌力练习及躯干肌群如背阔肌、肩和肩胛带肌等的肌力练习,可以徒手或利用重物辅助训练,或可利用墙上拉力器进行训练。

(5) 平衡训练:在患者病情允许的条件下,离床早期可借助站立床、站立架辅助患者进行站立训练;对于具备一定程度的上肢肌力和躯干肌力的患者,可在平行杠内进行自主静态站立平衡训练,并逐渐延长持续时间;静态站立平衡能够维持得比较好的患者,可逐渐开始进行自主动态立位平衡训练,包括重心转移、立位基础上向不同方向取物练习;此后可进展到在不稳定的平面上进行他动立位平衡训练。坐位平衡训练则包括轮椅上的坐位平衡训练、轮椅及垫上的支撑训练、垫上静态和动态长坐位的保持训练等。

(6) 转移训练:转移训练的目的是提高患者的姿势转换能力和轮椅转移能力,强化躯干肌力。包括垫上翻身训练、仰卧位至坐位训练、腹部及背部肌群增强训练、床到轮椅的转移训练、坐位到立位的转移训练,以及利用支具和(或)拐杖在平行杠内、外进行站立保持、平衡、行走训练。

2. 膀胱功能训练　脊髓损伤患者极易发生泌尿系统感染、尿潴留、尿失禁、尿路结石及尿液反流,进而导致肾功能衰竭的发生,危及患者生命。帮助患者进行膀胱功能管理非常重要。可以指导患者记录排尿日志,并根据患者的排尿情况,选取以下方式协助患者排空膀胱。

(1) 间歇导尿:教会患者有规律地进行尿管安置以引流尿液,并能在排空膀胱后迅速移除。研究显示清洁间歇导尿应作为脊髓损伤患者首选的膀胱功能训练措施,安全、有效,且较少引起并发症。

(2) 留置尿管:包括安置导尿管和耻骨上造瘘放置尿管两种。

(3) 其他方式:如采取手法诱发排尿反应,使用外用集尿袋,药物辅助,电刺激辅助排尿等。

在进行膀胱功能训练时,需要注意结合患者的性别、膀胱功能水平、活动能力、作为平衡、手功能和生活方式等,为患者建立一套膀胱管理程序,其内容包括安置尿管技术的培训、膀胱管理医学咨询、就医时机指导、尿路感染的知识培训并进行回访。

3. 肠道功能管理　神经源性直肠是脊髓损伤后常见的并发症,表现为直肠蠕动减弱、直肠通过时间延长、慢性便秘、腹胀及大便失禁。对于这些患者也应建立一套肠道功能管理程序,包括:确保充足和适当的营养及液体摄入;必要时给予膳食补充剂和口服药物;选择适当的方式协助排气、排便,如用手指对直肠和肛管进行刺激、体位摆放等物理方式,栓剂、灌肠剂、泻剂等药物刺激方式;手术造瘘;并发症的处理等。

4. 性功能和生殖功能的管理　脊髓损伤对性功能的损害可能包括性激发、性反应、性表达和生育力。男性和女性患者都可能发生性感觉的减少或丧失、难以体验性快感、难以移动和摆放体位等问题，导致性自尊和自信的受损。男性患者还可能发生阴茎勃起障碍、早泄，从而影响生育能力。女性患者则可能面临月经的紊乱。上述损害可造成患者生活质量的显著下降。对于这些患者来说，性活动的继续有着重要意义。

性功能的管理需要选择恰当的时机，在充分尊重的前提下，与患者和家人进行讨论。制订管理措施时需要考虑患者的年龄、性别、躯体功能、心理功能和文化背景。管理内容包括：

(1) 提供性活动的准备和体位摆放、节育、预防性传播疾病等的相关信息教育，以及出现失禁、自主神经异常反射时的处理措施。

(2) 提供性激发的辅助装置，改善姿势，治疗男性勃起障碍(如通过振动刺激、口服药物、阴茎注射、真空装置等实施)。

(3) 如有必要，进行辅助生育。

(二) 辅助器具配备及使用

脊髓损伤患者对辅助器具的需求通常从伤后早期就开始并一直贯穿终生。辅助器具的类型取决于损伤的平面和程度，且受到环境因素和个人因素的影响。目前应用得最为广泛的是轮椅、环境控制系统以及计算机装置。轮椅是脊髓损伤患者最为重要的一种移动辅助设备，脊髓损伤患者轮椅应配置减压坐垫，包括啫喱凝胶型坐垫、空气坐垫等；而损伤平面越高的患者通常对辅助器具的需求也越高。辅助器具的分类根据患者的功能需求进行，因此可以划分为移动类辅具、交流类辅具、自我照顾类辅具、家居生活类辅具和环境控制类辅具。

1. 移动类辅具

(1) 转移板：适用于存在部分上肢功能而支撑力不足的患者进行转移。

(2) 转移车

1) 水平转移车，适用于转移困难者的搬运，尤其是肥胖患者。

2) 垂直转移车，适用于将患者进行上下转移，如移至浴缸或水疗池等。

(3) 撑起辅助器：辅助患者用手将身体撑起悬空，方便转移或减压。

(4) 床上起身器(monkey pull)：为患者在床上改变姿势或转移时提供支持与辅助。

(5) 床沿扶手/床边护栏：帮助使用者在床上改变姿势和转移，提供支撑以及防止摔下。

(6) 绳梯：固定在床架上，帮助患者安全地在床上坐起或躺下。

2. 自我照顾类辅具

(1) 弹簧筷子：适用于仅能完成抓握而不能主动伸指或伸指力弱的患者。是在普通筷子的基础上增加一个弹力夹，手屈曲握住筷子后，弹力夹可自动伸展打开。

(2) 加粗手柄餐具：包括刀、叉、勺子等进食类餐具，将叉、勺的手柄加粗，易于握持，适用于抓握功能不佳或指屈曲受限患者。

(3) 加长手柄勺：适用于肩、肘关节活动受限者。

(4) 弯柄勺、成角勺：适用于前臂和腕关节活动受限，取食或送食困难者。为方便不能抓握者，也可搭配万能袖套或腕支具使用。

(5) 万能袖带：一个简单的夹持器具，为无抓握能力或抓握力差的人设计。包括一个夹持物品的口袋(牙刷、餐具等)和用于将其固定在手上的弹性布条。

(6) 带吸管夹及吸管的杯子：适用于上肢协调能力较差的患者。

(7) C形握把杯：对于握力不足、单手的稳定性和协调性较差者，可在杯的一侧或双侧安装握把(双耳杯)，以便于单手或双手使用。

(8) 剪指甲辅具：增加指甲剪的接触面，可以增加自身稳定性和安全性，易于操作。

(9) 手柄加长或成角的梳子：适用于手抓握功能不佳者，肩、肘、腕关节活动受限者。

(10) 手柄加粗或成角的牙刷：手柄加粗牙刷适用于手抓握功能不佳者，也可搭配万能袖带；手柄成角牙刷适用于肩、肘、腕关节活动受限者。

(11) 双环毛巾：适用于上肢关节活动受限者或手灵活性欠佳者。

（12）洗澡手套：适用于手功能障碍，不能抓握毛巾或摸沐浴露者。

（13）带扶手坐便器：便于患者转移到坐便器上，完成如厕。

3. 家居生活类辅具

（1）垂直手柄型刀铲：垂直手柄型刀铲具有粗大的塑胶垂直把手，把手加宽加长，向上90弯曲，特殊设计利用了垂直用力法，借助腕部或上肢的力量完成作业，适合手部力量不足、手功能障碍者使用。

（2）加长手柄铲勺：是在普通铲勺的基础上加长把手。特殊设计加长了曲度和长度，方便手持把握，避免热气、油渍烫伤。

（3）开瓶器：开瓶器的瓶盖内有圆锥形的、用来增大摩擦力的内芯，瓶盖上面有加长的手把，开启转动瓶盖时轻松省力。

（4）电动清扫器：设有自动操作系统，使用时按动按钮可自动激活操作系统，自行清除地面残渣碎片等。

文档：脊髓损伤患者辅具的分类

（三）健康教育

脊髓损伤患者的健康需求是多方面的，以家庭为基础的电话和远程视频干预，有助于解决社区脊髓损伤新患者与疾病相关的问题，降低患者并发症的发生率和再入院率。进行社区健康教育时，应充分利用社区资源，开展形式多样的健康教育，可以使用小组形式进行宣教，使患者在轻松愉悦的环境下接受健康相关信息，同时发放宣教小册子，便于患者及家属回家后可以再通过小册子学习相关内容；更大程度上发挥健康教育的作用。

健康教育的内容包括膀胱和肠道功能管理、压疮管理、安全管理、饮食护理等的信息以及康复训练指导。

1. 膀胱和肠道功能管理　教会患者和照顾者正确实施间歇导尿或尿管、造瘘口的护理，制订饮水计划，检查膀胱和直肠功能训练的进行情况，避免患者滥用通便药物。

2. 压疮管理　脊髓损伤患者压疮的管理重在预防，需要让患者和照顾者认识到终生都有发生压疮的危险，教会患者和照顾者评估和排除压疮发生的危险因素的方法、皮肤护理的原则、压疮发生后的处理原则和预防感染的原则，让患者和照顾者重视功能锻炼和活动时的压疮预防，教会患者随压疮危险因素的变化更新自己的训练和活动内容。

3. 安全管理　进行社区和家居环境中无障碍环境的筛查，排除容易导致跌倒的危险因素，避免安全事故的发生。进行用药安全、呼吸系统感染预防和深静脉血栓预防知识的宣教。

4. 饮食护理　在尊重患者饮食习惯和评估患者营养状况的基础上，指导照顾者为患者制订饮食计划，帮助患者建立合理饮食习惯。

5. 康复训练指导　社区康复指导人员需要对患者和照顾者进行家庭康复训练的指导，可以小组的方式进行，指导照顾者协助患者在家中开展安全、有效的康复训练，并保证训练的安全。为患者建立康复训练服务档案，档案包括：康复计划、训练内容，阶段性康复评估以及活动记录。

6. 照顾者照顾技巧的教育　指导照顾者如何在避免引起自身损伤的前提下协助完成患者的体位转移、日常生活活动、康复训练等的技巧。

7. 获取医疗资源的指导　将患者所处社区的三级康复网络中所涉及的医疗机构、康复机构、残联、民政系统等资源相关信息整合成册，以便患者在有需求时能够及时获取到相关信息。

二、教育篇

对于脊髓损伤的儿童、青少年，社区康复教育内容应当包括根据患者的年龄、学习水平、学习能力提供各级水平的包容性教育，包括幼儿的家庭教育、社区学习，学龄儿童的基础教育，青少年的中/高等教育，及其他类型的教育课程和教育活动，社区康复机构需要和地方学校、残联、民政等相关部门合作，给他们提供教育和终生学习的机会，以提高儿童及青少年患者的知识、技能水平，取得谋生机会。

三、谋生篇

脊髓损伤患者的社区康复一个重要内容是职业康复，其目的是帮助患者保持并获得适当的职业，从而促进他们参与或重新参与社会，恢复就业能力、取得就业机会，并能实现通过劳动获得相应报酬，重建经济独立感,重塑人格尊严,真正融入社会。职业康复有助于提高患者的生活质量,帮助他们树立积极的人生态度,并协助患者重获履行某种职业的能力。进行职业康复时,需要对患者的年龄、婚姻状况、受教育程度、功能状态、自我照顾能力、残疾接受度、接受技能培训的情况、使用公共及私人交通工具的困难程度以及重返工作岗位的自我信念、动力等多方面进行评估,并据此给出有针对性的工作能力评估报告,制订工作强化训练方案,还可通过协调患者与工作单位的关系或进行再就业指导,促使患者重返或重拾工作。

对脊髓损伤患者而言,职业康复建立在细致的职业规划基础上,需要根据患者的损伤节段来评估功能恢复预后,从而进行有针对性的职业规划,并充分激发和匹配患者的职业回归信念、工作经验、工作技能水平,进行个体化的辅导,确保患者在整个过程中能够得到足够的支持,使其平稳过渡到职业回归阶段。以下是几个不同节段脊髓损伤患者的康复预后和相应的职业回归的例子(表5-1)。

表5-1 不同节段脊髓损伤康复预后和职业康复举例

损伤节段	康复预后	回归情况
颈6平面损伤的四肢瘫痪者	① 徒手翻身、坐起; ② 自己穿简单的衣服; ③ 用抓捏支具抓捏物品; ④ 利用头上方三脚架、横木、床栏或床栏上固定的绳子完成转移动作,平地上能够自己驱动轮椅	患者在社区康复机构以"医疗依赖"形式长期居住,生活基本自理,并作为志愿者参加社区活动,如参加脊髓损伤患者小组,协助进行患者宣教等
胸10平面损伤的双下肢瘫痪者	① 能完成日常生活所需要的活动;生活自理; ② 轮椅上独立; ③ 配戴长下肢矫形器、借助背甲、拐杖及助行器站立,进行治疗性步行; ④ 可从事坐位工作	患者回归家庭,生活自理,在当地残联的支持下学习了当地特色的"羌绣"技能,售卖羌绣产品,并开办了羌绣培训学校,实现了自我营生
腰2平面损伤的双下肢瘫痪者	① 能独立完成日常生活活动;生活自理; ② 轮椅上独立; ③ 配戴短下肢矫形器或长下肢矫形器、借助肘拐或手杖能进行室内行走、上下楼梯; ④ 可从事坐位工作	患者回到原工作单位但进行了工作岗位转换,由销售工作改为从事行政工作,业余时间组织脊髓损伤病友成立旅行团,安排团队出游

四、社会篇

脊髓损伤患者受伤后生活发生了根本性的变化,容易产生不利于康复的各种心理和精神状态,从而影响患者的功能康复、人际关系和家庭关系,患者可能因此不愿进行社会参与。研究表明,脊髓损伤患者伤后第一年抑郁的发病率为11.9%,第五年抑郁的发病率为9.7%,其发生与失业、大小便失禁、移动障碍、学历等有关。国内外研究均指出,认知行为疗法能有效改善出院脊髓损伤患者焦虑、抑郁、适应障碍等心理问题。支持性心理干预能为患者提供良好的心理支持,帮助患者适应角色转变、培养兴趣爱好、建立良好的家庭关系、增加日常生活活动、改善人际交往,从而发挥主观能动性,改善负性心理、唤起正性情感。在社区中建立支持小组,促进患者参加体育锻炼、娱乐活动,增加与朋友的接触,也有助于提高生活满意度,减少心理障碍的发生。此外,增强对照顾者的心理支持,保持照顾者的身心健康,使对患者和照顾者对心理干预保持一致,有助于患者得到更好的照顾,加快康复的进程。

社会支持是个体通过正式或非正式的途径与他人或群体接触,并获得信息、安慰及保证的过程,涉及那些帮助其进行日常生活活动的各个方面的人(包括亲属、朋友、同事),涵盖家庭、学校、工作单位等场所以及往返于各个场所之间的路途上,也可能发生在患者参与社交或社区活动时。对于脊髓损伤患者而言,社会支持对他们在遭受打击后走出自我封闭有积极作用。环境中的障碍通常会导致患者对支持的需求增加,那些不能获得支持的患者可能被迫受困于家中,乃至家中的某一个房间。患者对支持的需求通常由其照顾者来满足,一般是由其家属和亲友对其进行免费的支持和照顾。在某些发达国家或对于一些高收入人群,患者也可能接受付费的照顾。

对于由亲属提供支持和照顾的患者,由于大多数患者是男性,照顾者通常是女性亲属,如妻子或姐妹。照顾者们可能会感觉缺乏培训,或无力满足患者的照顾需求。此外,照顾者也可能感觉到孤独和缺乏支持,从而影响他们自身的心理状态。因此,社会支持是患者重返家庭和社区的关键因素。在患者返回社区生活之前,需要制订协助提供患者照顾网络的策略和程序,使照顾者们也参与到教育活动中,学习医疗、心理、情感、社区融合、谋生、日常生活活动/自我照顾的相关知识,包括面对面的问题处理培训环节、电话或视频会议支持,以及发放教育资料等,这些对照顾者的支持活动将促进患者的角色适应,减少照顾者抑郁的发生。

目前在我国开展社区层面的三级康复服务,残联起着非常重要的作用。残联组织培养的大量助残员及康复指导员是开展残疾人社区康复治疗重要的力量。上海市残联自 2009 年起开展上海市脊髓损伤伤友"中途之家"试点工作,探索了一种脊髓损伤社区康复的新模式,即:患者在接受康复中心为期 2 周的一对一的授课训练后回归社区,由社区医生进行专业康复指导和日常诊疗,对患者和家人进行康复咨询和教育,解答有关残疾预防、功能锻炼、心理调适、生活方式、饮食营养、家庭护理、日常保健等方面的问题;社区康复指导员进行具体实施,对脊髓损伤患者进行跟踪、随访,协助特殊辅具需求的患者通过区残联进行辅具适配,并有脊髓损伤的伤友老师通过一对一的形式给予康复经验介绍和指导,使住在社区基层的脊髓损伤患者能就地、就近、省钱、省力、及时地得到康复治疗和服务,是一种值得借鉴的社区康复模式。

五、赋能篇

在社区康复阶段,脊髓损伤患者已从伤后的否认、挣扎阶段,逐步进入接受、适应阶段,生活方式重整有助于协助患者学习和实践适应伤情的方法,重建生活动力、信心和希望,建立成功、愉快的生活。重建健康愉快的生活是一个涉及身体、情绪、思想、行为及环境因素互动的过程。根据重建生活为本理念的能力阶梯概念(图 5-2),社区康复阶段的服务主要着重于从生活能力、生活角色、生活方式

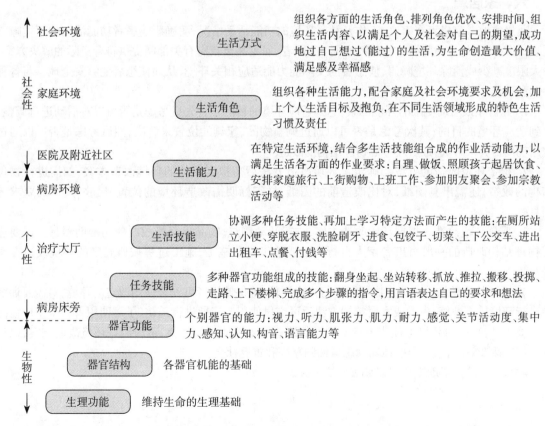

图 5-2　重建生活为本理念的能力阶梯

方面进行相应的治疗,包括:协助患者在特定生活环境,结合多生活技能组合成的作业活动能力,以满足生活各方面的作业要求:自理、做饭、照顾孩子起居饮食、安排家庭旅行、上街购物、上班工作、参加朋友聚会、参加宗教活动等;协助患者改善组织各种生活的能力,帮助患者配合家庭及社会环境要求和机会,明确个人生活目标和抱负,帮助患者恢复或建立不同生活领域的特色生活习惯及责任;协助患者组织各方面的生活角色,排列角色优次、安排时间、组织生活内容,以满足个人及社会对自己的期望,成功地过自己想过(能过)的生活,为生命创造最大价值、满足感及幸福感。

1. 重点　社区康复阶段的生活重建重在通过访谈及治疗活动协助患者探索、学习、实践适应症状或功能障碍的方式,培训患者个体化的对于不同环境的适应性生活技能,制造正面愉快的感受,强化患者的心理素质,增加患者参与各种娱乐及社交活动的信心,加强患者对愉快及有意义生活的追求,进而启动重建成功、愉快及有意义生活的过程。

2. 过程　首先,社区康复人员需要协助患者了解及面对事实,帮助他们理解疾病现况和预后,一起审视现在的生活,并协助患者理解自己所拥有的能力和资源,包括:疾病后剩余的能力、患者所拥有的支持网络,以及患者家庭的财力物力等。在患者接受现实的基础上,厘清患者真正的愿望,帮助患者认定改变的方向,调节个人生活目标和别人对自己的期望,制订恰当的目标(包括短、中、长期目标),建立新的社会角色。确定目标后,协助患者制订相应的行动计划,加强信念、找寻动力,从而将计划辅助实行。最后,与患者一起回顾自己所付出的努力和已达到的效果,在成功的正面情绪激励下,再一起建立下一个短期目标,从而不断向长期目标迈进,最终安排充足合适的生活内容,重建成功、愉快、幸福及有意义的生活,形成可以维持身体及心理健康的生活方式。

例如一位颈髓损伤的四肢瘫患者,曾经日常生活完全依赖他人照顾,患者心灰意冷,感觉生活没有意义,并曾考虑放弃自己。后来在医务人员的支持下,患者有了头架帮助他用电脑打字,他开始用头控制电脑,用头写字,学吹口琴,学习用下颌控制电动轮椅。这一系列能力的实现让患者有了自控感,他开始对生活有了追求,对未来生活有了目标,可以克服他的肢体功能障碍,去追求有意义的生活。

六、家居篇

通过实地考察患者在家庭、工作及社区环境的功能活动情况,明确影响患者功能活动的环境障碍因素,针对不同的环境障碍,为患者、家属/照顾者、雇主甚至政府有关部门提供符合实际的解决方案,最大限度减少或消除环境障碍,使患者的实际能力能适应相关环境,从而使患者能够安全地参与各种活动和工作。

1. 分析导致活动受限的环境因素,达到适应环境的目的　首先应考虑是否可以对活动进行调整,达到适应环境的目的;其次考虑是否可以通过调整物品、家具的位置来解决;然后考虑是否可以通过使用辅助器具来解决;最后才考虑物理结构的改造。

2. 拟定环境改造的方案　确定了环境改造方法后需拟定具体的环境改造方案,如需进行物理结构的改造,还需出具图纸,对比改造前的图纸,详细标明需改造环境的位置、尺寸、具体的要求等信息。

3. 实施环境改造　根据环境改造方案,进行活动调整、物品重新摆放或使用辅助器具。需要进行物理结构改造的一般由患者家人自行施工或请工程队施工,施工过程按所确定的环境改造方案进行。

4. 再评估及随访　改造完成后需进行再次评估,确保使用者可安全使用改造的环境,对需要训练者进行环境适应训练,患者或家属掌握方法后可交付使用。定期进行随访,了解使用者环境使用情况和独立生活情况,对效果不佳或患者不满意的改造结果即使进行调整,重新制订环境改造方案,以达到最佳的改造效果,最大限度地辅助患者回归家庭和重返社会。

居家通道的一般准则和建议如表5-2所示。

表 5-2　居家通道的一般准则和建议

通道类别	建议内容
室外通道	斜坡最大坡度为每高 2.54cm、长 50.8cm
门口宽度	门口宽度无转弯时,需为 81.28cm 的手动轮椅和宽 86.36cm 的电动轮椅留足空间;如有转弯,空间增大到 91.44cm
轮椅转身空间	手动轮椅最小的转身空间为 12.7cm×12.7cm,电动轮椅为 15.24cm×15.24cm
门槛	所有门槛都不应大于 2.54cm,以便轮椅操作
开门装置	电动开门装置可以安装在患者所坐的轮椅上,也可以使用遥控器,或在墙壁上安装推门板
地板	使用短绒毛地毯或硬质地板以便于轮椅操纵,去除小地毯
室内通道	移走或重新安放阻碍轮椅使用的家具
室内安全装置	在整个家中安装一氧化碳探测器和烟雾报警器
开关	灯的开关高度不应超过 91.44cm
电源	如果患者依赖设备维系生命,如呼吸机,应提供备用电源
取暖设施	轮椅通常包含一些金属类构造,当坐轮椅者位于取暖器附近时,应覆盖可能接触人的皮肤的轮椅的金属部件,以确保坐轮椅者不会烫伤
对讲系统	安置对讲机系统,有利于患者交流
紧急出口	如果可能,设置两个紧急出口设施

组图:脊髓损伤患者的环境改造

第五节　脊髓损伤患者的分级管理

根据《中国残疾人事业"九五"计划纲要》提出的要求,我国各地残联系统逐步建立了省(自治区、直辖市)、市、县三级康复服务指导机构,形成网络,对残疾人康复的综合服务在计划、培训、技术等方面提供指导,包括对社区康复的指导,并建立以残疾人家庭为基础,社区康复站为骨干、康复综合服务指导机构为指导的社区康复训练服务的三级网络。目前的社区康复三级网络结构见图 4-2。

脊髓损伤患者受伤后通常先在三级综合医疗机构接受复苏和脊柱稳定等急性期救治,病情稳定后在三级综合医疗机构康复科开始早期康复治疗,后期可能被转介到二级医院康复科或康复医院接受继续的康复治疗。当他们从模式化的治疗体系中出院后,通常被安置在社区内的私人住处(通常是受伤前的家),少部分被安置在私人疗养院或其他地方,接受社区康复服务。在这一过程中,各级康复服务机构之间的双向转诊是必不可少的环节。患者在三级康复网络中的转介可以按照图 4-3 所示的流程进行,其实施依赖于我国社区康复服务流程的完善。国外有专门的个案管理者负责跟进需要社区康复服务的个案,国内则可能需要医务社工和社区社工共同协助转介的进行,尽力为患者提供无缝衔接的社区康复服务。

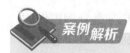

案例解析

1. 社区康复评估

(1) 躯体功能评估:该患者感觉损伤平面为 T8,ASIA C 级,直肠有感觉,肛门有自主收缩;下肢肌张力减低(改良 Ashworth 评估 0 级);长腿坐位平衡 1 级,床边坐位平衡 3 级;小便:腹压法排尿,一天 4~5 次,每次尿量 300~400ml 偶尔有尿失禁,每天间歇导尿一次,每天饮水 1500ml 左右,床旁尿流动力学评估:残余尿量 80ml,膀胱容量 400ml;大便成形、质软,1~2 日自解一次,不需开塞露辅助。

(2) 心理功能评估:患者性格较为乐观开朗,无抑郁、焦虑表现。

(3) 活动能力评估:ADL(日常生活活动能力)评估(改良 Barthel 指数)85/100,其中小便 5 分、上下楼梯 0 分。

(4) 信心评估:一般自我效能感量表 2.5 分。

(5) 环境评估:患者家住电梯公寓 3 楼,住宅单元门口有斜坡、大门宽度足够轮椅进出,家中除卫生间外其余门的宽度可供轮椅通过,地板为地砖,厨房、卫生间门口有约 1cm 高的门槛,卫生间为蹲便器、面盆高度不能容纳轮椅进入,厨房橱柜分为上下两个部分,悬空部分橱柜存放的物品患者在轮椅上无法拿取。

2. 社区康复目标

(1) 维持患者日常生活活动能力,促进患者自我照顾的自理。

(2) 提高患者生活能力,促进家务活动、家居生活的参与。

(3) 促进患者生活角色和生活方式的转变,帮助其实现生活重整及职业回归。

3. 社区康复实践

(1) 健康篇

1) 医疗康复:肢体功能训练指导,膀胱功能训练指导,肠道功能管理指导。

2) 辅具配备:评估患者轮椅使用的方法正确性、安全性。

(2) 教育篇:指导患者定时复查膀胱功能,做好压疮管理。

(3) 谋生篇:患者决定继续从事个体经营,将小卖部改为服装店,与患者探讨可行的实施方案,包括铺面的改造、进货方式、交通方式等。

(4) 社会篇:与患者和家属进行访谈,了解患者的家庭关系、人际关系情况,给予适当的建议,并鼓励患者积极参与社区活动,参与娱乐、休闲活动。

(5) 赋能篇:生活方式重整计划与实施:通过访谈了解到患者爱好看书、逛街,希望能在自我照顾的同时实现对家人的照顾,并打算寻找合适的工作机会,鼓励患者重拾兴趣爱好,使患者了解到其目前功能水平可以实现对家人的部分照顾,如备餐、打扫卫生、陪同家人外出等,并与患者探讨可能的求职方案。

(6) 家居篇:协助患者及家属进行家居环境改造,制订患者家中卫生间改造方案,包括拓宽房门,更换适合患者坐轮椅使用的面盆、镜子、置物架等,将蹲便器改为坐式,改变厨房物品放置习惯,将常用餐具、调料等物品放置在橱柜地面部分以便患者拿取等。

4. 社区康复实践效果评价 / 后期随访

患者基本实现了日常生活自我照顾,并能完成大部分的家务活动,经营的服装店已经开张,每月一次自己坐车往返于铺面及进货地点,对目前生活还算满意,鼓励患者参加一些支持性小组活动,分享经验和心得。

本章小结

本章主要讲解了脊髓损伤患者社区康复实践的内容。其中要学生重点掌握脊髓损伤的基本概念和脊髓损伤社区康复的实施。本章内容在编写中参考了国内外相关研究资料,能满足学生在社区进行脊髓损伤康复的学习和实践需求。脊髓损伤患者的社区康复能帮助他们最大限度地提高独立能力,并防治各种中、后期并发症,根据患者的功能水平,重新开始创造性生活或最大限度减少对家人、陪护的依赖,并促进患者回归家庭角色,融入社会,提高患者生活质量,减少家庭、社会负担。

(罗伦 李攀)

扫一扫，测一测

思考题

1. 颈 8~ 胸 2 脊髓损伤患者如何进行社区康复训练？
2. 腰 1~ 腰 2 损伤的双下肢瘫痪者的康复目标和康复计划是什么？

思考题解析

第六章　骨关节疾病、损伤患者的社区康复实践

学习目标

1. 掌握:骨关节疾病、损伤的基本概念(骨性关节炎、人工关节置换术、颈椎病、腰椎间盘突出症的基本概念),骨关节疾病、损伤患者的社区康复实施。
2. 熟悉:骨关节疾病、损伤患者的社区康复评定、社区康复目标。
3. 了解:骨关节疾病、损伤患者的分级管理。
4. 能为骨关节疾病、损伤患者进行社区康复评估,制订社区康复目标,制订社区康复计划并实施。
5. 能与患者沟通,展开健康教育;做好骨关节疾病、损伤患者的分级管理,协同康复团队开展工作。

案例导学

患者,男,62岁,干部。膝关节疼痛伴行走功能障碍半年。患者膝关节疼痛数年,近半年加重,步行100米即感疼痛难忍,并且,伴有反复膝关节肿胀,经过长期服药及理疗效果不明显。近半年活动均以车代步,每天大部分时间均卧床或坐在沙发看电视,体重达到90kg。患者到骨科门诊就诊,骨科医生建议患者行人工膝关节置换手术,患者术后一周转到社区医院进行康复治疗。

问题与思考:
1. 该患者的存在什么样的功能障碍? 社区康复评定如何制订?
2. 该患者社区康复目标如何制订?
3. 该患者的社区康复实践方案应当如何制订?

第一节　骨关节疾病、损伤概述

一、骨关节疾病、损伤总述

骨与关节损伤疾病是社区中较多见,可致残性疾患,主要由骨性关节炎、滑囊炎、滑膜炎、颈椎病、腰椎病、肩周炎、骨质增生、风湿性关节炎、类风湿关节炎、股骨头坏死、强直性脊柱炎等骨关节病以及骨折、关节置换术后引起功能障碍,病发人群广泛,除因病伤严重、病情复杂所致后遗症外,患者若治疗、训练不及时、不得当,均可造成不同程度的运动功能障碍,严重者甚至日常生活不能自理。因此,

当骨与关节损伤疾病患者采取及时、有效的治疗和康复后回归家庭,进入社区后进行规范化社区康复,对于减轻、避免或延迟残疾的发生,提高生活质量起着至关重要的作用。

二、常见骨关节疾病损伤概述

(一) 骨性关节炎

骨性关节炎(osteoarthritis,OA)是由多种因素(生物力学,生物化学与基因等)相互作用引起关节软骨纤维化、鞍裂、溃疡、脱失而致的关节疾病。是社区老年人中最常见的关节疾病,60 岁以上的老年人患病率为 50%,75 岁以上人群,患病率高达 80%,致残率约 53%。原发性 OA 易患因素包括遗传基因,年龄,种族,性别,肥胖等,中老年多见;继发性 OA 多发生于中青年,常继发于创伤、炎症、关节不稳定等慢性反复的积累性劳损或先天性发育异常。较常累及的关节为膝、髋和手,主要表现为关节疼痛、肿胀、僵硬、关节活动受限与不稳定等功能障碍。发病缓慢,可由于年龄增长,关节不合理运动等原因反复发作或加重,影响患者的日常生活和工作。

(二) 人工关节置换术后

人工关节置换术是指用人工关节替代和置换病损或损伤的关节,目的是缓解疼痛、矫正畸形、重建一个稳定的关节,恢复和改善关节的运动功能。人工关节是在冶金学,生物材料学,生物力学和矫形外科学发展的基础上设计出来的人工器官,通过外科方法使用人工关节植入体内,用来替代已经破坏或失去功能的人体关节。人工关节置换术是目前治疗关节强直、严重的骨性关节炎、因外伤或肿瘤切除后形成的大块骨缺损等的有效方法。人工关节置换术可以说是 21 世纪骨科手术最伟大的突破之一,目前它已被应用于治疗肩关节、肘关节、腕关节、指间关节、髋关节、膝关节及踝关节等疾患,但以人工髋关节及膝关节置换最为普遍,本节主要介绍人工髋、膝关节术后在社区中的康复治疗。

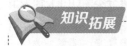

知识拓展

关节置换术后常见的康复问题

关节置换术后常见的康复问题主要有以下几个方面:

1. 疼痛 接受关节置换术的患者,由于原发病所致的关节疼痛,加之关节置换术后手术的创伤、血肿、组织反应等,患者会感受到较为剧烈的术后急性疼痛。

2. 关节活动度受限 患者术前缺乏活动的关节,关节液不能有效循环,使纤维蛋白沉淀,同时滑膜细胞活跃增生,产生大量黏液和纤维蛋白组织,使得关节粘连和僵硬。加之术后短期的关节制动、术后的关节肿胀、手术截骨或假体安装不到位、功能训练不及时等诸多因素,均会引起关节活动功能障碍。

3. 肌力下降 术前患者由于关节疼痛、水肿、关节活动受限,常导致关节周围肌肉不同程度的萎缩、肌力下降,加上手术损伤关节周围组织,进一步削弱了关节周围的肌肉力量。

(三) 颈椎病

由于颈椎间盘退行性改变和由此继发的病理改变累及周围组织结构(神经根、脊髓、交感神经、椎动脉)出现相应的症状和体征,称为颈椎病,根据受累组织和结构的不同,颈椎病分为颈型(又称软组织型)、神经根型、脊髓型、交感型、椎动脉型、其他型(目前主要指食管压迫型)。如果两种以上类型同时存在称为混合型。颈椎病是一种常见病和多发病,我国颈椎病患者高达 5000 万,每年新增颈椎病患者大约 100 万,发病率为 3.8%~17.6%,中老年龄段高发,从事伏案工作者发病率最高,性别间无差异。随着现今社会工作方式的改变,办公室工作人员或长期低头工作者更容易发生颈部劳损。由于电脑的普及,颈椎病的发生呈现年轻化趋势,同时颈椎病反复发作,给人们的工作和生活带来了较大的困扰,社区康复治疗有其优势,方便推广。

(四) 腰椎间盘突出症

腰椎间盘突出症主要是指腰椎间盘的纤维环破裂,髓核组织突出压迫和刺激脊神经根或马尾神经引起的腰痛、下肢麻木或膀胱、直肠功能障碍等一系列症状和体征。20~50 岁青壮年多发、病变部位以 L_4/L_5、L_5/S_1 多见,占腰椎间盘突出症患者的 90% 以上。腰椎间盘突出症为社区常见的慢性疾病,即使手术后仍有部分患者症状不能缓解,且常因职业或日常生活活动如弯腰负重、体育活动以及寒冷、肥胖等导致症状反复发作,影响患者日常生活和工作,急性期患者因疼痛剧烈常无法承受往返于二、三级医院进行治疗的路程,而恢复期和慢性期持续时间较长,康复的主要内容是以指导性训练及健康教育为主,训练方法虽简单易行,但由于时间、区域、工作等原因,患者康复的依从性较低。社区康复治疗场所就近,因地制宜,形式灵活,可弥补腰椎间盘突出症患者康复途径的不足,有利于提高和维持腰椎间盘突出症的康复疗效。

三、骨关节疾病、损伤常见的社会心理影响

骨关节疾病、损伤所带来的一系列问题,严重者可影响患者的生活和心理健康,由于患者长期的关节疼痛、活动受限,常规治疗疗效不稳定或治疗效果不理想,病情反反复复,随着病情的迁延,患者心理上产生心境低落,常伴有焦虑、躯体不适和睡眠障碍等变化,并且病程越长抑郁、焦虑发生率越高,严重影响骨与关节疾病患者生活质量。同时骨关节疾病、损伤严重患者对家庭乃至整个社会都将造成一系列的影响,因此骨关节疾病、损伤的康复尤为重要。当患者接受早期治疗后回归家庭及社区,康复治疗将在现有功能障碍的基础上,最大限度地提高生活质量,并防治各种并发症,促进患者回归工作生活,融入社会。

第二节　骨关节疾病、损伤患者社区康复评定

骨关节疾病损伤的损害范围广泛,针对不同骨关节疾病、损伤患者,在进行社区康复之前,进行全面、充分的评定,了解患者目前的状态和需求,根据 WHO《国际功能、残疾和健康分类》(ICF),骨关节疾病、损伤社区康复评定应遵循 ICF 架构,结合架构中功能评定,活动参与能力,环境评定等方面完善康复评定体系,合理设计康复治疗方案,为社区康复治疗效果提供依据。

一、骨性关节炎

1. 病史总结　包括年龄、性别、身高、体重、症状、诱发因素(如关节外伤、先天畸形、肥胖)、病程、相关检查结果(如影像学、血液检查)、既往治疗情况及效果、既往疾病史等。

(1) 体重:体重指数(body mass index,BMI) = 体重(kg) / [身高(m)]^2,正常男性为 22~25,女性 21~26,>26 为肥胖。

(2) 影像学检查:X 线检查发现关节间隙变窄,软骨下骨硬化,软骨边缘骨赘形成,负重区软骨下骨形成囊性变,MRI 可显示关节软骨出现碎裂、破损,关节内滑膜和关节囊受脱落的软骨碎片的刺激充血水肿、增生肥厚。

2. 功能评定

(1) 疼痛:包括疼痛的部位、持续时间、强度(VAS,压力疼痛评定)、加重和缓解因素等。较全面的疼痛评定应包括生物、社会及心理因素,可运用各种疼痛量表进行评定。

(2) 肌肉结构与功能:常用的评定方法有肢体围度测量,肌肉超声,表面肌电图、徒手肌力测试、等速肌力评定等。需注意的是急性发作期,患肢肿胀使肢体围度测量并不能很好地反映肌肉萎缩的程度,而疼痛、心理因素也会影响肌力测试的结果。

(3) 关节活动度:通常采用关节量角法,进行病损关节和相邻关节的关节活动度测量。

(4) 关节结构:关节畸形、力线变化可采取目测、三维步态分析,关节肿胀可采用肢体围度测量评定,超声检查关节囊或髌上囊是否有积液。

(5) 韧带的稳定性:根据病损关节采取相应的检查评估,如膝关节可采取抽屉试验,检查交叉韧带;膝关节内外翻应力试验,检查内外侧副韧带稳定性。

3. 活动与参与能力评定

(1) 日常生活活动能力评定采用 Barthel 指数评定。

(2) 受累关节功能评定　如 HSS 髋、膝、肘关节功能评定,手功能评定等,参照《肌肉骨骼疾病

康复》。

(3) 生活质量评定 SF-36,关节炎影响评定量表等,参照《肌肉骨骼疾病康复》。

4. 环境的评定 居住环境如住宅类型,居住楼层,是否有电梯,住宅入口宽度,有无斜坡室内环境,如门宽能否允许轮椅自由室内转移,厕所类型;家庭结构,能否在急性期或后期获得家人或邻居的帮助;社区资源和社区服务,如是否能提供拐杖、步行器、轮椅等;医疗帮助的获得等。

5. 心理评定 参照《康复功能评定学》。

二、人工关节置换术后

1. 病史总结

(1) 一般状况评估:患者年龄、营养状况、心肺功能、心理状况等均对术后的康复训练产生影响,因此应作仔细评估。

(2) 手术情况:手术的本身直接影响康复的治疗计划实施,康复治疗人员应了解手术的详细情况,包括手术入路、假体的类型、术后假体的位置、固定方法、术中有无截骨或植骨等情况。

2. 功能评定

(1) 伤口情况:观察有无局部皮肤红、肿、热等感染体征,伤口愈合情况、有无渗出等。

(2) 关节肿胀:由关节内或关节周围软组织造成的水肿,可用不同的检查方法来判断。如浮髌试验,可判断膝关节内有无积液及其程度;关节周围组织的周径,可作为判断软组织肿胀的客观指标。

(3) 关节活动度:关节活动度是指一个关节从起始端至终末端的正常运动范围(即运动弧),包括主动 ROM 和被动 ROM 测定。用量角器可测量关节活动范围。同时,对手术关节应做主动和被动关节活动度的评定,了解造成关节活动障碍的原因,以指导康复训练。

(4) 关节疼痛:术后短时间内可能因伤口而引起关节局部或周围疼痛,随着运动量的增加可出现活动后疼痛,对疼痛程度的评定可用目测类比评分法。

(5) X 线检查:观察假体的位置、关节对线和骨的情况,判断关节置换成功与否。

(6) 肌力评定:徒手肌力评定下肢肌肉力量,并评估肌肉力量是否影术后关节的稳定程度,也有使用各种器械和仪器进行的等长测试、等张测试和等速测试等。

(7) 步态分析:可通过步幅、步频、步宽以及行走时摆动相和站立相评测患者的一般步态。

(8) 功能性活动能力:全面评定关节的功能状况、稳定性、活动程度等状况。目前,被广泛接受的是 Harris 髋关节和 HSS 膝关节评分。Harris 用来评估髋关节炎和全髋关节置换术的效果,该评分内容主要包括疼痛、功能、畸形、关节活动范围 4 个方面,满分 100 分。根据分值大小可将髋关节功能分为 4 级:70 分以下为差,70~79 分为一般,80~89 分为良,90~100 分为优。HSS 膝关节评分总分也是 100 分,共分 7 个项目,其中 6 个为得分项目,1 个为减分项目。根据评分结果可将膝关节功能或临床疗效分为 4 级:大于 85 分为优,70~85 分为良,60~69 分为中,59 分以下为差。

3. 活动与参与能力评定 日常生活活动能力评定采用 Barthel 指数评定。

三、颈椎病

1. 病史总结 全身状况的评定:如年龄、体质、全身状况、并发症及主要脏器功能状况等。

2. 功能评定

(1) 颈椎关节活动度评定:主要用于神经根型患者。用量角器分别测量前屈后伸、左侧屈、左右旋转三维六个方向的活动角度。颈椎前屈正常值 0°~60°;颈椎后伸正常值 0°~50°。颈椎左右旋转正常值 0°~70°,颈椎左右侧屈正常值 0°~50°。

(2) 颈部肌力评定:以徒手肌力评定的方法对易受累的肌肉进行肌力评定,正常值为 5 级。

(3) 颈椎病脊髓功能状态评定法(40 分法):1995 年我国第二届颈椎病专题座谈会拟定了"颈椎病脊髓功能状态评定法(40 分法)",从生活自理能力方面对脊髓型颈椎病患者进行评定。

(4) 疼痛评定:方法有:①视觉模拟评分法(visual analogous scale,VAS);②数字疼痛评分法;③口述分级评分法;④麦吉尔(McGill)疼痛调查表。

3. 心理及社会评定 如患者的个性、爱好、精神状态、经济条件、医疗保障、家庭及社区环境、个人的意愿、家庭支持度等。

4. 康复预后的评定　颈椎病的康复预后与其病理改变及诊断、康复治疗是否及时、正确有密切关系，多数颈椎病患者预后良好，只有少数患者需要手术治疗。

颈型颈椎病预后较好，虽有反复发作之忧，但对脑力和体力不会造成严重损害。但如继续增加颈部负荷，尤其颈部常有不良工作姿势和睡觉枕头高度不合适，则有可能使病程延长或进一步发展。

神经根型颈椎病预后不一，其中以麻木为主要症状者预后良好、以萎缩为主要症状者较差，以神经根疼痛为主要症状者介于两者之间。神经根型颈椎病由于单纯颈椎不稳，或颈间盘髓核突出所引起者及早治疗，预后尚好，且一般经保守治疗后多可治愈；但病程较长，神经根已形成粘连者或骨质广泛增生者预后较差。

椎动脉型颈椎病多发生于中年以后，对脑力的影响较严重，对体力无明显影响，若及时治疗，大多可通过非手术治疗而痊愈，预后较好；症状较重适于手术者经手术治疗后效果亦满意。仅有极少数椎动脉型颈椎病患者，可因椎 - 基底动脉系统供血不足形成偏瘫、交叉瘫，甚至四肢瘫，预后比较差。

脊髓型颈椎病主要引起锥体束症状，表现为四肢瘫痪，如治疗不及时，由于脊髓长期受压继发变性改变者多预后不佳。

四、腰椎间盘突出症

1. 病史总结　包括患者一般情况、身高、体重、目前职业及生活状态、诱发因素、病程、相关检查结果、既往治疗情况及效果、既往疾病史等。

2. 功能评定

（1）疼痛的评定：椎间盘突可导致局部神经根张力增大、炎性水肿而表现为腰背痛、下肢放射性神经痛，需要评估疼痛的部位、时间（持续性或间歇性），程度（VAS 评分法，压力测痛法），疼痛的加重和缓解方式，由于疼痛与生物、社会、心理多种因素相关，全面的疼痛评估可采用疼痛量表进行评估，如麦吉尔疼痛问卷。

（2）肌力评定：主要包括伸膝、屈膝肌力、踝背屈、跖屈、脚趾背屈肌力评定。腰背肌、腹肌肌力的评定急性期不宜，慢性期应谨慎进行，避免诱发疼痛。

（3）神经功能的评定：由于神经卡压可出现患肢肌肉萎缩，下肢后外侧和足部麻木，中央型巨大突出者可出现会阴部麻木疼痛、排便及排尿功能障碍，男性性功能障碍。可采用感觉评定及肌电图检查等进行评定。

（4）关节活动度的评定：患者的关节活动受限是功能性的，主要表现为腰椎前屈受限，脊柱侧凸。

（5）步态评定：腰椎间盘突出症步态称为减痛步态，其特点是患肢足尖着地，并尽量缩短患肢支撑期，重心迅速从患肢移向健侧下肢。

3. 活动与参与能力的评定　Oswestry 功能不良指数（the Oswestry disability index，ODI）主要包括疼痛程度、个人照顾、提物、行走、坐位、站立、睡眠、性生活、社交活动和旅行。每个部分的得分是 0~5 分，最轻为 0 分，最重为 5 分，实际得分除以 50 乘以 100% 之后为 ODI。

4. 心理评定　椎间盘突出症患者以青壮年多见，病情常反复发作，患者可对治疗信心不足、担心失去劳动能力而产生焦虑和抑郁，可采用 Zung 焦虑、抑郁量表等进行评定。

5. 环境的评定　主要包括工作环境、社会保障服务体制和政策，劳动就业服务体制和政策，亲属的态度、卫生专业人员的态度、社会的态度等。腰椎间盘突出症患者大多为青壮年，工作环境的评定尤为重要，如患者工作所需的躯体功能水平，工作的特点，人体工程学分析如活动空间、座椅与工作台设计等。

6. 康复预后　通常急性期（有持续或间歇的神经根炎性水肿症状）缓解时间约为 1 个月，80%~90% 的患者经保守治疗痊愈，部分患者可发展为慢性疼痛；10% 的患者需要手术治疗。

文档：颈椎病的主要运动检查、颈椎病脊髓功能状态评定法、Oswestry 功能不良指数问卷

第三节　骨关节疾病、损伤患者的社区康复目标

骨关节疾病、损伤患者的社区康复目标主要是缓解症状、改善功能、避免复发及加重。具体来说，不同类型的骨关节疾病、损伤的具体康复目标又有其各自的特点。

一、骨性关节炎

充分利用社区优势，通过健康教育、社区及家庭康复、改善家庭和社区环境，减轻疼痛，改善功能，延缓疾病进展，改善预后，降低残障，增进活动与参与能力。

二、人工关节置换术后

关节置换术后的患者，在伤口愈合良好后即可进入社区康复，康复的目标训练：训练和加强关节周围的肌群，达到重建关节稳定性的目的；改善关节置换术后关节的活动范围，保证重建关节的良好功能；加强对置换关节的保护，延长关节使用的寿命；获得运动和日常生活能力最大限度的恢复；减少术后并发症。

三、颈椎病

颈椎病社区康复的目标是减轻或消除使神经、血管受压或刺激的因素，解除肌肉痉挛，消除炎性水肿，改善局部血液循环和颈椎曲度及其稳定性，以消除症状和体征，增强颈部肌肉力量，保持颈椎屈伸、旋转功能尽量恢复正常生理功能和工作能力，防止复发。

四、腰椎间盘突出症

急性期康复目标为减轻疼痛，恢复基本的日常生活活动。恢复期、慢性期康复目标是维持和提高功能，尽可能恢复日常的工作与劳动，预防复发。

第四节　骨关节疾病、损伤患者社区康复的实施

一、健康篇

（一）医疗康复

1. 骨性关节炎

（1）物理因子治疗：疼痛、肿胀急性加重时，可采用超短波、TENS、中频等，减轻疼痛与肿胀。

（2）药物治疗：可采用非甾体类药物缓解肿胀与疼痛、盐酸氨基葡萄糖营养软骨，关节积液多时可行关节穿刺抽出积液，注入玻璃酸钠或皮质类固醇后弹力绷带包扎。

（3）改善关节活动度训练。

（4）提高肌肉功能训练。

（5）功能性活动训练。

2. 人工关节置换术后

（1）全髋关节置换术后的康复治疗

1）术后第一阶段（1~3d）：冰疗法、电疗法、预防髋关节脱位、踝关节"泵"式往返训练、学习肌肉收缩感觉、关节活动练习等。

2）术后第二阶段（4d 至 2 周）：冰敷、学习运动技巧（床上翻身、由躺到坐、由坐到站等技巧）、学习使用助行器、关节活动练习、肌力练习、牵拉练习等。

3）术后第三阶段（2~4 周）：冰敷、学习使用助行器或双拐 3 点步行走、逐渐增加每天下地行走时间、

空踩自行车、负重练习、髋关节活动练习、肌力练习等。

4）术后第四阶段(4~6周)：冰敷、固定自行车练习、肌力练习、上下台阶练习、牵拉练习、关节活动练习、负重练习、行走练习、平衡感觉训练等。

5）术后第五阶段(6~12周)：肌力练习、上下台阶练习、牵拉练习、负重练习、行走练习、平衡训练、步态训练等。

6）术后第六阶段(12周之后)：肌力及耐力练习、平衡训练、心肺适应能力训练、功能性活动训练、步态训练等。

(2) 全膝关节置换术后的康复

1）术后第一阶段(术后1~3d)：冰敷、术后固定、深呼吸及有效咳嗽训练(预防肺部感染)、踝关节"泵"式往返训练、学习肌肉收缩感觉、床边患肢做直腿抬高运动、关节活动度训练、肢体按摩等。

2）术后第二阶段(4d至1周)：冰敷、学习运动技巧(床上翻身、由躺到坐、由坐到站等技巧)、膝关节主动屈伸练习、肌力训练、直腿抬高训练、负重训练、牵张练习、髌骨滑移活动等。

3）术后第三阶段(术后1~2周)：冰敷、肌力训练、直腿抬高训练，主动屈膝训练(仰卧位、坐位、站立位)，巩固完全伸膝、站立位屈膝训练，提踵练习、负重训练等。

4）术后第四阶段(术后2~4周)：冰敷、负重训练、肌力训练、关节活动度训练、步态训练与平衡训练、ADL训练等。

5）术后第五阶段(术后第4~12周)：负重训练、终末伸膝练习、屈伸膝关节练习、步行训练、上下楼梯训练、ADL训练等。

6）术后第六阶段(12周之后)：心肺适应能力训练、功能性活动训练等。

3. 颈椎病

(1) 急性期强调休息与制动。

(2) 缓解期根据临床分型以及个体对不同康复治疗方法的敏感性和治疗的有效性，选择牵引、推拿、关节松动术、理疗、运动疗法等适合患者康复的综合治疗方法。

(3) 几种类型颈椎病康复治疗计划

1）颈型颈椎病的社区康复治疗计划以非手术方法治疗为主。牵引、按摩、理疗、针灸均可。理疗常用超短波、中频或低频电刺激、直流电离子导入疗法等。

2）神经根型颈椎病的社区康复治疗计划仍以非手术治疗为主。牵引有明显的疗效，药物治疗也较明显。推拿治疗切忌操作粗暴而引起意外。

3）脊髓型颈椎病的社区康复治疗计划先试行非手术疗法，如无明显疗效应尽早手术治疗。该类型较重者禁用牵引治疗，特别是大重量牵引，手法治疗多视为禁忌证。

4）椎动脉型颈椎病的社区康复治疗计划以非手术治疗为主。90%的病例均可获得满意疗效。具有以下情况者可考虑手术：有明显的颈性眩晕或猝倒发作，经手术治疗无效者，经动脉造影证实者。

5）混合型颈椎病临床表现复杂，康复治疗计划以某种类型为主要表现，除比较严重的脊髓受压的情况外，其他表现应以非手术治疗为主。

4. 腰椎间盘突出

(1) 急性期的康复治疗

1）休息和采取功能性姿势。

2）物理因子治疗：可采用无热量超短波，低、中频电疗。

3）腰椎牵引。

4）悬吊和水中运动。

5）药物治疗：常用的为非甾体抗炎药、肌松类、皮质激素及神经营养类药物。

6）基础脊柱核心稳定训练：缩腹运动、骨盆倾斜运动。

7）功能性活动指导：翻身、仰卧到坐、坐到站、上下轿车、行走。

8）手法治疗：主要包括传统中医手法、正脊手法、Mckenzie脊柱力学治疗法和Maitland脊柱关节松动术。如对于有伸直倾向的患者，采用伸直姿势可使症状向心化，可采取Mckenzie脊柱力学治疗法中的脊柱伸直动作技巧进行姿势治疗。

(2) 恢复期和慢性期的康复治疗

1) 合理的活动和正确的姿势:鼓励患者参加日常活动及运动如散步、游泳等,但需强调安全的动作和正确的姿势。

2) 运动疗法:进行腰椎稳定训练和脊柱的牵伸练习等提高腰背肌和腹肌肌力,增强韧带弹性、改变和纠正异常力线、维持脊柱稳定,提高身体的控制力和平衡性。常用的运动疗法为腰椎稳定性训练进阶,主要包括徒手练习、单一和综合器械练习,如瑞士球、平衡球、平衡板、悬吊绳等。

视频:膝关节术后训练

(二) 辅具配备及使用

1. 骨性关节炎 针对骨性关节炎患者,辅助器具与矫形器选择根据患者病情可选择足部矫形鞋垫、功能性运动鞋矫正下肢力线,选择拐杖、助行器、轮椅减少关节负荷,减轻症状。

2. 人工关节置换术后 针对人工关节置换术后患者,可酌情选择助行器、腋下拐杖、轮椅、四脚拐杖、肘杖、膝支架、手杖等。

3. 颈椎病 针对轻度颈椎病患者,可选用颈托,以限制颈椎的屈曲、伸展运动。

4. 腰椎间盘突出症 针对腰椎间盘突出症急、慢性期患者,可选用护腰:主要目的是制动,限制腰椎的屈曲等运动,特别是协助背肌限制一些不必要的前屈动作,以保证损伤的腰椎间盘可以局部充分休息。

(三) 健康教育

1. 骨性关节炎

(1) 健康教育的目的:主要是对患者进行骨性关节炎的病因、预防与治疗相关知识的教育,调整和改变生活方式,保护关节。

(2) 健康教育内容

1) 进行适量有氧锻炼(如游泳、骑自行车等),肥胖者应减肥。

2) 减少加重关节负担不合理的运动,避免长时间爬楼梯、爬山。

3) 在文体活动及日常生活、工作中注意保护关节,预防关节损伤。

4) 严重者行走时应使用拐杖或手杖,以减轻关节的负担。

2. 人工关节置换术后 康复训练直接影响膝关节功能。

(1) 健康教育的目的:使患者使其充分了解人工全膝关节置换手术后康复的重要性,了解术后康复基本程序和注意事项,正确预计康复治疗目标,正确对待康复过程中可能遇到的问题;帮助患者缓解心理压力,使患者建立较好的依从性。

(2) 人工关节置换术后日常注意事项

1) 防止深静脉血栓形成:按照医嘱要求做踝泵运动,是防止深静脉血栓的有效方法,必要时应用肝素等抗凝药物,术后穿戴加压弹力长袜,早期就开始下肢肌肉等长收缩训练,预防深静脉血栓形成。

2) 术后 3 个月内防止髋关节屈曲 >90。坐位时不要坐太低的座椅或沙发,正确的坐式是保持身体直立,不要前倾或弯腰。卧位时不要忘记在两腿间放枕头,保持双下肢外展位。6 个月内禁止髋关节内旋。

3) 关于拐杖的使用:髋关节使用骨水泥固定型假体的患者,在术后需持续使用双拐 4~6 周,然后改用健侧单拐 3~4 周。使用非骨水泥固定型假体的患者,使用双拐 8 周,然后改用健侧单拐 4 周。

4) 负重问题:负重的时间和负重多少量,应该与康复治疗师商议后确定。术后允许立即负重,也可以选择保护性负重,即术后 6~12 周渐进阶梯性负重,以保护骨折处的愈合或防止非骨水泥固定假体的骨质等组织长入。

5) 假体松动:TKR 术后无菌性假体松动发生率为 3%~5%。导致假体松动的主要原因是感染、肢体对线不佳、股骨和胫骨平台假体对线不良、一侧胫骨平台松动下沉所致。除手术医生要提高手术精确度外,康复治疗人员指导患者加强肌力训练,保持膝关节稳定性,早期时要避免跑、跳、背重物等,对骨质缺损和骨质疏松患者应在实施康复训练中倍加注意。

6) 每种假体都有屈曲限值,在关节活动度训练时如超过该限值会有不良结果。

7) 应该按医嘱定期复查,术侧髋、膝关节出现任何异常情况,应及时到医院检查。

3. 颈椎病、腰椎间盘突出症 颈椎病、腰椎间盘突出症长期反复发作,给患者造成相当的痛苦,影

笔记

响其工作及生活质量,故针对病因预防其发生和复发十分重要,一些国家举办腰背学校,教给患者防治腰背痛的方法,取得较好的效果,值得借鉴。适当的运动锻炼可增强颈肩部、腰背的肌肉力量,保持关节柔韧性,提高脊椎稳定性,预防损伤及可能延缓脊柱的退行性改变。日常注意事项参照生活方式重整计划与实施。

二、教育篇

骨关节疾病、损伤的患者中也有年纪较轻的患者,他们存在教育需求。一般来说,骨关节疾病、损伤对于患者的学习能力没有太大影响,因此不影响患者的正常求学途径。

三、谋生篇

在康复评定的基础上,结合患者的类型、程度、功能水平等因素综合考虑,了解患方对于康复的期望和目标,结合其家庭情况、环境信息、经济条件等社会因素,综合制订可行的职业康复计划。

例如,对骨性关节炎、人工关节置换术的患者而言,职业康复建立在细致的职业规划基础上,需要充分激发和匹配患者的职业回归信念、工作经验、工作技能水平,并针对患者的职业规划进行个体化的辅导,确保患者在整个过程中能够得到足够的支持,使其平稳过渡到职业回归阶段。对于颈腰椎病患者而言,职业规划在于避免出现因颈腰椎病而引起的焦虑,烦躁,失眠,抑郁。普及颈腰椎病的健康教育,进行日常生活活动指导,消除诱因。培训患者及家庭成员简单的颈腰椎病康复保健知识,根据颈腰椎病患者的临床分型、全身状况及功能评定,制订个性化的职业康复训练计划,以经济实用、方便简单、家庭成员配合为原则,在不耽误工作和生活的情况下进行有计划的自我锻炼,从而回归社会,正常生活。

四、社会篇

社会支持是个体通过正式或非正式的途径与他人或群体接触,并获得信息、安慰及保证的过程,涉及那些帮助其进行日常生活活动的各个方面的人(包括亲属、朋友、同事),涵盖家庭、学校、工作单位等场所以及往返于各个场所之间的路途上,也可能发生在患者参与社交或社区活动时。对于骨与关节损伤尤其是较为严重患者而言,容易产生各种心理和消极精神状态,从而影响患者的康复,心理治疗针对存在的抑郁、焦虑进行心理辅导,组织适宜的社区娱乐活动,家庭和社区提供支持等改善心理状况。

(一) 骨性关节炎

患骨性关节炎的患者人群由于长期受到关节炎等疼痛的折磨,很容易发生烦躁、抑郁、焦虑等精神症状。患者的心理变化情况对于临床综合治疗非常重要。关节疾病患者抑郁症状的主要危险因素为领悟社会支持的家庭外支持较低、心态较悲观、对自己治愈的期待比较小。所以家庭支持对抑郁症状具有直接影响作用,帮助患者拥有积极乐观的心理,建立良好的家庭关系,有助于疾病的康复。

(二) 人工关节置换术后

病人手术后对康复有所惧怕,此时需要调动病人的积极性,使其主观能动的参与到康复训练中,降低并发症的复发,防止并发症的发生,通过家属共同帮助病人树立战胜疾病的信心。术后要向病人讲明早期活动对预防下肢深静脉血栓形成以及关节功能恢复的重要性,帮助病人克服害怕伤口疼痛,担心伤口裂开及关节脱位的心理,鼓励病人正确地进行功能锻炼。对急于求成者指导其掌握合适的锻炼方法,循序渐进;对于过于谨慎者,应消除其顾虑,鼓励并帮助其进行功能锻炼。

(三) 颈椎病、腰椎间盘突出

颈腰椎病是一种慢性退行性疾病,长期迁延不愈,常常影响患者的身心健康,久而久之患者会出现不同程度的心理障碍,在躯体化、抑郁、焦虑和恐怖等方面更为突出,存在着较为严重的心理问题。因此,在颈腰椎病患者的临床康复治疗时,应重视其心理问题以及心理因素对疾病的影响。及除常规治疗外,还应该对其进行积极有效的心理干预,加强心理治疗及护理,努力缓解患者的紧张、焦虑、抑郁和恐惧等不良心理反应,对心理问题严重的患者必要时请心理医生进行心理疏导和心理治疗。这样可以树立患者战胜疾病的信心,提高临床康复治疗效果。

五、赋能篇

对于骨关节疾病、损伤患者来说,生活方式的重整有助于疾病的恢复以及防止复发。例如,有文献报道,人工关节置换术后的脱位与体位不当密切相关,是患者家居生活方式不当所致。因此,在人工关节置换术患者的康复过程中,康复人员可指导和示范例如坐、卧、上床、下床、行走、穿鞋、脱鞋、如厕等行为动作,也可播放视频资料,辅以专人讲解和示范,并有针对性地指导人工关节置换术后体位要求及居家生活注意事项,有针对性地对术后家庭饮食做出指导,可有效预防患者术后的脱位,增强患者预后,提高患者生活质量。

(一) 重点

骨与关节疾病患者的生活重整计划重在应遵循个体化、渐进性、全面性三个原则,制订生活方式计划,在执行前也要根据社区及患者家庭的环境、条件等确定,并逐步实施。实施中,社区工作者要教会患者及家属训练方法,要告知患者及家属在训练时及日常生活中应注意的细节。训练时,患者要循序渐进,避免剧烈运动,防止关节损伤。

(二) 实施

1. 骨性关节炎　生活方式的重整重在合理饮食,控制体重,避免身体肥胖,减少关节负担;避免不良姿势或避免屈膝运动和作业,如久蹲。休息和安全运动告知患者如何随着症状的改变对休息与运动作相应的调整,选择不增加关节负荷、增进心肺功能的有氧锻炼如游泳、骑自行车,保持日常活动量,减少增加关节负荷的运动,如爬楼梯、爬山,避免长时间跑、跳等关节冲击性运动;骨性关节炎后期或炎性发作期,疼痛在休息时也可出现,负重后明显加重,应使用手杖、助行器或轮椅等减少关节的负荷,缓解疼痛,床上卧位休息时,应避免长期膝下垫枕等措施使膝关节处于屈曲位,导致关节挛缩,也可在耐受范围内采取床上运动进行关节活动及保持活动量;针对骨性关节炎关节活动受限的特点,一般晨起关节活动受限明显(即晨僵),久坐后关节僵硬,活动时关节内有摩擦感,稍加活动后好转,告知患者在起床或久坐站起时,先主动活动关节;功能适应针对已经存在的病变,可通过增加马桶垫高度、座椅的高度等减少功能活动时的不适,尽量不爬楼梯,上下楼最好乘坐电梯。

2. 人工关节置换术后　根据社区或家庭的具体环境、患者本人的具体条件、手术入路的方式、选择假体的类型等制订计划。社区工作者应向患者说明训练的目的、方法及要领,得到患者的充分配合。在日常活动或康复训练中,为避免术后关节脱位,指导患者严格遵守人工关节的活动角度限制及负重限制。康复训练的环境需宽敞明亮,注意安全,防止摔倒。不论采取什么方式的康复方法,患者应及时向康复治疗师或者家属反馈自己的感觉,从而根据反应调整治疗强度。人工髋关节置换术后在日常生活中要注意的问题:睡眠时要在两腿之间放置枕头,转身时要以健肢向上,卧在床上时勿交叠双脚;仰睡时,双下肢不可交叠;侧睡时,患侧腿应在下;坐椅时,要经常保持髋关节弯曲小于90°;避免坐矮椅或软沙发,若必须坐矮椅时,先要将关节置换的腿伸直,不应屈伸向前、垫高脚或交叠双脚;术后第一个月内坐的时间不宜过长,以免导致髋关节水肿;由站至坐或坐至站起时,要慢慢将身体移后直至健肢触到椅边,坐下前,先将患侧脚向前伸出,利用椅柄支撑身体缓缓坐下,勿把身体向前倾;起立时,应先将身体移到椅边,伸出患侧脚,并利用椅柄把身体撑起;如厕时要用加高的自制坐便器,或在辅助下身体后倾患腿前伸如厕;术后2周内不要突然转身或伸手去取身后的物品,不要弯腰捡拾地面物品;乘车时,臀部位置尽可能向前坐,身体向后靠,腿尽量前伸;沐浴时,应有家属陪护,浴室中最好有座椅、扶栏等辅助装备,不要使用浴缸;穿脱鞋袜或裤子时,可请别人帮忙或使用辅助器具,选择不系带的松紧鞋、宽松裤;运动时,术后6周内应避免跳舞、体育运动等(可以游泳,但不可蛙泳)有强度的活动;避免进行对新髋关节产生过度压力造成磨损的活动,如跳跃、快跑、滑雪、滑水、网球等。人工膝关节置换术后:在日常生活中,要使患者保持理想的体重;行走时应使用拐杖或习步架来保护膝关节,避免膝关节过度负担,以减少关节磨损的机会在坐、站、躺时避免交叉腿和膝;行走时应注意以小步走动来转身;避免扭转膝关节在家中选择牢固、直背、有扶手的椅子,有利于患者站起或坐下;不要坐在低软的沙发或躺椅上洗浴时应注意浴室中最好有座椅、扶栏等辅助装备;不要使用浴缸,沐浴时应有家属陪护,避免滑倒。

3. 颈椎病　日常生活保持充足的睡眠,从根本上消除颈部疲劳;避免长时间低头姿势,如看书、伏案工作、上网等,要有良好的坐姿并经常变换体位;洗脸、刷牙、饮水时,避免颈部过伸、过屈活动;颈部要保暖,避免风寒、潮湿,防止空调、风扇直吹,颈部出汗后不要直接吹冷风,不用冷水冲洗头颈部,不在凉枕上睡觉;避免长时间手提重物;避免颈部外伤,尤其是甩头样损伤;调整枕头高低,枕头高度约10cm为宜,仰卧时应符合颈椎前凸的生理曲度,颈部应枕在枕头上,不可悬空,使头部略向后仰,习惯侧卧者,为使颈椎保持中立位,枕头应与肩同高;运动锻炼经常做颈部康复保健体操以缓解颈部疲劳,练习易筋经、五禽戏、太极拳、八段锦等以预防颈椎病的发生;保持乐观心态,树立战胜颈椎病的思想,积极配合治疗,减少复发。

4. 腰椎间盘突出症　日常生活活动指导:纠正生活和工作中的不良姿势,如不宜长期坐位或弯腰、经常变换体位;坐椅的高度要适中,使膝盖与臀部相平,腰背紧贴椅背坐稳,两脚能平踩地面,站立应挺直,保持脊椎的正常弯曲;行走时抬头、收颌,脚尖向正前方,穿舒适的低跟鞋;注意劳逸结合,勿使腰部过度疲劳。合理用力,减小重力矩,如向高处取放物品时,不宜勉强,宜垫脚垫;从地上提取东西时,应屈膝下蹲,避免弯腰;拿重物时,腹部尽可能贴近物体;洗衣物时,架高洗衣盆;扫地时,加长扫柄;尽量避免举物过胸过肩。睡眠时应保持脊柱的生理弯曲,睡质地较硬的床垫;仰卧位时头颈部自然仰伸,略屈膝、屈髋,以最大限度地放松肌肉关节;侧卧位时要保持脊柱的正常水平列线,略屈膝。避免潮湿、受寒,腰部注意保暖,避免外伤。运动锻炼习练太极拳、五禽戏、易筋经、八段锦、健身操等。保持良好的心态,树立战胜疾病的信心。

六、家居篇

针对骨与疾病、损伤情况严重患者,如人工置换术后,严重的骨性关节炎患者,颈椎病、腰椎间盘突出症反复发作患者等,通过对患者家庭、工作及社区环境的功能活动情况的考察评估,针对不同的环境障碍,提供符合实际的解决方案,例如:人工置换术后,严重的骨性关节炎患者,增加带扶手的座椅、附有加高器的座厕,去除地面障碍物如门槛,卫生间安装扶手等,建立满足患者生活需求的家居环境,同时部分患者主要涉及社区环境,工作环境的改造和调整,需要通过专业人士的评估、分析、制订出个体化的解决方案,再结合实际的环境改造而最终完成。

家居环境改造目标和原则:参照本教材第二章　第六节　社区康复家居篇。

家居环境评估:参照本教材第二章　第六节　社区康复家居篇

家居环境改造:参照本教材第二章　第六节　社区康复家居篇

文档:家居环境评估表

第五节　骨关节疾病、损伤患者的分级管理

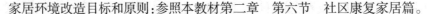

骨关节疾病、损伤患者通常先在三级综合医疗机构接受急性期治疗,病情稳定后在三级综合医疗机构康复科开始早期康复治疗,后期可能被转介到二级医院康复科或康复医院接受继续的康复治疗。当他们从模式化的治疗体系中出院后,通常被安置在社区内的私人住处接受社区康复服务。在这一过程中,各级康复服务机构之间的双向转诊是必不可少的环节,尽力为患者提供无缝衔接的社区康复服务。

一级管理:社区卫生服务站和基层卫生院的社区防治指导和健康教育体系。在社区以讲座、图片、黑板报、墙报以及定期义诊咨询等形式向适龄人群系统介绍骨与关节病的相关知识,包括骨关节病的危险因素,流行病学与病理生理,饮食营养,积极的体育锻炼,中医(药物)防治与物理康复知识,患者的家庭护理,养生保健,手术和非手术治疗,手术后的康复以及功能锻炼等。通过社区工作使中老年群体掌握骨关节病防治的自我管理与自我保健,中青年人认识骨与关节病危险因素的自我评估与自我保护,青少年树立积极的态度与正确的观念注意关节的保护,同时对教育前后骨与关节疾病有关知识是否提高进行评估,不断完善教育的形式与方法,提高教育的质量。

二级管理:县级医院和乡镇医院以社区为平台的培训指导以及综合防治体系。编印介绍骨关节疾病、损伤防治知识的小册子,系统介绍骨关节疾病、损伤的易感人群,病因,发病机制,防治的知识。利用多媒体系统,介绍关于骨关节疾病、损伤防治的知识:包括影像资料,幻灯片等。建立骨关节疾病、

损伤防治的流动社区活动中心,走进社区为中老年人提供免费医疗保健服务。

三级管理:以三级(中)医院为主的大型流行病学调查、流动社区服务中心以及基层医院和社区服务骨与关节疾病站人员的培训体系。开展骨关节疾病、损伤社区流行病学研究,系统了解的发病率,危险因素,年龄的构成比例及骨关节疾病、损伤患者社会经济状况。建立具有中医特色的骨与关节疾病防治的专业网站,系统地介绍骨关节疾病、损伤相关知识,及时解答患者的各种问题。在网上开展骨关节疾病、损伤的典型病例讨论,丰富并提高基础社区服务。

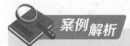
案例解析

1. 社区康复评估

(1)膝关节功能评估

1)关节活动度(range of motion,ROM)的评定:关节活动度是指一个关节从起始端至终末端的正常运动范围(即运动弧),包括主动 ROM 和被动 ROM 测定。

2)肌力(muscle strength)评定:常用的方法有传统的手法测试,也有使用各种器械和仪器进行的等长测试、等张测试和等速测试等。

3)功能评定:1976 年美国纽约特种外科医院(HSS>)Insall 和 Ranawat 提出总分为 100 分的膝关节评分量表。其中 6 项为得分项目,1 个减分项目。共分为 7 个项目:疾病 30 分,功能 22 分,活动度 18 分,肌力 10 分,屈膝畸形 10 分,稳定性 10 分。减分项目:是否需要支具、内外翻畸形和伸直滞缺程度。将临床疗效分成 4 级:优(>85 分),良(70~85 分),中(60~69 分)和差(<59 分)。

(2)活动能力评定:使用改良的 Barthel 指数(MBI)评估患者回家后的自我照顾活动能力。

2. 社区康复实施

1)医疗康复:关节活动度训练、下肢功能训练、步态训练、双侧协调功能训练

2)生活方式的重整:通过了解患者子女较忙,希望自己能够生活达到自理,不依赖他人。鼓励患者加强下肢功能锻炼和日常生活功能训练。

3)辅具配备:教会患者拐杖或助行器使用的方法。

4)职业康复:者决定出去参加社团活动以及公益活动。

3. 社区康复实践效果评价/后期随访 患者基本实现了日常生活自我照顾,并能完成大部分的家务活动,能够自行去参加部分社团活动,空闲时间能够散步,锻炼身体,对目前生活还算满意,鼓励患者参加一些支持性小组活动,分享经验和心得。

本章小结

本章主要讲解了骨关节疾病、损伤患者社区康复实践的知识内容。其中要学生重点掌握骨关节疾病、损伤(骨性关节炎、人工关节置换术、颈椎病、腰椎间盘突出症)社区康复实施。本章内容在编写中参考了相关研究资料,能满足学生在社区进行骨关节疾病、损伤患者康复的学习和实践需求。骨关节疾病、损伤患者的社区康复能帮助患者最大限度地得到有效治疗,并认清自我保健的重要性,提升自我保健意识,从而预防今后的生活工作中复发。通过本章的学习,使学生对骨关节疾病、损伤各种相关知识的了解更加全面。

(刘 强)

扫一扫,测一测

思考题

1. 简述腰椎间盘突出症患者功能评定的主要内容。
2. 人工关节置换术后社区康复的目标是什么?
3. 骨性关节炎医疗康复实施有哪些?
4. 颈椎病的日常生活指导有哪些?

思考题解析

07章PPT

学习目标

1. 掌握:脑瘫患儿社区康复的实施。
2. 熟悉:脑瘫患儿的功能障碍评定、健康教育。
3. 了解:脑瘫患儿的分级管理及社会服务支持。
4. 使学生能对脑瘫患儿进行社区康复评估、完成康复目标制订;能对脑瘫患儿进行教育、谋生、环境改造和辅具配备的使用等;具备脑瘫患儿社区康复实践的基本能力。
5. 培养学生职业素质,提升学生与患儿及其家属的沟通能力,能与康复团队沟通协作开展工作。

案例导学

患儿,男,3岁9个月。患儿抬头、翻身、独坐、站立等运动均明显迟于同龄儿童,言语不清;2岁能行走,行走时足跟轻度不能着地,右足为重,易摔倒;查体欠合作,患儿多动,上下肢运动性功能障碍及姿势异常;双下肢 Babinski 征阳性,小脑共济征阳性。患儿父母双方均为工人,家庭经济水平尚可,家住4楼有电梯,工作日由爷爷奶奶照顾患儿;社区有小型康复机构,父母希望患儿长大后生活自理、回归社会,达到一般以下文化水平即可,最好能从事一项简单的工作。

问题与思考:

1. 对此患儿首先考虑的诊断是什么? 患儿进一步可作何检查?
2. 如何对患儿进行社区康复评估?
3. 针对患儿存在的问题和父母的期望,社区康复实践方案应当如何制订?
4. 最后呈现怎样的社区康复结果?

第一节　脑　瘫　概　述

一、概念

脑性瘫痪(cerebral palsy,CP)简称脑瘫,是指自受孕开始至婴儿期非进行性脑损伤和发育缺陷所导致的综合征,主要表现为中枢性运动功能障碍和姿势异常,可伴有不同程度的智力低下、惊厥、感知觉障碍、心理行为异常等。

笔记

二、引起脑瘫的原因

脑瘫患儿的直接原因是出生前、围生期和出生后造成的脑损伤和脑发育缺陷。近半个世纪以来，随着产科技术、围生医学、新生儿医学的发展，新生儿死亡率、死胎发生率均有明显下降，但脑瘫发生率无减少趋势。这种现象是由于抢救危重新生儿技术提高，使过去很难存活的早产儿和极低体重儿得以存活，而这些婴儿患脑瘫的机会明显高于足月儿和正常体重儿。此外，最新研究表明，室内环境污染亦是影响胎儿生长发育的重要因素。

三、脑瘫的分型

（一）按瘫痪部位分（图7-1）

脑瘫按瘫痪部位分型分为：①单瘫：单个肢体受累（图7-1A）；②双瘫：四肢受累，上肢轻，下肢重（图7-1B）；③三肢瘫：三个肢体受累（图7-1C）；④偏瘫：半侧肢体受累（图7-1D）；⑤四肢瘫：四肢受累，上、下肢受累程度相似（图7-1E）。

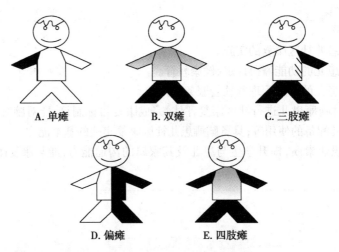

A. 单瘫　　　　B. 双瘫　　　　C. 三肢瘫

D. 偏瘫　　　　E. 四肢瘫

图7-1 不同部位的脑瘫类型

（二）按临床表现分

脑瘫按临床表现分型分为：痉挛型、不随意运动型、强直型、共济失调型、肌张力低下型、混合型。

1. 痉挛型的临床表现　低出生体重儿和窒息儿易患本型，本型约占脑瘫患儿的60%~70%。伸张反射亢进是本型特征。伸张反射的中枢在脊髓，由大脑支配调节。大脑损伤后，失去对脊髓的控制功能，脑的运动指令不能很好完成，从而出现运动障碍和异常姿势，这就是痉挛性脑性瘫痪。表现为伸张反射亢进，起立步行两腿呈交叉肢位，呈尖足，膝关节屈曲挛缩，踝关节内翻变形。

2. 不随意运动型的临床表现　可根据肌张力的变化程度，分为紧张性和非紧张性两种类型。可表现为手足徐动、舞蹈样动作、扭转痉挛等，也可同时具有上述几种表现，病损部位主要在大脑深部基底核、锥体外系部分，约占脑性瘫痪的20%。以肢体难以用意志控制的不自主运动为主要特征。颜面肌肉、发声、构音器官受累，常伴有流涎、咀嚼吞咽困难，语言障碍。当进行有意识、有目的运动时，表现为不自主、不协调和无效的运动增多，与意图相反的不随意运动扩延至全身，安静时不随意运动消失。紧张时颜面，颈部，上肢出现不随意运动，可见皱眉，手臂后伸，手和指尖出现不随意运动，称为"紧张性手足徐动症"。本型智商高者较多，但属于独立生活最困难的类型。

3. 强直型的临床表现　较为少见，由锥体外系损伤所致，主要表现为：肢体僵硬，活动减少。被动运动时，伸肌和屈肌都有持续抵抗，因此肌张力呈现铅管状或齿轮状增高。无腱反射亢进常伴有智力落后、情绪异常、语言障碍、癫痫、斜视、流涎等。此型一般临床症状较重，护理较难。

4. 共济失调型的临床表现　本型不多见，多与其他型混合，占脑瘫的5%左右。由于小脑、脑干损伤而失去平衡功能，表现为肌张力低下，触觉异常和深部感觉异常，肌收缩的调节不准确，指鼻试

文档:脑瘫各型的临床表现

78

验、对指试验、跟-膝-胫试验都难以完成。不能保持稳定姿势,步态不稳,不能调节步伐,呈醉酒步态;手和头部可看到轻度震颤,眼球震颤极为常见;语言徐缓,缺少抑扬声调;距离测定能力低下,定向力低下,意向性震颤,躯体的旋转幅度较小。

5. 肌张力低下型的临床表现　主要表现为肌张力低下,肌力降低。四肢呈软瘫状,自主运动少,仰卧位时四肢呈外展外旋位。该型患儿几乎没有维持姿势的能力,在无外界因素刺激下,处于完全瘫软状态,状似仰翻的青蛙,俯卧位时头不能抬起。本型易与肌病所致的肌张力低下相混,但可引出腱反射。常为脑瘫婴儿早期症状,幼儿期以后可能转为其他型,多为不随意运动型。

6. 混合型脑性瘫痪的临床表现　脑瘫某两种类型或某几种类型的症状同时存在于一个患儿的身上时称为混合型,以痉挛型和不随意运动型症状同时存在为多见。两种或两种以上症状同时存在时,可以以一种类型的表现为主,也可以大致相同。

四、脑瘫患儿康复的重要性

脑瘫患儿因病因的复杂性、治疗的长期性及预后的不确定性等一系列问题严重影响患者的成长和生活,对每一个家庭而言是一种强烈的负性刺激,脑瘫儿童障碍程度越重、病程越长、花费越多,其父母的心理健康状况越差,进而会影响家庭成员的生活质量和心身健康。因此脑瘫患儿的康复尤为重要。脑瘫患儿的社区康复能有效调动儿童和家长的参与积极性,让每个接受治疗的儿童得到了比较好的功能康复,在认知、语言、学习和表达以及参加集体社会等活动的能力也得到了比较全面的康复。

第二节　脑瘫患儿的社区康复评估

世界卫生组织发布的《国际功能、残疾、健康分类》是国际通用的在个体和人群水平上描述和测量健康的理论性框架结构,小儿脑瘫的社区康复评定应遵循 ICF 架构,现结合 ICF 中的身体功能和结构、活动与参与、环境因素等方面来完善小儿脑瘫康复评定体系。通过评定可以全面了解小儿身体状况、运动功能状态、潜在的能力,为设计合理的康复治疗方案、判定康复治疗效果提供依据。

一、精神、心理评定

脑瘫患儿每天大部分时间独处,不愿意与他人交流,缺乏主动活动的意识,存在精神心理障碍。对精神状况进行评定时,要注意患儿的性格特点、情绪、行为、反应能力等,可选用儿童孤独症评定量表(CARS)、克氏孤独症行为量表(克氏评分)。合并智力落后的患者要进行智力评定,可选用丹佛发育筛查测验(DDST)、韦克斯勒量表(WS)、斯坦福-比奈智力量表(SBIS)等。

二、姿势与运动发育评定

脑瘫患儿存在脑损伤、神经系统发育受阻、神经系统调节障碍,必然导致姿势和运动发育异常。小儿脑瘫的姿势运动发育评定应在俯卧位、仰卧位、坐位、立位时进行,也应根据患儿的年龄及临床特点,对体位转换、翻身、四爬、高爬、跪立位、立位以及行走等不同体位进行评定。小儿运动发育的特点详见《人体发育学》相关章节。

三、反射发育评定

反射发育随着神经系统的发育成熟呈现一定的规律,反映了中枢神经系统发育的成熟程度,是脑瘫诊断与评定的重要手段之一。可分为原始反射、生理反射以及正常情况下诱导出来的病理反射。

四、日常生活能力评定

日常生活能力是患儿为独立生活而每天必须反复进行的,最基本的、具有共性的身体动作群,即进行衣、食、住、行、个人卫生等基本动作和技巧。关于日常生活能力的评估目前多采用 ADL 评定量表、

文档:小儿的
重要反射

能力低下儿童评定量表（PEDI）和儿童功能独立检查量表（Wee FIM）。

五、环境评估

限制脑瘫患儿的生活学习、休闲娱乐的因素，除了患儿的运动功能、心理功能外，还包括环境因素。有关部门已将环境改造作为社区康复项目的一项重要工作进行推行，确保无障碍环境才能实现脑瘫患儿最大的功能独立性。通过对环境的评估，利用患儿的优势和长处，弥补短处，能够在身体功能暂时无法恢复的情况，尽快改变脑瘫患儿的生活情况。

环境评估包括居家环境和公共环境。居家环境的评估和改造，能尽快实现其生活自理能力；公共环境的评估与改造，能方便患儿走出家门感受外界刺激，增加运动、感觉和社会活动，提高其社会功能，减轻家人负担，实现参与社区生活的目的。

第三节 脑瘫患儿社区康复目标

在社区内接诊的脑瘫患儿通常已在三级综合医院确诊并治疗，并在康复医疗机构进行了一段时间的全面康复治疗，在进入社区时病情稳定并掌握了一定的康复内容。脑瘫患儿的社区康复应以生活自理、回归社会为主，而非简单纠正异常结构、改善异常姿势及异常运动模式。

治疗师对脑瘫患儿的训练目标包括长期目标和短期目标。脑瘫患儿的短期目标应按发育里程碑及患儿的运动年龄、生理年龄综合确定。1 岁以内的患儿可以选取下一个发育里程碑作为康复目标，如果患儿超过 1 岁，则应加入高姿位练习，以促进髋关节发育。脑瘫患儿的长期目标应以回归社会为主，对于功能水平较低、病情较重的患儿，应尽早使用辅助器具，注意避免以运动功能为主要目标，而忽视患儿的心理及社会能力的发育。患儿到学龄期应为其受教育提供条件；成人期要进行合适的职业技能训练，为其谋生和回归社会打下基础。

要综合考虑患儿的障碍程度、现存能力、自身需要、发展潜力、家庭条件和亲属期望以及所处的社区环境等因素，制订不同的社区康复目标。

第四节 脑瘫患儿社区康复的实施

一、健康篇

（一）医疗康复

医疗康复的目的是改善运动功能，尽可能使其正常化；提高生活自理能力；提高交流能力；提高社会适应能力。

对脑瘫患儿的运动治疗应遵循儿童运动发育规律，即抬头、翻身、坐、爬、站、走，循序渐进进行，促进运动发育；在抑制异常运动模式的同时，进行正常运动模式的诱导；诱发和强化所希望的运动模式，逐渐完成运动的协调性。根据需求，常采用翻身训练、爬行训练、俯卧位诱导抬头训练（图 7-2A）、坐位平衡训练（图 7-2B）、控制骨盆带助行训练（图 7-2C）等。

按照由易到难、由简到繁、循序渐进、寓训练于娱乐中的原则进行，采用游戏、文娱活动、集体活动、各种作业活动训练（图 7-3）等形式来促进患儿感知认知和运动技能的发展，提高脑瘫治疗的趣味性，使患儿投入更多的注意力。此外，言语治疗、物理因子治疗及传统康复治疗等也是社区康复常用的治疗方式。

（二）辅助具的配备及使用

脑瘫的康复治疗需要有一定的场地，根据条件配备一些辅助器具，可促进和辅助康复治疗和训练，代偿已经丧失的功能，使患儿能够充分应用残存功能，实现自身难以实现的功能。在物理治疗和作业治疗中常配合使用支具、矫形器以及其他辅助装置（表 7-1），通过限制关节异常活动、协助控制肌

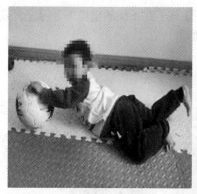 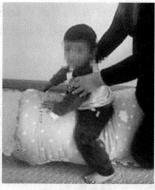 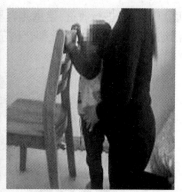

A. 俯卧位诱导抬头训练　　　　B. 坐位平衡训练　　　　C. 控制骨盆带助行训练

图 7-2　运动发育训练

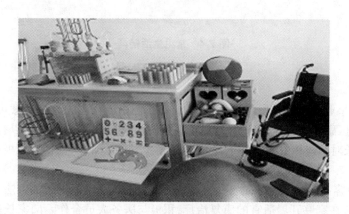

图 7-3　作业活动训练

视频:运动过多性构音障碍(脑瘫所致)

痉挛、保持软组织活动度,达到预防畸形、辅助改善运动功能等目的。

表 7-1　脑瘫患儿辅具器具的分类

辅具分类	辅具名称	目的
基本的辅具	包括床及家具、小推车、坐便椅、洗头机、沐浴床、坐位移动辅助用具、轮椅、站立架、助行器等;日常护理辅具器具如着重解决进食、喂养困难的开口辅助器具,特异性的勺和水杯等,洗澡防止呛水用的支撑架,洗浴池的安全保护网等	脑瘫患儿的移动、运动、自理等功能障碍,给生活带来极大的困难。因此,对患儿除了进行必要的训练治疗外,还应该根据患儿的障碍情况,尽早使用辅助器具,以帮助患儿活动身体、自由行动或解决日常起居,参加文化学习
矫形训练的辅具	常用的有踝关节矫形器、上下肢矫形器、脊柱矫形器、前臂手指矫形器、脑瘫儿童矫形设备、矫形护具、矫正鞋、矫形垫、坐姿椅、足弓垫、脚套等	帮助头颈、手、腕、肘、肩、躯干、骨盆、髋、膝、踝维持正常生理位置,进行应力支撑活动,改善功能障碍,能促进正常发育,达到完成日常生活需求的功能目标
学习与娱乐的辅具	包括听力及通讯、语言辅助器具、低视力康复辅助器具、感官及感统康复系统、自主式生活电子辅助产品、益智玩具、替代键盘等	锻炼脑瘫儿童的听力、语言、视力、感官等功能的同时丰富了脑瘫儿童的学习与娱乐活动,增加了对康复训练的积极性

辅助器具包括移动、日常生活、学习娱乐等不同用途的器具。因此,辅助器具和矫形器的配备要根据不同类型、年龄、瘫痪部位、目的等进行配备。将训练与日常生活相结合。例如对于脑瘫伴有严重残疾的患儿,影响到下肢的行走,可用拐杖辅助行走,不能行走者可用轮椅代步。各种生活能力的辅助用具可以改善患儿的日常生活能力,如抓握器、系扣器等;对环境和用具进行相应的改进,方便患儿的活动和生活,如方便患儿穿脱而使用修改后的宽松的衣服;对进食用的碗、勺(把柄增粗、有弯曲

弧度)(图7-4)进行改进,使患儿容易完成进食活动;自制矫姿椅让孩子在正确的坐位下学习进食或进行活动,配备小桌板的站立架让孩子边站立训练边练习手部活动等。

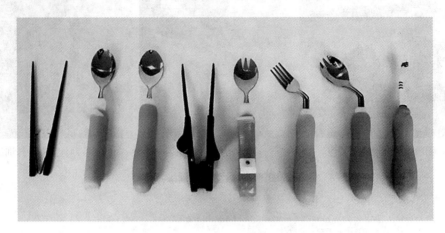

图7-4　常见生活辅具

（三）健康教育

随着康复医学事业的飞速发展及医学模式的转变,健康教育已成为脑瘫患儿社区康复工作的一项重要内容。在社区康复中通过有目的、有讨论的系统开展健康教育活动,可以有效改善医患之间的关系,增加患儿家长对脑瘫相关知识的了解,从而缓解家长的心理压力,使之积极配合,促进患儿早日康复。

1. 健康教育内容　社区治疗师向家长讲解脑瘫康复的运动功能训练的方法,并指导家长对患儿进行训练,鼓励家长在家庭开展适宜的康复治疗,积极与医务人员合作。向家长进行患儿药物指导,讲解各种药物的作用及不良反应,使其对药物治疗脑瘫有正确认识。脑瘫患儿大多因摄食困难而造成营养状况欠佳,故指导其采用正确的进食姿势,并给予高热量、高蛋白、高维生素、易消化饮食。脑瘫患儿的治疗、护理,父母作用非常重要,父母不仅要给予患儿正确指导和训练,还应帮助其树立康复信心。

2. 宣教及预防

(1) 预防宣教:坚持优生优育,积极开展早期产检。

(2) "三早"原则:婴儿出生后,定期检查,如发现运动迟缓症状,应给予高度重视,充分做到早发现、早诊断、早治疗。

(3) 安全保障:在日常生活活动中,加强安全保护。病床要求:对于脑瘫患儿的病床最好设有高护栏,以防止患儿坠床摔伤。轮椅要求:轮椅性能良好,要经常检查,患儿坐在轮椅上需加安全约束带。场所要求:训练场所要有扶手及软地毯,确保患儿安全。

(4) 脑瘫的三级预防。

1) 一级预防:是脑瘫预防的重点,主要目的是防止脑瘫的产生,即研究和采取正确的措施,预防能够导致脑瘫的各种原因,如预防妊娠期感染及其他不良因素、正确接生、正确处理高胆红素血症等。

2) 二级预防:是对已经造成损害的脑瘫患儿,采取各种措施防止发生残疾。早期发现、早期干预和康复治疗,可以最大限度地减轻脑瘫患儿的功能障碍,使其功能达到正常或接近正常。预防和治疗并发症、继发症,积极进行综合康复,使脑瘫患儿得以身心全面发育。

3) 三级预防:是已经发生残疾的脑瘫患儿,应通过各种措施,预防残障的发生。尽可能保存现有的功能,通过各种康复治疗方法和途径,积极预防畸形、挛缩的发生。包括教育康复、职业康复和社会康复在内的综合康复,通过医疗、教育、民政、残联等部门的共同努力,使患儿的残疾不会成为残障。辅助器具的使用,社会环境的改善等是防止残障的重要因素。

3. 心理健康教育　脑瘫患儿由于存在脑损伤,不仅造成肢体运动障碍,而且可能伴有情绪、性格的问题,常常表现为自闭、少语,自信心较差,甚至自我否定,因此心理康复对脑瘫患儿尤为重要。心理康复不仅帮助他们尽快地树立起自信心,更能促进他们在躯体功能,认知智力、言语表达等方面的恢复。康复人员要帮助父母、家人等认识孩子的心理障碍,使他们多理解,更多地满足患儿的需要,促进患儿更多潜能的发展。脑瘫患儿的心理健康教育应尽早进行,通过各种方法,纠正患儿的异常心理。如努力建立家庭成员与患儿的良好关系、患儿与其他人的关系,使患儿融入集体之中。在患儿生长、发育的整个阶段,关注不同时期的心理问题,制订对策和治疗计划,使患儿身、心、智全面发展。对于幼儿期的患儿,这一阶段是运动和智力发展最快、最佳的阶段,康复人员和家长应理解患儿在此阶段容易出现的不良情绪,如攻击行为、恐惧等等,可以提供安全的方式让患儿发泄情绪,多给予抚摸,以温柔的语言传递情感,多鼓励患儿融入社会,多与其他小朋友一起游戏、运动;对于大龄患儿他们有了初步的感知,基本理解简单概念,想象力非常丰富,应帮助他们认识自己的身体状况,多与正常儿童交往、摆脱忧虑、恐惧,给予精神上的最大支持;对于青少年期,交流和自理非常重要,在这一时期,自我意向、自我价值和性是其关心的主要问题,否认、愤怒、恐惧和抑郁更加突出,帮助他们建立生活自理、学习处理问题的技能、学会与人交往、学习情感控制及行为控制、学习社会技能等是此时期的重点。在日常生活和康复训练中,给予患者更多的鼓励和激励,培养患者正视现实、积极乐观的态度,以及克服困难的勇气和力量。

二、教育篇

脑瘫患儿应与健康儿同样享有受教育的权利。脑瘫患者的智力水平因为脑损伤、运动受限、心理行为异常、并发症以及社会因素而低于正常水平。因此,脑瘫的教育提倡早期进行。通过教育,可以培养患儿的基本技巧、学习生活能力、良好的思想品德、较强的社会适应能力,提高文化修养和知识水平。

脑瘫患儿的入学教育,要根据病情程度和患者的年龄,制订不同的目标和学习计划。学校无障碍设施和通道的建立,脑瘫患儿、家庭成员、教师和同学们思想观念的转变,是脑瘫患儿能够进入学校接受教育的前提。许多脑瘫患儿的智力是正常或接近正常的,应根据不同情况安排患儿随班就读、单独辅导或参加特殊班。社区的学校和幼儿园,应该尽量为脑瘫患儿及其他肢体残疾患者接受教育创造条件,设立无障碍通道、有扶手的厕所,有条件的应配备专人帮助这些患者,使他们有安全感,像其他人一样享有受教育的权利。

三、谋生篇

谋生是社区康复的一部分,是个体摆脱贫困和保障生活所需的手段。家庭和社区认为脑瘫患儿无能力学习技能和工作,工作的权利不被尊重,他们今后在试图找工作和维持工作中会遇很多障碍。因此,社区康复要努力推动和促进谋生以及努力提高卫生保健、教育服务和社会机遇。实现经济生活的独立是脑瘫患儿生活的目标。脑瘫患儿在受教育的同时,应及早为其将来就业做准备。通过适宜的职业康复手段,提供一些职业性教育的内容,如学习电脑打字、接收电话、整理文物、编制、缝纫、木工、烹饪等职业技能训练,以提升未来的就业机会,促进其重返社会。

四、社会篇

《中国残疾人事业"十二五"发展纲要》指出"十二五"期间要初步实现残疾人"人人享有康复服务"的目标。就脑瘫儿童而言,康复支持和教育支持在其成长发展中意义重大。为进一步提高我国残疾儿童的社会福利水平,民政部、教育部、司法部、卫生部、人力资源和社会保障部等,分别负责为儿童提供收养、保护、教育、法律援助、医疗和就业支持等。除此之外,残联、共青团、妇联和全国未成年人保护委员会等群众性团体和组织也在儿童社会支持方面发挥着关键的作用。地方政府部门应该回应残疾人及其家庭成员的需求,并提供有效的社会支持和必要的服务。任何社区康复项目的出发点都应该着眼于提高患儿的社会服务支持,以促进脑瘫患儿在各个层面融入社会,并保证人人享有公正和权利。积极融入家庭和社区生活对患儿个体的发展是非常重要的,参与社会活动的机会对个人的身份、自尊、生活质量以及社会地位有着非常重大的影响。脑瘫患儿和家庭其他成员一样重要,拥有各种各样的社会角色和社会责任,因此应该鼓励并支持患儿贡献他们的技能和资源,促进社会的发展。

五、赋能篇

赋能强调提高脑瘫患儿、家庭成员以及社区能力的重要性,以促进患儿在各个层面加入主流社会,并保证人人享有公正和权利。脑瘫患儿由于存在肢体运动障碍不愿融入集体而形成了自闭少语、自我否定的心态,因此脑瘫患儿个体或其群体要认识到他们自己可以改变他们的状况并将其付诸行动时,赋能才开始。赋能是一个过程,它包括提高意识、能力建设,以此进一步提高参与能力、决策能力、控制能力和采取行动以求改变。只有这样,残疾儿童、家庭以及社区才可能实现应有的目标、结局以及社区康复的可持续性。患儿需要通过训练掌握一系列的技能和知识才能参与家庭和社区并做出贡献,并且获得的技能和知识可以提高他们的自信心和自尊心。社区康复的任务是通过促进、支持和鼓励脑瘫患儿积极参与和他们的生活息息相关的事物,使患儿的思维方式由被动的接受者变为主动的贡献者,并使患儿自力、自主、自控、自由、独立,有能力争取自己的权益,作为能对社会做贡献的平等公民,能被认可、被尊重。通过赋能训练能够明显地提高脑瘫儿童的社会适应能力、生活自理能力和语言交流能力,并明显改善患儿的运动及认知功能,提高脑瘫儿童的生活质量。

六、家居篇

我们在对患者进行康复训练的基础上,也要对患者的居家环境进行个体化评估,然后参照无障碍的改造标准,对家居环境进行改造,使环境在某种程度上更能适应脑瘫患儿的生活、学习和工作的需要。改造前治疗师先征得患者同意,然后到其家里进行环境评估,评估完由患儿家属请专业的建筑工人进行改造,改造完治疗师再次上门进行可行性及安全性评估。

常见的家居环境改造的具体方案包括:尽量去除外围环境的台阶和门口的门槛,方便患儿使用助行器行走;室内地面选用防滑及不易松动的材料,避免摔倒;家里的物品进行重新调整以便腾出更多空间,增加门的宽度及常用室内空间的宽度,方便日常生活活动及轮椅的出入;便器改为适合患儿身高的坐便器,并且在坐便器的一侧或两侧安装不锈钢防滑扶手,在患者经常使用的空间也适当增加安全扶手;调整桌椅、床、洗手盆等的高度。通过环境的改造,提高患儿家庭生活的自理能力和安全性,减轻家人的负担。

第五节　脑瘫患儿的分级管理

卫生部印发《"十二五"时期康复医疗工作指导意见》,明确了康复医疗服务体系的建设目标,建立满足患者不同需求的康复服务体系,实现患者及时、主动、顺畅地分诊、转诊,是康复医疗发展的趋势。

脑瘫儿童是一特殊群体,对脑瘫儿童的早发现、早诊断、早治疗有助于其功能更好的恢复。通过制定相应的政策,使脑瘫患儿先在三级综合医疗结构进行确诊及治疗,其后将患儿转入康复科,康复科主要进行三级康复;待患者病情稳定后,下转至康复医院,进行二级康复;最后脑瘫患儿在社区卫生服务机构进行一级康复,形成一个三级医疗服务网络。这种分级管理方式使得医疗机构以及社区卫生服务中心形成密切的分工合作关系,为脑瘫患儿提供分层级、分阶段的康复医疗服务,不断满足患儿及家庭多层次、多样化的需求。

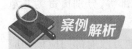

1. 社区康复评估

(1)躯体功能评估:该患儿双上肢肌力5级,肌张力1级,双下肢肌力4级,肌张力2级;右下肢较左侧短1cm;双髋内收,外展,屈曲可,双足踝关节跖屈10;行走双足跟不着地,平衡能力差。

(2)心理功能评估:患儿存在情绪控制障碍,自信心差,性格较为孤僻,常表现为自闭、少语。

(3) 活动能力评估:ADL 评估(改良 Barthel 指数)65/100,其中上下楼梯 0 分。

(4) 环境评估:患儿家住 4 楼有电梯、住宅单元门口有斜坡,卫生间为蹲便器,各房间无门槛及其他障碍物。父母上班期间由爷爷奶奶照顾。

2. 社区康复目标

(1) 提高患儿平衡能力、自我照顾能力。

(2) 使患儿接受中小学教育。

3. 社区康复实践

(1) 医疗康复:改善患儿运动功能,尽可能使其正常化。

(2) 环境改造:对居家环境进行个体化评估,并按照无障碍标准进行简单改造,去除外围环境的台阶,室内地面选用防滑材料,物品重新调整以便腾出更多空间;坐便器、桌椅、床、洗手盆等改为适合患儿的身高使用;在坐便器的一侧或两侧安装不锈钢防滑扶手,在患者经常使用的空间也适当增加安全扶手。

(3) 教育与谋生:提高交流能力,提高社会适应能力;为患儿受教育创造条件,并为其将来的谋生作准备,提供适宜的职业技能训练,如整理文物、手工艺制作等。

4. 社区康复实践效果评价/后期随访

患儿基本实现了日常生活自理,能完成简单的家务活动;并开始接受学前教育,与同龄儿童的接触增多,性格变得开朗。亲人对患儿目前的状态比较满意,父母周末会带着患儿参加一些小组活动,分享经验和心得。

本章小结

本章主要讲解了脑瘫患儿社区康复实践的相关内容,学生要重点掌握脑瘫患儿社区康复的实施。本章内容在编写中参考了国内外相关文献资料,能满足学生在社区进行脑瘫患儿康复的学习和实践需求。脑瘫的治疗原则是早发现、早治疗,婴幼儿时期的脑生长发育快,代偿性和可塑性强,是学习的最佳时期。脑瘫患儿的社区康复能有效调动儿童和家长的参与积极性,让每个接受治疗的儿童得到了比较好的功能康复,在认知、语言、学习和表达以及参加集体社会等活动的能力也得到了比较全面的康复。

(董玉泉)

扫一扫,测一测

思考题

1. 怎么制订脑瘫患儿的社区康复训练计划?

2. 脑瘫患儿的伴随障碍有哪些?

3. 试述脑瘫患儿社区康复实施的内容。

思考题解析

学习目标

1. 掌握：视力障碍患者的社区康复实施内容。
2. 熟悉：视力障碍患者的社区康复评定、社区康复目标的制订。
3. 了解：视力障碍的定义、评级。
4. 能为视力障碍患者进行社区康复评定、制订社区康复目标及社区康复计划。能指导患者进行定向行走训练，能指导家属及社区针对患者进行家庭/社区环境改造。
5. 能与患者及家属沟通，展开健康教育；能与康复团队沟通协作开展工作。

案例导学

患者，女性，9岁，出生6个月时家人发现其对发光体无任何反应，经医学检查发现患者无光感。患者9岁前和奶奶一起在农村居住，6岁时进入特殊教育学校学习。患者父母在城市工作，父亲为技术工人，母亲为销售员，去年母亲生下弟弟，为方便照顾弟弟，奶奶带患者进城和父母一起生活。患者家人希望患者能自己照顾自己日常生活、能好好与弟弟相处、能在成年时学会一门谋生技能。

问题与思考：
1. 该患者目前面临的最大困境是什么？
2. 该患者的社区康复实践方案应当如何制订？

第一节 视力障碍概述

一、概念

视力障碍（visual disorder）也被称作视力残疾，是指由于各种原因导致双眼视力低下并且不能矫正或双眼视野缩小，以致影响其日常生活和社会参与。

视力残疾者与正常人的区别就是视力残疾人士的双眼无法或很难利用视觉清晰地识别周围环境，即使能利用视觉观察外界物体，也只能在一个很窄的范围或很短的距离及获得并不很清晰的物体成像，无法或很难利用视觉信息进行日常生活和社会活动。

第二次全国残疾人抽样调查（2006年）数据显示，我国有视力残疾患者1233万，占残疾人总数的

14.86%,其中盲人约500万人,低视力733万人。2016年国际盲人节时,央视报道中提到我国有视力残疾人1731万。全世界每年有700万人丧失视力,在我国每年新增视力残疾人25万。

二、视力残疾评级

各国根据优眼最佳矫正视力值的大小或视野半径的大小将视力残疾分为盲(blind)和低视力(low vision)。

具体评定标准详见表8-1及表8-2。

表8-1 《中国视力残疾分类标准》

最佳矫正视力	中国视力残疾分类标准	
	类别	级别
无光感	盲	一级
光感 ~<0.02;或视野半径 <5°		
0.02~<0.05;或视野半径 <10°		二级
0.05~<0.1	低视力	三级
0.1~<0.3		四级

表8-2 《WHO 视力残疾分类标准》

最佳矫正视力	WHO 视力残疾分类标准(1973年)	
	类别	级别
无光感	盲	5
光感 ~<0.02;或视野半径 <5°		4
0.02~<0.05;或视野半径 <10°		3
0.05~<0.1	低视力	2
0.1~<0.3		1

注:1. 盲或低视力均指双眼而言,若双眼视力不同,则以视力较好的一眼为准。如仅有单眼为盲或低视力,而另一眼的视力达到或优于0.3,则不属于视力残疾范畴。

2. 最佳矫正视力是指以适当镜片矫正所能达到的最好视力,或针孔视力。

3. 以注视点为中心,视野半径 <10°者,不论其视力如何均属于盲。

世界卫生组织(WHO)作为联合国专业机构,在1973年制定了视力残疾的标准,这个标准方便了国家间的比较和统计,在国际上有法定意义。但是,它不能取代某个国家的标准。在我国主要执行《中国视力残疾分类标准》,《WHO视力残疾分类标准》仅仅只有指导意义。

三、视力残疾发生的原因

导致视力残疾的原因很多,但归纳起来主要为两个方面:一是先天性原因,二是后天性原因。

(一)先天性原因

1. 家族遗传 家族遗传是指父系或母系中有一方或双方存在显性或隐性致盲因素,遗传给后代。

2. 近亲结婚 近亲结婚是指直系血亲和三代以内的旁系血亲结婚。

3. 胎儿期的影响 母亲在妊娠期药物中毒、营养不良或患其他疾病,致使胎儿先天发育不良,形成视中枢、眼球发育不良或其他眼疾。

(二)后天原因

1. 视觉器官的疾病 包括眼球的屈光不正、巩膜病变、晶状体病变、玻璃体病变、青光眼、视网膜色素变性、视神经萎缩、眼球震颤、角膜炎、结膜炎、沙眼等各种眼疾。

2. 全身性疾病 包括某些传染性疾病和一般性疾病两类。传染性疾病包括麻疹、风疹、脑炎等;

一般性疾病则包括糖尿病、高血压、肾炎、贫血及维生素缺乏等。

3. 心理性因素 短期的情绪困扰往往在视觉功能上立刻显示出异常症状,长期的不良情绪对于视觉功能会造成长远的影响,严重的病态的情绪反应,可导致完全失明。

4. 眼外伤 外伤造成的视觉残疾的情况较复杂,主要可分为严重的眼外伤和较轻的眼外伤继发严重感染而造成的视力损害两大类。各种眼外伤包括机械外伤、化学药物致伤、炸药和雷管等爆炸物致伤、各种离子辐射、微波致伤及职业中毒等。

四、视觉对个体发展的作用

视觉器官是人类最重要的感觉器官之一,与其他感知觉相比有如下优势:感知范围广;转移灵活;知觉速度快;知觉距离远;感知较全面。

(一) 视觉是人类获取信息的主要渠道

人自出生以后,主要靠视觉来获取知识,观察其四周的环境。从学习知识的角度来说,视觉的重要性大大超过其他知觉,视觉是个体感知信息的主要条件的观点,受到心理学家和教育学家的普遍肯定。

(二) 视觉是分辨形状的重要器官

物体的几种属性中以形状为主,而辨别形状靠的是视觉。在认识一种物体时,形的属性比其他属性重要,如辨别人物的男、女、老、少,辨别动物的种类等。

(三) 视觉缺陷影响其他知觉

视觉的缺陷会影响个体对其他知觉所获取的知识的组织、消化。如走进公园,我们看到花开并闻到香味,很容易知道是哪一种花的香味。而盲人却又摸、又嗅,再听别人解说才弄清楚是花香,而不是树香或其他物品的香味。

(四) 视觉的其他作用

视觉能协助个体认识物体的客观存在性。视觉可以扩大个体的活动范围。视觉在刺激个体探索环境的动机方面有巨大的作用。视觉可以协助个体模仿、学习。

五、视力异常对个体的影响

视觉丧失后,视觉特有的优势(如感知范围广、转移灵活、知觉速度快、知觉距离远、感知较全面、可以看到很远的地方、印象深刻)也就消失了。一部分原来由视觉感知的事物可以由别的感知觉(如听、触、味、嗅等)来补偿。但是,视觉负责感知的 80% 以上的信息并不是可以完全由其他感觉器官来代偿的。如盲童不能直接感知到物体的颜色、亮度和物体的透视感觉,这三个物体特征是除眼以外其他感觉器官不能代偿的。

个体思维水平是个体认知水平的重要指标,其中概念是思维的基础。概念发展不完善必然会误导判断和推理,由此影响思维水平,波及认知发展水平。如视力残疾儿童在概念水平上与正常儿童存在差异;在抽象概念上,先天性视残儿童差于后天性视残儿童,后天性视残儿童又差于正常儿童。

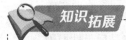

视力残疾者的早期发现

全盲儿童常在出生后不久就被发觉有视力异常,而对部分视力丧失的儿童则较难及时发现,有的甚至到上学时才被觉察存在视力异常。

(一) 儿童视力的发育情况

儿童的视觉有一个变化发展的过程。初生儿的视力水平很低,出生后的 1~2 周,视力才会逐渐提高,喜欢柔和散射的光线;2 个月左右,婴儿吸奶时能随着妈妈的面部活动而转动眼睛;3~4 个月时,看到色彩鲜艳的物品,能表现出兴奋的样子;6 个月大的幼儿能转头和移动眼球注视活动的玩具,主动伸手去抓握玩具;8 个月的婴儿,双眼已经能够固定注视一个物体;到了 1 岁左右,幼儿对较远、较小的东西都能产生兴趣。3~5 岁的儿童,视力能够达到 1.0。到了 4 岁,就可以用标准视力表检查孩子的视力。把视力表挂在光线充足的地方,让孩子站在规定距离处,用挡眼器遮住一只眼睛,进行单眼的检查。双眼的视力如果分别达到1.0,就属于正常。一般来说,2~3岁的幼儿,视力能够达到成年人的一半。

（二）视力异常的早期发现

如果发现小孩有以下情况应及时到医院检查视力,以便及早发现和确定小孩是否有视力障碍。

1. 在黑暗的屋子里用手电筒射出一束光线,婴儿无任何感觉。

2. 父母戴一个色彩鲜艳的面具靠近小孩,小孩无反应。

3. 将一个玩具放在小孩眼前,小孩不知道爬过来玩,特别是8个月以上的婴儿,父母就更应该警惕。

4. 在爬行中遇到障碍物,不知道绕过而是冲过去。

5. 在10~12个月时,喜欢一只眼看或贴近物体看,教他手势,他不会模仿。

6. 不追逐光源或人及物体或表现迟钝。

7. 目光呆滞,表情呆板。

8. 会走路时,常走不稳或经常碰撞。

9. 3岁以上儿童在室外走路很恐惧、很慢,不喜欢看图画书。

10. 对他做鬼脸他不会模仿,对他微笑无反应,对他投球他一个也接不住。

11. 看物体越来越模糊不清。

12. 看物体距离由远逐渐变近;看书距离逐渐变近,甚至贴在书上。

13. 在教室的座位逐渐前移,甚至移至第一排仍看不清黑板上的字或教师的面部表情。

14. 字体逐渐加大,甚至看不见自己所写的字。

15. 走路时常常碰撞身边的物体。

第二节　视力障碍的社区康复评定

根据WHO《国际功能、残疾和健康分类(ICF)》,人类功能及其受限情况分为功能和残疾及背景性因素两个部分,前者包含身体功能和结构以及活动和参与,后者则包括环境因素、个人因素。因此,对视力障碍患者进行评估时,需要涵盖上述领域的各个方面。视力障碍患者的社区康复评定包括残存视力评估、心理功能评估、活动能力评估、信心评估、学习能力评估、职业能力评估及环境评估。

一、残存视力的评估

针对低视力障碍患者,我们需要了解其残存视力情况,以便为患者制订康复目标及康复计划。残存视力的评估分两部分,即双眼视力检查及双眼视野检查。

（一）视力的检查

视力(vision)是指分辨细小的或遥远的物体及细微部分的能力,眼识别远方物体或目标的能力称为远视力,识别近处细小对象或目标的能力称为近视力。它是测量分辨二维物体形状和位置的能力,也代表视网膜黄斑中心凹处的视觉敏锐度。

目前,在社区,远视力主要采用《标准视力对数表》进行视力检查(图8-1)。近视力主要通过标准视力表进行检测。

（二）视野的检查

视野(field of vision)是指人的头部和眼球固定不动的情况下,眼睛观看正前方物体时所能看得见的空间范围,我们称为静视野,眼睛转动所看到的我们称为动视野,常用角度来表示。视野的大小和形状与视网膜上感觉细胞的分布状况有关,可以用视野计来测定视野的范围。

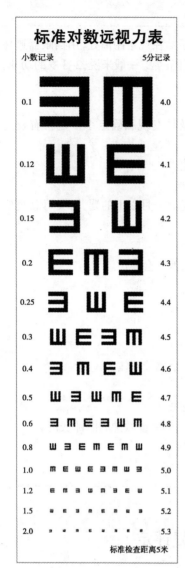

图 8-1　标准对数视力表

注意事项：1.《标准视力对数表》应悬挂在对窗的地方，必要时可用人工照明。

2.《标准视力对数表》悬挂高度应使 1.0 行视标与被检眼在同一水平。

3. 被检者坐或站在《标准视力对数表》前 5m 距离的地方。如空间太小可在《标准视力对数表》对面 2.5m 处安放一个平面镜，被检者背靠视力表坐下，注视镜内所反映的《标准视力对数表》。

4. 一般先检查右眼，再检查左眼，然后检查双眼。

5. 自上而下顺序读表的符号，每一行答对半数即转入下一行，直到不能辨认的一行为止，前一行则代表被测者的视力。

6. 视力不及 0.3 者，在测定裸眼视力后，再用适当的镜片矫正或用针孔镜测其矫正视力。

文档:视力的检测及记录方法

视野的检查一般需到医院眼科进行检查。在社区常用方法如下：

1. 对照法　被检查者与检查者对坐或对立，彼此相距 1m，两眼分别检查。检查右眼时，被检查者遮盖左眼，检查者闭合右眼，同时嘱被检查者注视检查者的左眼，然后检查者伸出手指或视标于检查者与被检查者正中间，从上下左右各不同方向由外向内移动，直到检查者自己看见手指或视标时即询问被检查者是否也已看见，并嘱受检者看见视标时立即告之，以此来估计被检查者的视野。当被检查者视野明显小于检查者视野时，则需要使用视野卡法进一步了解患者视野缺损情况。此法的优点是操作简便，不需仪器。缺点是不够精确，且无法记录供以后对比，对照法用于视野异常的筛选。

2. 视野卡法　用白色硬纸板卡，标出 10° 视野范围，检查者与卡片相距 1m，嘱其遮盖一眼，注视 10° 视野卡中央注视点，询问被检查者是否能看到 10° 视野范围。若不能看到则属于盲(指双眼)，若一眼能看到则不属于视力残疾。

（三）伪视力残疾鉴别

在检查视力或测量视野时，如怀疑被检查者有作假情况，应当请眼科专业医师鉴定。

二、心理功能评定及信心评估

视力障碍患者由于没有视觉信息的干扰，因此他们的内心活动非常的活跃、丰富、细腻，抽象思维也比较发达，语言表达能力和逻辑性较强。但由于患者存在视觉缺陷，因此患者常常感觉内心很孤独，同时由于患者常常不能有效地避开日常生活中常见的危险因素，如障碍物、锐器等，因此视力障碍患者常常缺乏安全感。在与他人交往过程中,视力障碍患者常常表现为敏感、多疑、恐惧、焦虑。后天性视力障碍患者,在从正常人生活状态转向低视力及盲的生活状态后,阅读、书写能力受到非常大的限制,由于不能独自外出,长期与主流社会分离,与外界的沟通减少,因此外界获取信息的能力与机会迅速下降,迅速被动地远离主流生活,生活自理、社交、语言甚至思维分析能力迅速下降,生活懒散、体质下降,患者焦虑、孤独、忧伤、无助甚至愤怒的心理反应非常强烈。而先天性视力障碍患者对自己的视觉缺陷状况往往不够敏感,没有强烈的提高视觉功能烈愿望。加上他们常常可以比较自觉地利用其剩余视力,因此先天视力障碍患者心理功能相对于后天视力障碍的患者了来说要好一些。此外,视力障碍患者还存在固执、规律性强、怀疑心强、嫉妒心强、自我意识强烈等性格特征。

在对视力障碍患者的心理功能进行评定的过程中,我们常用到的量表有安全感量表(SQ)、社交回避及苦恼量表(SAD)、LICLA 孤独量表、Roseberg 自尊量表(RSES)、自我意识与自尊量表、焦虑自评量表(SAS)、抑郁自评量表(SDS)、艾森克人格问卷(EPQ)(成人)和症状自评量表(SCL-90);自我效能感量表(self-efficacy scale)。在评定过程中,由于患者存在视力障碍,因此需要他人协助完成,或提供盲文版本量表。

对于后天性盲和视力障碍患者,还应当进行创伤后应激障碍检查表(PCL)。

同时,也应评估患者家属的心理状态,常用的量表有:家人照顾患者日常生活信心量表(caregiver efficacy scale)、照顾者压力指数(caregiver strain index)等。

三、活动能力评估

(一) 日常生活活动能力(自我照顾能力)评估

视力障碍患者的日常生活(自我照顾能力)的评估包括以下几个方面:穿衣、修饰、如厕、在家庭环境中移动、进食、洗浴几个部分。评估时需要评估患者能否完成上述活动,是否能独立完成还是需要部分帮助才能完成,影响患者独立完成活动的因素是什么。

在评估患者日常生活活动能力时需要注意以下几点:

1. 关于穿衣的评估　穿衣包括衣物的辨识(包括不同衣物的区分,衣物里外的辨识,衣物前后的辨识等)、衣物的穿脱、衣物整理等,在这里的衣物包含了各类衣服、裤子、裙子、袜子、鞋子、帽子以及围巾等。

2. 关于修饰的评估　修饰则包括了洗脸、刷牙、梳头、刮胡子、化妆、佩戴配饰等。

3. 关于如厕的评估　如厕包括找到厕所及蹲位、完成大小便排泄、完成便后处理、完成穿脱裤子、完成厕所冲水、便后洗手及安全离开厕所。

4. 关于家庭环境移动的评估　家庭环境移动评估是指完成门口、客厅、卧室、厕所、阳台、厨房等位置的确认,以及上述位置之间的相互转移动。

5. 关于进食的评估　进食的评估是指患者能否利用筷子、勺子等餐具顺利取食常见食物。例如用筷子夹取食物、用筷子吃面、用勺子喝汤,以及患者取食过程中是否会出现食物滑落等。

6. 关于洗浴的评估　洗浴的评估主要指患者能否独立有效地完成洗头、洗澡,清洗是否彻底,洗浴前后的能否独立完成穿脱衣服,以及患者在洗浴过程中是否存在安全隐患,由于洗浴涉及患者隐私,因此此项评估主要通过对浴室环境考察以及对患者及家人询问来完成。

(二) 家居、社区活动能力评估

使用 Lawton 日常家居及社区活动能力评估表对日常家居及社区活动能力进行评估。如评估患者的基本生活技巧、环境适应能力、社会生活意识等,着重评估患者参与家庭生活和社区生活的能力,包括对生活的愿望与信心,评定时需要遵循实用性、综合性、动态性、可靠性、规范性等原则。评定方法灵活多样,可以采取个案访谈等方法了解患者能力信息,也可以小组调查等方式进行,还可采用直接观察法现场评估患者在家居及社区环境中的活动能力。

四、学习能力评估

残疾人依法享有受教育的权利,视力障碍儿童也依法享有受教育的权利,视力障碍儿童的学习能力评估主要包括患儿智力是否正常,是否掌握了盲文的阅读、书写,以及患儿的学习方法、学习习惯、

学习进取心、记忆习惯分析及合作能力等方面。此外,在评估患儿的学习能力时还需要了解影响患儿学习的其他因素,例如有无可供患儿就读的学校以及家人的支持与配合情况等。

五、职业能力评估

国际劳工组织对残疾人职业能力评估的定义是:"在实际操作中用通常的作业耐性即普通的操作速度、无疲劳的持续工作和对噪声、速度等各种外界因素的耐受程度评定个人成绩,增强残疾人信心和对社会的责任感,让他们了解自己的潜在能力,帮助残疾人接受残疾现实,确定合理的职业方向。"通常,残疾人职业能力评估是指运用科学方法,对残疾求职人员的知识水平、自身能力与技能、兴趣倾向、人格特征和发展潜力等,进行综合分析、实时测量和判断评鉴的人事管理活动,以评估其实际能力和发展途径,分析其职业史和方向,为其提供职业选择的手段和方法。

针对成年视力残疾患者,为促进其实现职业康复,应当对其职业能力进行评估,评估项目应包含智力检测、职业倾向测验、职业操作能力检测等。

六、环境评估

患者在生活、工作和社会活动中遇到的困难,除与本人躯体、心理功能有关以外,还与患者所处的环境有关。完成环境评估和对环境进行必要的规划、改造是让患者回归家庭的重要环节。环境评估包括评估患者居家及公共环境,评估时需要记录影响患者活动及安全的数据,并拍摄环境评估照片,便于后期进行环境改造及跟进。可使用康复环境和功能安全检查表(SAFER HOME v.3- ⊙ 2006)进行评定。包括居住状况、行走交通、环境的风险、厨房、家务、饮食、自我照顾、浴室和厕所、服药、成瘾和滥用、休闲、交流和作息、游走徘徊 12 类。在某些地域或人力资源受限的情况下,也可以向患者及家属获得家居环境的相关信息。

视力障碍患者的环境评估应包含居家环境评估、社区及周边公共环境无障碍环境评估两部分。

（一）居家环境评估

视力障碍患者居家环境的评估主要包括以下几方面内容:

1. 家庭房屋格局　家具、家电等的摆放是否靠墙规范摆放,通道是否通畅,有无台阶,有无防滑措施。

2. 日常生活用品　是否摆放在固定位置,易碎物品是否有专门的固定装置。

3. 家中是否有危险因素存在　如台阶、无护栏的阳台、暴露在外的插座、厨房锐器、壁挂装饰物或电器(如电水壶)等。

4. 家中是否有专供盲人使用的设施设备　家中是否有可供盲人使用的通讯设备,家具、家电等是否有盲文标注,家中是否有智能语音提示设备等。

（二）公共环境评估

视力障碍患者的公共环境评估需要把患者经常外出的活动连成"活动线"来综合评定,如邻居互访、市场购物、医院看病等。评估时主要评估这些"活动线"的全程有无盲人无障碍设施,如:盲道、盲人交通工具、盲人语音播报系统、盲文标注等;以及患者能否独立完成这些"活动线";同时还需评估、记录患者完成这些"活动线"的过程中遇到的不利因素,如障碍物等。评估过程中,评估者在保障盲人安全前提下不得干扰盲人的活动,并全程拍照记录。

七、其他评估

除上述评估内容外,视力障碍患者的评估应包括患者家庭现状评估,尤其是经济现状的评估,良好的经济条件有助于患者家庭进行家庭环境改造,同时有助于患者配备合适的助视器及辅具,从而更有利于患者达成社区康复目标。

同时,视力障碍患者也会组建家庭,也会哺育下一代,因此视力障碍患者与家庭成员间的关系是否和谐、是否存在矛盾、矛盾是否可以调和也是我们在评估时需要考虑的。

此外,由于患者及家属对患者视力障碍认识不足,对视力障碍患者发展潜能预估存在偏差,因此多数视力障碍患者的康复诉求也存在一定的偏差。所以视力障碍患者的评估内容还应该包括对患者康复诉求可行性的评估。即通过残存视力评估、心理功能评估、活动能力评估、环境评估等评估结果，来综合判断患者能否通过环境改造、感觉替代等方式达到其康复诉求。

第三节　视力障碍患者的社区康复目标

根据患者的活动能力及参加活动过程中会遇到的困难，我们可以将视力障碍患者社区康复目标分为四个等级：

1. 一级目标　能实现部分生活自理。使患者能独立完成吃饭、穿衣、洗澡、修饰、如厕等日常生活自我照顾活动项目。为达成此目标，需要对患者家庭环境进行适应性改造，并对患者进行日常生活自我照顾活动项目训练及定向行走训练等。

2. 二级目标　能参与家庭生活，实现完全的生活自理。使患者能独立完成简单的煮饭、洗衣、整理等家庭活动项目，能胜任本人所扮演的家庭角色。为达成此目标，需要对患者进行家庭活动项目技能培训、对患者家庭环境进行进一步的改造，同时需要对患者的家庭成员进行教育和心理引导以促进家庭和谐。

3. 三级目标　能参与社区生活。使患者能完成简单的购物、扔垃圾、娱乐、访邻、就医、上学等社会活动，能识别盲文。为达成此目标，需要对患者进行反复的定向行走训练，并在特教学校进行盲文学习，需要小区及周边有完善的符合标准的无障碍设施如盲道等，同时需要还有一个良好的宽容的社会环境。

4. 四级目标　能拥有工作。使患者通过学习、训练，能掌握一门谋生技能，并找到一份工作。为达成此目标，需根据患者职业能力相关评估及患者现状和个人意愿，安排患者进行职业能力培训，如：学习推拿技能、学习乐器、学习播音主持等。同时还需要社区或民政部门协调相关企业，为患者提供就业机会。

在确定社区康复目标时应当注意以下内容：本社区康复目标主要针对视力永久性损害，经医疗康复仍无法改善的患者。视力障碍患者康复目标的分级是根据患者在完成康复目标的过程中会遇到的困难的程度来分的，各级别之间没有递进关系。针对新发的后天盲患者，其社区康复目标的一级目标中还应当包括促进患者角色转变——生活角色的调整，即让患者能正确认识盲、适应盲态、接受盲的现状。

同时，根据视力障碍患者实际情况，又可以将社区康复目标分为近期、中期和远期目标。近期、中期和远期目标需要建立在康复评定的基础上，结合患者及家庭的康复诉求以及患者的家庭情况、环境信息、经济条件等社会因素，综合考虑后制订。此外，在为患者制订康复目标时要注意沟通技巧，了解患者的性格特征、背景情况，并重视家属的参与，通过反复、细致的沟通，让患者能够度过受伤后的"否定"或"盲目乐观"心理阶段，逐渐接受现实，维护患者的心理健康，并制订具有可行性、能看得见效果的近期目标，以确保患者和家属对于康复治疗的兴趣和积极性，从而提高治疗依从性。

第四节　视力障碍患者的社区康复实践

一、健康篇

（一）医疗康复

视力障碍患者医疗康复主要是针对由于疾病导致视力障碍的患者，其目的是预防视力障碍的出现及程度加重，其内容主要包括预防易导致视力障碍的疾病的发生，如青光眼、白内障等；如疾病已经发生，则需要积极的配合专科医生治疗，避免出现视力障碍。对于一部分可以通过手术等方式减轻或消除视力障碍的疾病，例如白内障，也应尽早接受手术治疗。

文档:常见的盲人辅具、电子助盲设备

（二）辅具的配备及使用

视力障碍患者的辅助具常常分为两大类。

1. 针对低视力患者的助视辅具　它可以使患者的残存视力发挥最大的作用,能够改善或提高低视力患者视觉能力。常见的低视力助视辅具有大字号物品、助视器等,助视器根据其原理又可以分为光学助视器、电子助视器两类。

2. 针对盲人使用的盲人辅具　它可以帮助盲人利用触觉、听觉等感觉输入系统减轻视觉缺失对患者生活带来的影响,使患者更好地参与到家庭、社会生活中。常见的盲人辅具有:导盲机器人、盲人电话、盲杖、盲文写字板、盲人打字机、盲人计算机及软件、语音播报报警器及语音提示家电等。

盲人的好伙伴(特殊的盲人"辅具")——导盲犬

导盲犬是经过严格训练的狗,是工作犬的一种。经过训练后的导盲犬可帮助盲人去学校、商店、洗衣店、街心花园等。它们习惯于颈圈、导盲牵引带和其他配件的约束,懂得很多口令,可以带领盲人安全地走路,当遇到障碍和需要拐弯时,会引导主人停下以免发生危险。

导盲犬具有自然平和的心态,会适时站立、拒食、帮助盲人乘车、传递物品,对路人的干扰不予理睬,同时也不会对他们进行攻击。

面对导盲犬,我们应当采取"四不一主动"的态度。即:不对导盲犬进行喂食,不对导盲犬进行抚摸,不对导盲犬进行呼唤,不拒绝导盲犬进入大型大众运输及公共场所,以及主动询问携带导盲犬的视力障碍患者是否需要帮助。

盲人的文字

盲文或称点字、凸字,是专为盲人设计、靠触觉感知的文字。透过点字板、点字机、点字打印机等在纸张上制作出不同组合的凸点而组成,一般每一个方块的点字是由六点组成,左侧从上到下为123,右侧为456,叫一方。它是由法国盲人路易·布莱尔于1824年创造的,故国际上通称为"布莱尔(Braille)"。

目前我国通用的是中国汉语双拼盲文,双拼盲文以两方盲符拼写汉语的一个实有音节,即带调音节。声方在左,韵方在右。

文档:汉语双拼盲文和数字盲文

（三）健康教育

视力障碍的健康教育主要包括健康用眼、眼科疾病防治的宣传两个方面,在进行社区健康教育时,应充分利用社区资源,开展形式多样的健康教育,如:开展眼科知识讲座、发放宣教手册、制作宣传栏等。

二、教育篇

针对属于学龄期的视力障碍患者,其常规教育可分为基础教育与高等教育,基础教育又有普通教育与特殊教育两种形式,高等教育又分职业教育与其他教育两种类型(图8-2)。

针对部分学习能力较强的低视力患者,在佩戴助视器的情况下,可以实现在普通学校跟正常儿童一起"随班就读",随班就读即让低视力患儿与正常儿童一起学习,可以增加患儿的社会交往,让患儿更好地融入社会生活。"随班就读"对学校的"硬件"及"软件"均有一定的要求。其中"硬件"主要指无障碍环境建设以及环境安全改造。"软件"主要指教师的教学方式和教学用具等的适应性改变以及同班同学对视力障碍儿童的接受程度。例如:教师在书写板书时需要用醒目的颜色并适当放大字体,教具也应当使用大型号教具。

针对盲生以及"随班就读"存在困难的视力障碍儿童,应当送入特殊教育学校盲生班进行学习。

三、谋生篇

为帮助视力障碍患者提高生活质量、重建经济独立感、重塑人格尊严,为了帮助他们真正融入社会,我们根据患者的年龄、婚姻状况、受教育程度、功能状态、自我照顾能力、视力障碍程度、兴趣爱好

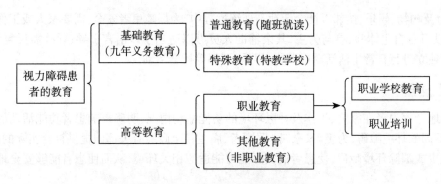

图 8-2　视力障碍患者教育康复类型

备注：1. 基础教育：包括幼儿教育、小学教育、普通中等教育。
　　　2. 特殊教育：是指身心缺陷的人，即盲、聋、哑、弱智儿童教育以及问题儿童教育所纳入的特殊教育范围，并从经济投资、科学研究、师资和设备等方面支持这类教育。在我国，残疾儿童受教育形式一般有三种：特殊教育学校、普通学校等机构附设的特殊教育班、普通学校的普通班中随班就读。
　　　3. 其他教育：是指"随班就读"，即在普通的高等学校里与正常学生一起接受教育。

以及工作信心、动力等多方面的评估结果，为患者做出有针对性的工作能力评估报告，制订职业培训方案。

通常盲人可以从事对视力要求不高的行业，常见的适合盲人的职业有：盲人按摩师、钢琴调音师、乐师、作家、歌唱家、电台主播、有声读物朗读者、盲人心理咨询师、电话营销员、电话客服、博物馆讲解员、程序员等。

四、社会篇

详情请参考第五章　脊髓损伤患者社区康复实践的社会篇。

五、赋能篇

（一）感觉替代训练

视力障碍患者由于视觉缺失，其他的感觉会变得更灵敏，因此患者需要学会最大程度的运用听觉、触觉、嗅觉等其他感觉替代视觉，以减轻视力障碍对患者生活、工作、学习等带来的不利影响。例如，利用触觉分辨物体形状、质地，利用嗅觉分辨有气味的物体，利用听觉分辨方向、识人、判断环境，等。通过感觉的替代训练，患者可以充分发掘听觉、触觉、嗅觉等其他感觉的潜能，最大限度地弥补视觉障碍带来的不便，让患者实现生活自理，参与家庭生活以及社会生活。

文档：感觉替代训练举例

（二）定向行走训练

1. 定向行走的概念　定向是指个体运用感觉信息确定自己在环境中的位置以及与其他物体之间的关系、物体与物体之间的关系，并反映到大脑中进行思维的心理过程。行走是个体在定向的基础上依靠肢体在环境中空间位置的变化移动。定向是行走的前提，行走是定向的目的，两者相辅相成。定向行走是盲人克服视功能障碍实现顺利行走，达到生活自立、重返社会的最基本的需要之一。

2. 盲人定向行走培训目的与工作原则

（1）盲人定向行走培训的目的：使盲人能够掌握一定的定向行走技术，独立、安全、有效地行走，走出家门，参与社会生活，提高生活质量。

（2）盲人定向行走培训的工作原则：一是针对性原则：深入盲人家庭，根据盲人的具体需求，以其生活的家庭和工作地点为中心，不断向外辐射，扩大活动范围，有针对性地进行一对一的训练；二是安全优先原则：任何情况下都必须首先确保盲人的安全；三是实用性原则：贯彻"急用先学"、"实用优先"、"效果至上"的思想，讲求实际效果。

文档：定向行走训练

（三）ADL 训练及社会参与训练

视力障碍患者可借助环境改造技术、生活辅具技术、感觉替代训练及定向行走训练等方法，来训练 ADL 能力及购物、娱乐、访邻等社会活动。训练过程中,为保障患者安全,需要家人或工作人员全程参与;训练以患者自主体验、参与为主,其余辅助人员可以适当予以语言引导;训练需反复多次,直至患者能完全独立进行日常生活活动或购物、娱乐、访邻等社会活动。

六、家居篇

通过实地考察患者在家庭、工作及社区环境的功能活动情况,明确影响患者功能活动的环境障碍因素,针对不同的环境障碍,为患者、家属／照顾者、雇主甚至政府有关部门提供符合实际的解决方案,最大限度减少或消除环境障碍,使患者的实际能力能适应相关环境,从而使患者能够安全地参与各种活动和工作。

适应性环境改造包含了 4 个部分内容,即:分析导致活动受限的环境因素,达到适应环境的目的;拟定环境改造的方案;实施环境改造;再评估及随访(具体详见第五章 脊髓损伤患者社区康复实践的家居篇)。

视力障碍患者的适应性环境改造包含家庭无障碍环境改造和公共环境无障碍改造两部分。其改造原则是:通畅、安全、有声、规范。

1. 视力障碍家庭无障碍环境改造 视力障碍患者的家庭无障碍环境改造应做到以下几点:

(1)保持通道通畅:家具、家电尽量靠墙摆放,且位置固定;在家人公共活动区,如客厅、厕所、走道、书房、阳台等区域均应留出足够宽的通道,且通道上任何时候都不能摆放杂物。

(2)安全保障:家中不能有台阶;洗漱区域、厕所、厨房地面有防滑处理;窗及阳台上应当安置防护栏;家具不应当有锐角;所有锐器(如剪刀、水果刀等)均应妥善保管,最好放在相应的盒子或袋子里;所有插座均应安装成儿童安全插座;无需 24h 通电的电器设备应连接在配有开关的插座上;厕所最好安装坐便器(防止患者不慎落入蹲坑),浴室中需要有凳子;浴室热水器可提供恒温热水。

(3)语音提示设备的使用:家中电器及其他设施设备最好具有语音提示功能,如语音播报时钟、语音播报电饭煲等;家中电子设备最好有盲人语音播报系统且安装了盲人使用软件(如:语音读屏软件或有盲文的盲人专用电子设备等)。

(4)物品摆放规范:视力障碍患者家中所有物品都应有固定的位置,不应随意移动。

(5)其他:可在某些固定位置的墙上做相应的突出的可触摸的标记,以方便患者随时在家中确定自己的位置。

2. 视力障碍公共环境无障碍改造 视力障碍患者的公共环境无障碍改造主要包括以下几点:

(1)通畅:在所有公共场所,如道路、医院、学校、超市等区域,都应按规范铺设盲道。

(2)安全保障:在上下楼梯及斜坡处应当有扶手,室内最好配备有盲文的电梯,厕所及洗手区必须有防滑处理。

(3)语音提示设备的使用:在盲人经常会出现的地方,都应该有语音提示设备,如过街人行道的盲人语音提示设备、语音提示盲杖、公交站盲人语音提示设备等。

(4)行为规范:向身边的人提倡公共场合礼让残疾人,不占用盲人通道,不破坏盲人辅助设施设备等。

文档:盲道建设标准

文档:盲童早期康复训练的意义

第五节 视力障碍的三级预防

一级预防:预防容易导致视力损害的各类因素的出现。通常包括优生优育、均衡营养、健康用眼、高危工作的眼部防护以及糖尿病高血压患者的血糖血压的控制等。

二级预防:视力损害已经出现,积极地采取医疗措施预防视力损害成为不可逆的视力残疾。

三级预防:患者已经出现视力残疾,通过环境改造、辅具的使用以及反复的生活技能、定向行走训练等,减轻视力障碍对患者参与家庭生活及社会生活的影响,使患者能充分的实现生活自理、参与家庭生活以及参与社会生活。

笔记

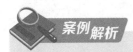

案例解析

　　患者目前面临的最大困境是需要去适应新的环境、新的人际关系,尤其是处理与弟弟之间的关系。

　　1. 社区康复评估　针对患者的具体情况,我们进行了以下评估:

　　(1) 心理功能评定及信心评估:焦虑自评量表(SAS)提示中度焦虑,一般自我效能感量表(GSES)提示自我效能感较低,安全感量表(SQ)提示安全感尤其人际安全感、躯体安全感较低。患者由于突然面对完全陌生的生活环境,一时间难以适应,且由于弟弟的出现,导致患者总害怕自己被抛弃。

　　(2) 活动能力评估:患者能独立完成穿衣、修饰、如厕、进食及洗浴,但在家庭环境中移动时常常遇到障碍物;患者与爸爸妈妈互动较少,因家人担心其会误伤弟弟,因此与弟弟互动也少,但能帮助弟弟整理玩具、能协助奶奶做家务;患者在无人陪同的情况下,可以到楼道口丢垃圾,但无法走更远,不能独立外出。

　　(3) 学习能力评估:患者已经在原学校完成了盲文基础课程学习,但点位记得不牢,写字总写错点,不会写词、写句,不会摸书阅读;胆子小,课堂上不敢发言;患者在学习过程中容易被环境干扰,注意力集中时间持续不超过 15min;患者所在小区附近有一所特殊教育学校可接受盲生。

　　(4) 环境评估:患者家中房屋为租住房屋,面积较小,除厕所外无台阶,厕所为蹲坑,所有家电设备均为普通设备,插座也是普通插座,家中物品摆放无序,儿童用品及玩具随处放置;患者家租住房屋为老小区,无盲道等无障碍设施,小区门口公交站有语音提示。

　　由于患者属于先天性盲且年龄较小,因此暂不对患者残存视力及职业能力进行评估。

　　2. 社区康复目标　综合患者的评估结果,针对患者具体情况,患者的社区康复目标为:

　　(1) 实现自我照顾项目的完全自理。

　　(2) 能参与家庭生活、能独立完成简单家务,如打扫卫生,整理房间等;与家庭成员间实现互动,尤其需与弟弟之间建立良好的亲情关系。

　　(3) 能独立在小区内行走,到最近的小商店购物,能独自到学校上学。

　　由于患者年龄较小,暂未设定职业康复目标。

　　3. 社区康复实践

　　(1) 寻找自尊、自信,培养安全感:通过视力障碍小组活动来增强患者自信心,通过反复熟悉环境以及环境改造来增强患者的安全感,通过心理疏导来减轻患者的焦虑。

　　(2) 家庭、小区及周边环境改造:针对患者具体情况,有两种环境改造方案。一种方案是建议将厕所的蹲坑换为坐便器;将家中物品的位置按空间功能分区重新进行规划,留出足够的通道;对家里的危险物品(锐器、易碎物品等)进行妥善保管,将家里的插座换成安全插座;在家中为弟弟划定一个儿童娱乐区,避免弟弟的玩具随处放;配备各种语音提示设备。对小区道路进行无障碍改造。另一种方案则是建议患者家长重新租房,在道路情况较好、有无障碍设施、交通便利、生活便利的小区内重新租一套空间稍大、带坐便器、设施设备完善的房子。

　　(3) 加强与家庭成员间的互动:设置家庭活动日,家庭活动日每周一次,活动日当天全家所有人需一起参与持续时间超过 2h 的家庭互动活动,活动内容包括阅读、听音乐、做游戏、散步等,活动过程中所有家庭成员都需要积极参与并尽量引导患者多说、多动、多思考,活动结束后应当有一个简单的小结。通过肢体的接触、小游戏等方法增加患者与弟弟间的小互动,为患者树立"我和弟弟最亲,弟弟很喜欢我,我也很喜欢弟弟"的理念,引导患者弟弟亲近患者。

　　(4) 培养家属的"规范"意识:即在生活空间内的所有物品均需规范摆放且位置不能变动,使用任何物品后均需放回原处。

　　(5) 定向行走训练:反复训练患者独立完成从家到小卖部及从家到学校的行走。

　　(6) 学习上主动与特教学校老师沟通,积极配合老师的教学,适当地给予学生鼓励。

（7）鼓励患者参加社区活动，鼓励患者与邻居及社区内的小朋友交往。

4. 后期随访

半年后对患者进行家庭随访，患者家已经搬到了原小区旁的一个新小区，小区内道路等设施设备较规范，有斜坡、无障碍电梯、盲道等无障碍设施。新家空间比原先的家要大，所有插座均为安全插座，厕所为坐便器，各个房间门上都有一个特殊的凸起标志物（方便患者确认自己的位置）；物品摆放规整，弟弟所有玩具均在游戏角内，患者能在家庭环境中自由移动，很少出现被障碍物绊倒的情况。

通过半年的训练与实践，患者与家人关系和谐；能独立实现完全生活自理，并能帮助家长完成整理物品、带弟弟等家庭活动；能辨认纸币、能独立步行到小区小卖部买东西。

本章小结

本章主要讲解了视力障碍患者的社区康复的相关内容。其中要学生重点掌握视力障碍患者的社区康复评定、社区康复目标的制订及社区康复实践内容。本章内容在编写中参考了《社区康复指南》等资料，能体现最新的社区康复理念，能满足学生对于视力障碍患者社区康复实践的学习。实现生活自理、回归家庭、回归社会是视力障碍患者最终的康复目标，而社区康复是实现这一目标的重要途径，在视力障碍患者康复的过程中发挥着巨大的作用。

（赵玉霞）

扫一扫，测一测

思考题

视力障碍患者可以胜任哪些工作？这些工作的共同特点是什么？

思考题解析

第九章 言语、听力障碍患者的社区康复实践

学习目标

1. 掌握：言语残疾的分级，失语症社区训练，听力障碍、听力残疾分级，听力障碍儿童的听觉言语训练。
2. 熟悉：言语障碍的社区治疗原则，听力障碍儿童的社区康复评估，助听器的选择。
3. 了解：言语残疾的检查方法，言语残疾的预防，听力残疾的病因。
4. 具有帮助失语症患者社区康复实践的基本能力；能进行失语症社区康复评估、完成康复目标制订，帮助失语症患者重建交流方式；具有听力障碍患者社区康复实践的基本能力；能进行听力残疾社区康复评估、完成康复目标制订；能进行听力障碍患者的辅具配备、健康教育。
5. 具有采用有效沟通手段与患者沟通的能力，展开健康教育；能与康复团队沟通协作开展工作。

案例导学

患儿，女性，4岁。患儿曾在6月龄时诊断患分泌性中耳炎，治疗以后家长发现患儿对玩具叫声及呼唤反应迟钝，行为测听检查对中等声音呼唤无反应。进行纯音测听、声导抗、耳声发射和听性脑干诱发电位检测，纯音测听显示患儿左耳听力为55dB，右耳听力为65dB，听力残疾评定为三级。

问题与思考：

1. 该患儿听力障碍应该怎样处理？会对语言发育存在怎样影响？
2. 针对该患儿的社区康复实践方案应当如何制订？

第一节　言语障碍概述

一、概念

言语障碍（lalopathy）是指对口语、文字或手势的应用或理解的各种异常。

言语残疾（speech handicapped）是指由于各种原因导致的不同程度的言语障碍，经治疗1年以上不愈或病程超过两年，不能或难以进行正常的言语交往活动，以致影响其日常生活和社会参与（3岁以下不定残）。其病因除引起听力障碍的病因外，智力发育迟缓、儿童孤独症、脑瘫、语言环境不适当、脑

血管病、脑外伤、脑肿瘤、感染、帕金森病、多发性硬化均可引起言语障碍。2006年第二次全国残疾人抽样调查显示,我国各类残疾人总数为8296万人,其中言语残疾127万人,占残疾人总人数的1.53%。言语残疾早期干预和言语治疗是言语残疾康复的重要方面。近年来,我国建立了很多言语障碍康复机构,这些社区的言语障碍康复机构对言语障碍进行早期筛查、诊断和转介,并进行社区言语康复训练及家庭指导,使患者在社区水平能够得到及时、有效地治疗,是言语残疾康复的一种重要方式。

二、言语残疾的分类

言语残疾分类包括以下几类:

1. 听力障碍所致的言语障碍　听力障碍会影响语言的获得和表达,尤其对于语前聋的儿童直接影响儿童的语言发育,是听力言语残疾最常见的一个类型,主要表现为不会说话或者发音不清、不能通过听觉言语进行交流。在社区早发现、早干预是改善言语残疾的重要方面之一。

2. 儿童言语发育迟缓　是指儿童在生长发育过程中其言语发育落后于实际年龄的状态。主要表现为与正常儿童相比,语言发展的起点迟、发展的速度慢、发展达到的水平低,可表现为不会说话、说话晚、发音不清等,并可伴有行为障碍。这类儿童语言遵循发展的正常顺序,但比正常速度慢。针对该类患儿应进一步检查明确病因,如儿童自闭症、智力发育迟缓等,社区康复机构参与对该类患儿早期介入,进行社区家庭康复而发挥作用。

3. 失语　大脑言语区域以及相关部位损伤导致的获得性言语功能丧失或受损。表现为对语言符号的感知、理解、表达和组织运用能力等某一方面或几方面功能障碍的临床综合征。成人和儿童均可发生。但在言语尚未获得阶段,因先天或幼年疾病导致语言学习困难,造成的语言功能障碍则不属于失语症范畴。

4. 构音障碍　指由于各种原因引起的构音器官结构或功能异常,神经、肌肉功能障碍或运动不协调所导致的发声、发音、共鸣、韵律等异常。构音障碍可分为运动性构音障碍、器官结构异常所致的构音障碍和功能性构音障碍三种。运动性构音障碍是神经肌肉病变导致构音器官的运动障碍,主要表现为不会说话、说话费力、发声和发音不清等。器质性构音障碍是构音器官形态结构异常导致的构音障碍,代表为腭裂以及舌或颌面部术后造成的构音障碍,主要表现为不能说话、鼻音过重、发音不清等。

5. 发声障碍　又叫嗓音障碍,为呼吸及喉存在器质性病变导致的失声、发声困难、声音嘶哑等。发声障碍是喉头疾病的表现之一,如声带息肉、喉返神经损伤、声带瘤术后等。

6. 口吃　是言语的流畅性障碍,主要表现为在说话的过程中拖长音、重复、语塞并伴有面部及其他行为变化等。口吃者因为不自主的出现声音的重复、延长或中断而无法表达清楚自己所想表达的内容。口吃多发生于儿童,一般随着年龄的增长而逐渐改善或消失,少数可持续至成年。

三、言语残疾的分级

根据《残疾人残疾分类和分级》标准,按各种言语残疾不同类型的口语表现和程度,脑和发音器官的结构、功能,活动和参与,环境和支持等因素,言语残疾可分为4级。

(一) 言语残疾一级

脑和(或)发音器官的结构、功能极重度损伤,无任何言语功能或语音清晰度≤10%,言语表达能力等级测试未达到一级测试水平,在参与社会生活方面存在极严重障碍。

(二) 言语残疾二级

脑和(或)发音器官的结构、功能重度损伤,具有一定的发声及言语能力。语音清晰度在11%~25%,言语表达能力等级测试未达到二级测试水平,在参与社会生活方面存在严重障碍。

(三) 言语残疾三级

脑和(或)发音器官的结构、功能中度损伤,可以进行部分言语交流。语音清晰度在26%~45%,言语表达能力等级测试未达到三级测试水平,在参与社会生活方面存在中度障碍。

(四) 言语残疾四级

脑和(或)发音器官的结构、功能轻度损伤,能进行简单会话,但用较长句表达困难。语音清晰度在46%~65%,言语表达能力等级测试未达到四级测试水平,在参与社会生活方面存在轻度障碍。

第二节　听力障碍概述

一、概念

(一) 听力障碍

听力障碍(dysaudia)是指听觉系统中的感音、传音以及对声音的综合分析的各级神经中枢发生器质性或功能性异常,而导致听力出现不同程度的减退。听力障碍会影响语言的获得和表达,儿童在获得语言之前,尤其是3岁以前,由于先天或后天原因引起双耳重度以上听力障碍,可因为不能通过声音进行学习而不能获得语言。而在获得语言之后因各种原因导致双耳重度听力障碍者,也会因听力障碍影响对语言的理解,同时还会因为不能对自己的话声进行听反馈而影响患者言语的语音、语调,从而对社交产生影响。

(二) 听力残疾

听力残疾(hearing disability)是由于各种原因导致双耳听力丧失或听力障碍,听不到或听不清周围环境的声音及言语声音,既而难以进行正常的语言交往活动,以致影响日常生活和社会参与。听力残疾一般包括听力完全丧失及有残留听力但辨音不清、不能进行听说交往两类。

听力残疾不仅影响患者和他人之间的沟通与交往,导致心理障碍,限制受教育及就业的机会,受到社会的歧视和孤立。

听力残疾这一术语见于1987年开展的全国首次残疾人抽样调查。2006年全国第二次残疾人抽样调查定义为:由于各种原因导致双耳不同程度的永久性听力障碍,听不到或听不清周围环境声或言语声,以致影响日常生活和社会参与。在第二次全国残疾人抽样调查显示,2006年我国各类残疾人总数为8296万人,其中听力残疾人有2780万人,包含单纯听力残疾2004万人,多重残疾中听力残疾人776万人。据估计,不同程度听力障碍者在人群中的比例,45~64岁为14%,65~75岁为30%,75岁以上者高于50%。另据人口调查统计,每年出生的新生儿中,重度听力障碍者约占1‰~3‰。由于药物、遗传、感染、疾病、环境、噪音污染、意外事故等原因,每年新增聋儿3万余名。近年来教育、民政、卫生等有关部门相继出台一系列措施和政策,2011年至2015年,中央财政安排专项补助资金,支持各地实施残疾儿童抢救性治疗和康复,为16 865名中低收入家庭聋儿配发人工耳蜗产品,补助人工耳蜗手术、术后调机和术后康复训练经费;为1.8万名贫困聋儿配发助听器,补助康复训练经费。为了提高民众和医护工作者对耳聋和听力损伤的重视,卫生部、中国残联、教育部等10部门联合宣布:每年3月3日为"全国爱耳日"。

许多发达国家经验说明,开展社区残疾人康复是扩大听力言语残疾患者受益面的有效途径。社区康复机构可对听力障碍进行早期筛查、诊断和转介,并可进行社区和家庭听力言语康复训练,使患者在社区水平能够得到及时、有效的治疗,是听力残疾康复的一种重要方式。

二、听力障碍的类型及病因

对于听力障碍的分类,临床上有许多方法。依据病变的性质,可分为器质性耳聋和功能性耳聋。依据起病的时间,可分为先天性耳聋和后天性耳聋。依据致病原因可分为遗传性耳聋和获得性耳聋。依据病变损害的部位,又可分为传导性耳聋、感觉神经性耳聋和混合性耳聋。

(一) 传导性耳聋

由于各种原因引起的外耳道、中耳的病变,使得经空气路径传导的声波受到阻碍到达内耳声能的减退而引起的听力障碍称为传导性耳聋。传导性耳聋对所有频率的听阈都有影响,但以低频听力损失明显,听力损失常小于60dB。

1. 主要病因　常见的造成传导性耳聋的原因包括外、中耳的炎症、异物、损伤或发育畸形,如急、慢性中耳炎,外耳道炎,耵聍、中耳肿瘤,先天性外耳道闭锁、听骨链畸形,耳硬化症等。其中急、慢性中耳炎及其并发症、后遗症,如骨膜穿孔、鼓室积液、听骨粘连等,是传导性耳聋最常见的病因。

2. 治疗 传导性耳聋主要根据病因进行药物、手术等相应治疗,如抗生素治疗、鼓膜修复、听骨链重建、鼓室成形术等。对于久治不愈影响言语交往的患者可以通过佩戴助听器进行听力补偿。

(二) 感觉神经性耳聋

又称感音神经性耳聋,是指由于内耳感音结构(如毛细胞、血管纹、螺旋神经节)或从内耳到脑干神经传导通路的器质性病变所致声音的感觉与分析或声音信息的传递受到阻碍而引起的听力障碍。感觉神经性耳聋倾向于先发生对高频声音听力障碍,也可影响对低频声音的听力。

1. 主要病因

(1) 先天性聋:包括遗传性聋和非遗传性聋。遗传性耳聋是由于基因或染色体异常导致的遗传缺陷引起听觉器官发育缺陷而导致听力障碍,非遗传性先天性聋多在围生期发生耳聋,出生时即存在,病毒感染、孕期用药、孕期受到物理性损伤如射线、产伤以及核黄疸症等均可引起。

(2) 非遗传性获得性感音神经性耳聋:此类听力障碍在临床上发病率最高。常见的有药物性耳聋、突发性耳聋、噪声性耳聋、老年性耳聋、创伤性耳聋、感染中毒性耳聋以及肿瘤和相关性疾病耳聋。

目前药物中毒引起的听力障碍在儿童听力残疾中所占的比例最大。常见的耳毒性药物有氨基糖苷类抗生素,如链霉素、卡那霉素、庆大霉素、妥布霉素等;多肽类抗生素如万古霉素、多黏菌素等;水杨酸类药物如阿司匹林等;利尿类药物如呋塞米等;抗疟疾药如奎宁等;抗肿瘤药物如顺铂、长春新碱等。其中最常见的耳毒性药物为氨基糖苷类抗生素。耳毒性药物主要影响内耳,造成的听力损害的程度除与用药种类、剂量和用药时间有关外,还和个体差异、年龄因素等有关。年龄越小,越易发生药物性耳聋。对药物敏感的个体,可能在治疗剂量或微量使用时也会引起耳聋。

突发性耳聋目前发病原因不明,可能与劳累、精神紧张和病毒感染有关。常规治疗对大多数患者有效。噪声对于听功能的影响主要表现为听敏度下降、听阈提高,80dB 以上的噪声对人耳的高频听力产生损害的危险性迅速增加。由于老龄化发生听觉系统退行性变导致耳聋,多由于螺旋神经节细胞萎缩或耳蜗基底膜变性而引起,老年性耳聋多以双侧耳对称性渐进性的高频损失为特点。

2. 治疗 因为目前尚无有效办法使听感觉细胞再生,故感觉神经性耳聋一般是不可逆的。此类病人可以通过配戴助听器来改善听力,尤其对患有感觉神经性耳聋的婴幼儿,早期配戴助听器、早期进行听力言语训练是尽最大可能恢复其听觉语言功能的重要途径。

(三) 混合性耳聋

当中耳、内耳病变同时存在,影响声波传导与感受,患者兼有传导性耳聋和神经性耳聋的症状时,所造成的听力障碍称为混合性耳聋。导致混合性耳聋的病因可以是一种病变同时损伤了耳的传音和感音系统,如耳硬化症累及中耳和内耳。也可以是不同的疾病分别导致中耳和内耳或听传导通路的功能障碍所引起,如慢性化脓性中耳炎合并老年性聋等。混合性耳聋在临床的表现多为两种耳聋的混合表现,以耳闷、耳堵作为主诉的较多,治疗时应分别处理中耳和内耳的病变。

三、听力残疾的分级

(一) 听力障碍的分级

1980 年世界卫生组织(WHO)听力障碍分级标准采用 0.5kHz、1kHz、2kHz 的平均听阈计算将耳聋分为五级:轻度听力障碍平均听阈 26~40dB,中度听力障碍平均听阈 41~55dB,中等重度听力障碍平均听阈 56~70dB,重度听力障碍平均听阈 71~90dB,极度听力障碍平均听阈 91dB 以上。1997 年世界卫生组织推荐使用的听力障碍分级标准改为采用 0.5kHz、1kHz、2kHz、4kHz 四个频率的平均听力损失分贝数作为等级目标值。纯音听阈均值平均听力损失在 26~40dB HL 为轻度听力障碍;平均听力损失在 41~60dB HL 为中度听力障碍;平均听力损失在 61~80dB HL 为重度听力障碍;平均听力损失大于 80dB HL 为极重度听力障碍。

(二) 听力残疾分级

1987 年我国第一次全国抽样调查听力残疾标准参照 1980-WHO 听力障碍分级标准制定,2006 年第二次全国抽样调查听力残疾标准参照 1997-WHO 听力障碍分级标准并结合我国国情,依据国际功能、残疾和健康分类原则,残疾分级注重影响日常生活和社会参与功能障碍等因素,将听力残疾分为四级。听力残疾分级的原则是按平均听力损失,及听觉系统的结构、功能、活动和参与,环境和支持等因素进行分级(不配戴助听放大装置)。

1. 听力残疾一级　听觉系统的结构和功能方面极重度损伤,较好耳平均听力损失≥91dB HL,在无助听设备帮助下,不能依靠听觉进行言语交流,在理解和交流等活动上极度受限,在参与社会生活方面存在极严重障碍。

2. 听力残疾二级　听觉系统的结构和功能重度损伤,较好耳平均听力损失在81~90dB HL,在无助听设备帮助下,在理解和交流等活动上重度受限,在参与社会生活方面存在严重障碍。

3. 听力残疾三级　听觉系统的结构和功能中重度损伤,较好耳平均听力损失在61~80dB HL,在无助听设备帮助下,在理解和交流等活动上中度受限,在参与社会生活方面存在中度障碍。

4. 听力残疾四级　听觉系统的结构和功能中度损伤,较好耳平均听力损失在41~60dB HL,在无助听设备帮助下,在理解和交流等活动上轻度受限,在参与社会生活方面存在轻度障碍。

备注:3岁以内儿童,残疾程度一、二、三级的定为残疾人。

第三节　言语、听力障碍患者的社区康复评定

一、言语障碍患者的社区康复评定

(一) 听力检测

听力检测是对受试者的听力情况做量化的评估,是听力学中重要的检测手段,有助于听觉功能状态,诊断听觉系统疾病,了解听力损失的程度、性质及病变的部位。无论是言语障碍还是听力障碍都应当进行听力检测。

1. 行为测听　行为测听法又叫观察测听法、主观测听法,是指依据受试者对刺激声信号主观判断后作出的行为反应,了解听力损失的程度、性质及病变部位等。可根据患儿年龄、智力发育情况等选择使用行为测听方法,评估小儿听力状况。在社区康复中较为常用。

(1) 正常婴幼儿听阈值　进行小儿行为测听检查,必须了解正常婴幼儿听觉发育规律和听阈值(表9-1)。

表 9-1　正常婴幼儿听阈值参考表

月龄	听阈值 /dB (SPL)	表现
3 个月以内	60~70	听觉反射行为,如对突然的声音出现惊跳(Moro 反射)、闭眼(瞬目反射)或停止吸吮(吸吮反射)、转头等;睡眠中或半睡眠状态下,听到突然的大声,闭合的双睑突然睁开(觉醒反射);呼吸及脉搏节律随声音的出现突然改变等
3~4 个月	50~60	听觉反应,对日常熟悉的声音如妈妈的声音、玩具、电视、乐器、开门或关门声的声音能表现注意,出现头部转向声源的定向反射
4~7 个月	40~50	耳边有闹表的滴答声能转脸寻找,能寻找和跟踪侧面的声源,近处突然大声或申斥声能引起惊吓或哭喊,妈妈的说话声、不熟悉的声音、电视或广播节目变换时等能主动寻找
7~9 个月	30~40	能寻找侧面、下面的声源,放到耳朵边较小的表声可转头寻找。对室外的动物叫声、车声、下雨声等表示关心。隔壁传来声音或从远处呼唤他的名字可立即转头
9~13 个月	25~35	用小声呼唤名字能转头寻找声源,能合音乐节拍摆动自己身体,能模仿简单发音
13~16 个月	25~30	能寻找侧面、上面、下面的声源,隔壁传来声音能注意倾听或表示听到声音,能按照简单的言语指示行动
16~21 个月	25~30	听觉发育同上,并有一定的语言能力
21~24 个月	<25	能寻找侧面、下、上、前、后等视野以外的声源,听力水平接近成年人,语言能力发展较快

（2）常用行为测听方法

1）听觉行为反应法：常用于6个月以内婴幼儿的测试。通过发声玩具、言语声、听力计等发出不同频率、不同刺激声强的声音，观察受试者对声音的反应。常用的听觉行为反应法包括：①听性反射观察（3个月以下婴儿会出现惊吓反应、瞬目反射及唤醒反应等听性反射行为。听性发射观察常在受试者处于浅睡眠状态时测试）。②听觉反应观察（4个月以上小儿会出现头转向声源方向等听觉反应。在进行检查时，常由两位检查者配合完成。一位在受试儿正前方用玩具吸引其注意力，另一位在后方突然给声，在受试儿前方的检查者观察婴儿对声音的听觉反应，从而做出判断）。行为测听法是一种反应水平的测试，而不是真正的听阈测试，常用于听力异常的筛查。

2）视觉强化测听：常用于6个月~3岁婴幼儿的听力测试。随着儿童年龄的增长，对一般单调的声音刺激不感兴趣时，可在给声的同时用灯光强化刺激。当再次给声时，孩子会向出现灯光的方向张望或寻找。一般用熊猫听力计作为测听工具。熊猫胸前有灯光，时亮时灭，会发出不同频率及强度的声音。

3）游戏测听（PA）法：常用于3~6岁幼儿的听力测试。在与幼儿游戏过程中完成测听。包括听声移物、配景测听、古典游戏测听等。

4）纯音测听：又叫听力计检查法。是指利用不同频率、不同强度的纯音作为测试声源，分别测试受试者的骨导和气导听阈，是国际上评价听力即评定耳聋程度的通用方法。需受检者主动配合，故适用于能够配合的3岁以上儿童或成年人。将听力计检查得出的气导和骨导听阈值记录在一张X轴为声频率（Hz）、Y轴为声强（分贝听力级，dB HL）的图表上并连成一条曲线，即称纯音听力曲线，也称听力图或听力表。听力图中常见的符号右耳、左耳骨导听力分别用"["和"]"记录，右耳、左耳气导听力分别用"O"和"X"记录。平均听力损失的计算临床上主要以气导阈值为主，常用的方法为取500Hz、1000Hz、2000Hz三个频率的听力损失分贝数的平均值。世界卫生组织1990年推荐使用的耳聋分级标准是采用500Hz、1000Hz、2000Hz、4000kHz四个频率的平均听力损失分贝数作为等级目标值。

2. 客观测听　客观测听法是指不需要受试者的行为配合，利用检查仪器客观地测定听功能情况，如脑干听觉诱发电位测听（ABR）、声导抗测听、电反应测听和耳声发射测听等。新生儿听力早期检测和早期干预要求我们对儿童听力损失作出正确诊断，包括听力损失的病因、性质和程度。由于婴幼儿缺乏主诉，故客观测听是重要的筛查和检查方法。

（1）耳声发射测听：是指利用高敏度仪器检测耳声发射能量的测听方法。来自外毛细胞的主动运动以机械振动的形式起源于耳蜗，通过前庭窗推动听骨链及鼓膜振动，最终引起外耳道内空气振动。耳蜗内产生的音频能量经过中耳传至外耳道的逆过程，以空气振动的形式释放出来。目前常用于新生儿和婴幼儿的听力筛查。未通过耳声发射测听检查的儿童，应进一步进行听觉脑干诱发电位测听。

（2）听觉脑干诱发电位测听：是一种远场记录的听诱发反应。使用一定频率的短声重复刺激听觉系统，在头颅表面记录电位变化，是诊断和鉴别耳蜗病变及蜗后病变的主要方法，是目前临床应用最广实用价值最大的电生理检查方法。听诱发脑干反应不受病人主观意志及意识状态的影响，可用于不能合作的新生儿、婴幼儿和主观测试困难的成年人的耳聋诊断。

（二）语音清晰度测试

语音清晰度是指口语中语音、字、词的发音清晰和准确度。

1. 测试用具　汉语双音节词测试图片。

2. 测试方法　1名主试人员和4名测试人员共同参加测试，测试者背对受试者，主试者抽取25张图片依次出示，让受试者认读，测试人员根据被试者的发音，分辨其语义并做好记录，然后与主试者对照正确答案，最后将4名测试人员记录的正确数累加，即可算出受试者的语音清晰度。

（三）言语表达能力测试

是指言语表达过程中，正确使用词汇、语句、语法的能力。

（四）失语症常用评估方法

目前，我国运用的汉语失语检测法大多是参照国外的失语症检查法，结合我国汉语文化、语言特点编制而成。

1. 汉语标准失语症检查法（chinese rehabilitation research center standard aphasia examination，CRRCAE）

是中国康复研究中心以日本的标准失语症检查(SLTA)为基础,按照汉语的语言特点编制而成。此检查第一部分了解语言功能的一般情况,第二部分包括听理解、复述、说、出声读、阅读理解、抄写、描写、听写和计算9个项目。该套评定方法只适合成人失语症患者,工作人员必须经过培训才能正确掌握。

2. 汉语失语成套测验(aphasiabattery of chinese,ABC) 是北京大学医学神经心理研究室参考西方失语症成套测验(WAB)于1988年制订。测验由十个项目组成,包括谈话、听理解、复述、命名、阅读、书写、结构与视空间、运用、计算、失语检查和总结。

3. 失语症的严重程度评定 国际上多采用波士顿诊断性失语症检查法(boston diagnostic aphasia examination,BDAE)中的失语症严重程度分级(表9-2):

表9-2 BDAE失语症严重程度分级标准

级别	标准
0级	无有意义的言语或听理解能力
1级	言语交流中有不连续的言语表达,但大部分需要听者去推测、询问或猜测;可交流的信息范围有限,听者在言语交流中感到困难
2级	在听者的帮助下,可进行熟悉话题的交谈,但对陌生话题常常不能表达出自己的思想,使患者与检查者都感到言语交流有困难
3级	在仅需少量帮助下或无帮助下,患者可以讨论几乎所有日常问题,但由于言语或(和)理解能力的减弱,使某些谈话出现困难或不太可能
4级	言语流利,可观察到有理解障碍,但思想和言语表达尚无明显限制
5级	有极少可分辨得出的言语障碍,患者主观上可能有点困难,但听者不一定能明显觉察到

(五)构音障碍常用评估方法

1. Frenchay评定法 Frenchay构音障碍评价法是目前常用的构音器官功能检查法,我国河北省人民医院康复中心张清丽、汪洁等依据汉语的特点,对Frenchay构音障碍评价法进行了修改和增补,目前已被临床广泛应用。Frenchay构音障碍评价包括8个项目29个测验内容。

2. 中康汉语构音障碍评定法 由中国康复研究中心的李胜利等依据日本构音障碍检查法研制而成。由构音器官评定和构音评定两部分组成。此方法不仅可以检查出患者是否患有运动性构音障碍和程度,还可用于器质性构音障碍和功能性构音障碍的评定。同时,对治疗计划的制订具有明显的指导作用。

除此之外,根据病情,还可进行吞咽功能检查、语言发育迟缓检查等。

(六)心理评定

言语残疾者由于不能与他人进行正常的沟通与交流,严重影响生活质量,容易产生恐惧、自卑、忧虑等抑郁情绪。可以通过观察、访谈的方法言语残疾患者产生的心理活动作出定性或半定量的评定,还可以采用汉密尔顿抑郁量表对心理状态进行评定。

二、听力障碍儿童的社区康复评估

对于听力残疾者,语后聋者通过佩戴助听器等方式进行听力补偿,可以提高与外界的沟通与交流能力,减少由此而带来的生活不便与心理障碍,而达到恢复正常生活的目的。而对于语前聋患儿,早发现、早干预、早康复,其意义尤其重大,能使患儿通过及早的听力补偿,从而可以通过听觉了解声音、学习、掌握、运用语言,继而能够与他人正常沟通交流,平等的参与社会分配,实现自我价值。如不能及时干预,就会导致听觉、言语语言障碍,随着年龄的增长,还会导致学习、生存、心理、情感、性格、婚姻、家庭就业等各方面都出现问题。社区在预防听力残疾的发生、早期发现、早期干预、康复训练等各方面有不可忽略的重要作用。

(一)听力障碍儿童听觉能力评估

听觉是在听力的基础上对声音的认识能力。这种能力的发展主要通过听觉察知、听觉分辨、听觉识别和听觉理解四个连续过程。对听力障碍儿童佩戴助听器、植入人工耳蜗、进行听觉言语训练前后和康复过程中的听觉言语状况进行评估,可以对听觉补偿和听觉言语训练效果进行评定,并且对预测康复目标、制订和调整康复计划具有重要意义。

1. 听觉能力评估标准　对有一定语言能力的听力障碍者,听觉功能评估应作为首选。听觉能力评估标准一般分为四级,具体标准见表 9-3。

表 9-3　听觉能力评估标准

音频感受范围 /Hz	言语最大识别率 /%	听觉康复级别
250~4000	≥90	一级
250~3000	≥80	二级
250~2000	≥70	三级
250~1000	≥44	四级

2. 听觉能力评估方法　包括数量评估法和功能评定。

(1) 数量评估法:依据被测试者的年龄不同选择听力检查方法,测定听力障碍儿童不同频率的听阈和助听听阈,判断其听力损失程度及听觉补偿效果。

(2) 功能评估法:采用言语识别测试法。用言语声或滤波复合音作为测试音,测试听力障碍儿童的言语最大识别率,来判断患者听觉功能、听觉补偿和言语训练效果。

儿童言语识别测试推荐选用中国听力障碍儿童康复研究中心(1991 年)研制的儿童言语测听系列词表《听力障碍儿童听力语言康复评估题库》,词表内容包括自然声响识别、声调识别、单音节词识别、双音节词识别、三音节词识别、短句识别、语音识别、数字识别、选择性听取 9 项。成人言语识别测试推荐选用北京同仁医院(1990 年)研制的汉语最低听觉功能测试系列词表。

(二) 言语能力评估

运用《听力障碍儿童听力语言康复评估题库》,以正常儿童的语言年龄作为参照,评估听力障碍儿童的发音水平、理解能力、词汇量等级分布、语言的使用及表达等方面的能力。

(三) 学习能力评估

运用一定的测试工具,如以"希 - 内学习能力测试"为用具,评估听力障碍儿童眼手协调、视觉记忆、辨认、联想、空间推理、细节分析等方面的能力,为开发听力障碍儿童的智力潜能,制订单训课计划提供依据。

(四) 教育评估

残疾儿童的教育方式包括普通教育和特殊教育。在教育情境中的听力测验一般包括纯音听力测验、言语听力测验和行为测听等。通过适当的评估,为确定听力障碍婴幼儿的康复和教育方向提供有关信息。一般来说,平均听力损失在 26~54dB HL 的听力障碍,教育安排建议合并到普通班学习;平均听力损失在 55~69dB HL 的听力障碍,建议到普通班学习兼以特殊教育辅助;平均听力损失在 70~89dB HL 的听力障碍,建议根据评估情况,以个别辅导为主,个别可融入到普通班兼以特殊教育辅助;平均听力损失大于 90dB HL 的听力障碍,多在特殊教育学校,给予个别辅导。

(五) 心理功能评定

心理评定包括定性和定量的评估。可以通过观察、对患者及家属访谈的方法对听力障碍患者产生的一系列心理活动(变化)作出定性或半定量的评定,还可采用心理测验量表对听力障碍患者各种心理障碍(包括情感障碍、人格障碍、社交障碍等)进行测验。

(六) 环境评估

听力障碍患者在生活、工作和社会活动中遇到的困难,除与本人躯体、心理功能有关外,还与其环境有关。环境评估包括评估患者居家及公共环境。居家环境主要是在居家活动环境方面,其主要是与家庭成员间的交流、对伤害性灾害的感知。公共环境如邻居互访、市场购物、医院看病等,其在社会交流、交往中的能力、对环境的适应以及突发事件的感知及处理进行评估。

第四节　言语、听力障碍患者的社区康复目标

言语残疾阻碍了患者与他人的正常交流,影响其心理健康,并可能给其未来带来持续的负面影响,根据不同类型疾病导致言语障碍的特点不尽相同,设立患者的社区康复目标,以期通过社区言语残疾早期干预和言语治疗使患者获益。

一、失语症患者的社区康复目标

对于失语症患者康复目标就是通过语言治疗最大限度地改善患者的语言能力交流能力,使之回归家庭或社会。因此对于回到社区的失语症患者,我们应通过系统全面的语言评定患者的失语类型以及严重程度,了解各种影响患者交流能力的因素,评定患者残存的交流能力,确定康复目标。常用的即采用波士顿失语严重程度分级标准,将失语症分为轻度、中度以及重度而制订相应康复目标(表9-4)。

表 9-4　失语症的社区康复目标

分度	BDAE 失语严重级	社区康复目标
轻度	4、5	改善语言功能,适应职业需要,恢复职业 即对日常生活常用语表达流利,无交流困难,对相关专业性词汇使用正确或采用其他词汇替代,使听者能理解并能继续进行相关话题交谈
中度	2、3	充分利用残存功能,交流基本自如,适应日常生活需要 即在听者的帮助下可进行熟悉话题的交谈,甚至在仅需少量帮助或无帮助的情况下,讨论日常生活问题
重度	0、1	利用残存功能和代偿方法,进行简单的日常交流 即可利用关键功能词汇,结合手势、图片等辅助手段,通过听者推测、询问或猜测的方法完成简单与日常生活有关的活动交流

二、听力障碍患者的社区康复目标

对于听力障碍导致言语残疾的患者,语后聋者通常会由于听力受损而影响与他人间的交流,从而导致在生活、社交、工作活动中出现交流困难,进而产生自卑、不安、焦虑、拒绝等心理问题,止步于自我封闭的环境中,针对该类患者改善听力是重点,当患者听力得到明显改善以后将会使其与他人交流的能力得到明显提高,从而改善其不良心理、行为等一系列异常,因此听力残疾语后聋患者的社区康复目标为在通过使用助听器或电子耳蜗植入后全面恢复患者的言语交流能力,使患者以正常人的心态参与社会的各种事务活动。

而对于在获得语言前就存在听力障碍即语前聋的患者,在原发疾病稳定的情况下,及早予以听力补偿,但由于听力的损失,即使佩戴了助听器或植入了电子耳蜗,仍然不能够清晰、全面地捕捉语音信息,同时由于听反馈不能正常地发挥作用,患儿容易产生各种言语方面问题:

1. **嗓音障碍**　如鼻音功能亢进、鼻音功能低下、断句节奏异常、音调异常音质异常等。

2. **构音异常**　由于不能很好听清楚言语声,通常容易出现声母、韵母构音能力发展受到影响,尤其对声母的构音影响最为明显,常出现发音不清,错误发音等。

3. **语言障碍**　听力障碍儿童的语言障碍主要表现为:

(1) 表达句型有限,句短而且简单。

(2) 对复杂句的理解和表达存在困难。

(3) 口语交流中对事物或事情的详细阐述困难,刻板,运用不灵活,呈现“鹦鹉学舌”、“制式回答”现象。

(4) 对谚语、比喻句以及比较精炼的句子理解存在困难。

（5）阅读理解能力较差。

（6）表达中容易出现语法错误。

针对以上问题，语前聋患儿其社区康复目标即通过家庭、社区长期的康复训练，在听觉能力方面能够学会辨识和理解环境声、言语声，尽量掌握目标音的构音技巧，切实掌握日常生活中常用的功能词、相关短语以及更为复杂结构的句子，从而使患儿能更好地理解目标内容，尽量通过言语准确表达自己的想法和需求。推动患儿语言功能改善，逐渐适应健听人群的语言表达、交流习惯、思维方式，回归到正常学习、生活环境。对于听力障碍输入不足而影响患儿理解的，应该注意使用视觉提示来弥补，如采用手势、灯光、图片、文字等，在教育上采用普通教育兼以特殊教育辅助。

第五节　言语、听力障碍患者社区康复的实施

一、语言障碍的社区治疗

（一）语言障碍的社区治疗原则

1. 早期发现、早期干预原则　早期发现、早期干预是所有言语障碍病人的康复原则。在社区管理中做好卫生保健预防工作，对有婴幼儿言语障碍的患儿能早期发现，指导家长尽早就医，使患儿能在语言发育的最佳时期内及早进入治疗。成人的言语障碍原则上发病后也要尽早开始言语训练。一般原发病稳定、临床医生许可后即可开始训练。

2. 全面评定、个性化原则　言语障碍病人的病因、症状、类型、程度各不相同，社区人员应全面了解病人在说、读、听、写等各方面的障碍具体情况，考虑到患者的职业、文化、家庭环境、方言、兴趣以及语言相关能力，结合实际可能性，制订个性化、针对性强的言语训练方案，采取家庭参与，专业人员指导，志愿者协助的方式开展言语训练。对于言语残疾严重的患者可以考虑训练手势、文字等替代的方式进行交流。

3. 难易适度、循序渐进原则　根据患者言语障碍情况的不同，从易到难开展治疗，难度水平应该是患者需要经过一定的努力才能获得成功的作业开始。当病人通过努力能达到80%正确率后，可考虑增加难度。这样循序渐进才能获得最佳疗效。

4. 突出重点、综合训练原则　社区在言语训练过程中，应以"说"为中心，坚持"听、视、说、写"相结合，注意发挥各言语功能之间的协同强化作用，相互促进、协调发展。

5. 积极参与、形式多样原则　行为、情绪和动机有障碍的患者，首先要进行心理治疗，使患者能积极参与，主动配合治疗。治疗形式多样化，康复机构治疗与社区、家庭训练相结合的原则。训练形式多样化，采取多种多样的训练形式，以提高趣味性。

6. 开展言语残疾患者心理辅导　言语残疾患者存在社会交流障碍，在面对障碍过程中大多存在的自卑、不安、焦虑、拒绝等心理问题，对言语残疾患者进行适时、合理的心理辅导可以有效改善患者的心理状态。社区可采取多种形式的心理干预方式，如心理交流小组、志愿者参与等，为患者提供宣泄情感和学习处理心理冲突的环境，增进患者与他人之间的了解，帮助其减少孤独感，使患者增强自我意识，易于被社会接纳。

（二）语言治疗的基本过程

1. 根据评定结果设定训练课题。

2. 制订训练程序　把训练课题分解成数个小步骤。

3. 刺激与反应　按训练方案，出示给患者合理的刺激，如图片、文字或实物等。患者执行正确（正确反应），执行不正确（错误反应）。

4. 强化与反馈　若患者反应正确，要使之知道正确并给予鼓励（正强化）；若患者反应错误，要使之知道错误并一起表示遗憾（负强化）。向患者传递反应正误的这个过程称为反馈。

5. 升级与降级　当患者正反应逐渐增加并固定下来，正反应率达到70%~80%时，可考虑升级。错误反应增加，大多由于训练难度超出患者水平，要考虑降级。

（三）语言治疗的条件和要求

1. 训练场所　社区内言语残疾的患者除个别重症患者在床边训练进行训练外。常用训练场所主要为社区内公共环境、户外、家中等，环境安静、宽敞、安全，尽量避免视觉上的干扰，不要摆放与训练无关的器具以免影响患者的注意力。

2. 训练形式　包括一对一训练、自主训练、家庭训练、集体训练等。以一对一为主，指导家庭成员参与进行家庭训练，适当地进行集体训练可以增进患者彼此间的交流，调节情绪，提高交流的欲望。

3. 训练频率和时间　一般来说，在充分考虑患者可接受能力的情况下，训练频率越高、时间越长，效果越好。成人训练时间一般至少 0.5~1h/d，幼儿训练时间也应不低于 20min/d，最好在儿童注意力比较集中的上午。在专业训练的基础上，要求病人本人及家属协助训练的时间至少在 5~6h/d。

4. 训练记录　训练时应详细记录训练的经过，尤其注意记录患者在训练时出现的各种正、误反应。

5. 卫生管理　治疗师训练前后要洗手，训练物品要定期消毒，直接接触病人口腔或皮肤的检查训练物品尽量用一次性的。

二、失语症的社区康复训练

失语症的病因包括脑血管病、脑外伤、脑肿瘤、感染等，患者主要表现为对人类进行交际的符号系统的理解和表达能力的损害，尤其是语音、语义、字形等语言符号的理解和表达障碍，也包括与符号系统有关的其他交际障碍。另外，失语症患者也会出现智能改变，如记忆、逻辑思维、计算、注意力的改变等（图 9-1）。失语症在社区的康复训练主要以提高口语表达和听理解能力为主，兼顾促进交流能力的训练。

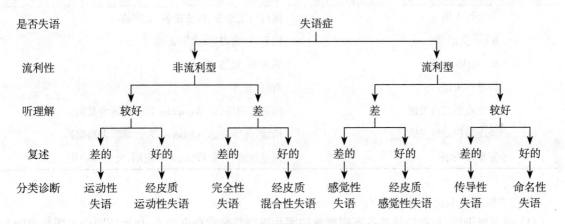

图 9-1　常见失语症类型及鉴别诊断流程

失语症社区训练

失语症的社区训练主要是根据社区条件，综合运用言语治疗的各种疗法，进行简单的言语和交流能力训练，同时注重家庭指导和环境调整，以改善患者语言功能、提高交流能力，使患者回归社会及家庭。

1. 失语症常规语言治疗内容　一般包括理解、命名、阅读、书写、计算和交流。

2. 治疗课题的选择

（1）根据语言模式和失语程度选择课题：失语症患者可能存在不同模式和程度的听、说、读、写障碍。原则上，轻度和中度失语症患者的治疗目标为改善语言功能和日常生活交流能力，重度失语症患者的治疗目标则为活化残存功能，或进行实验性治疗为重点。训练课题内容见表 9-5。

（2）根据失语症类型选择治疗课题：课题训练重点按照不同的失语症类型而定，见表 9-6。

3. 治疗过程举例　按照语言治疗的原则、基本过程和要求，在评定的基础上，设定课题，与家属和患者共同制订训练目标，进行训练，并指导家庭训练和患者自我训练。

表 9-5　不同语言模式和病情程度的训练课题

语言模式	程度	训练课题
听理解	重度	单词+画、单词+文字,是或非反应
	中度	听简单句、简单短文,做是或非反应;执行简单口头命令
	轻度	听比中度短文更复杂、更长的文章,做是或非反应
读解	重度	画和文字匹配,内容为日常物品和简单动作等
	中度	情景画、动作、句子、短文相配合选择,执行简单书写命令,读短文回答问题
	轻度	执行较长的文字书写命令,读长篇文章(故事等)后回答问题
口语	重度	复述(单音节、单词、问候语等),称呼(日常用词、动词、读单音节词)
	中度	复述短文,读短文,称呼,动作描述
	轻度	日常生活话题的交谈,事物描述
书写	重度	姓名,听写(日常生活用品单词)
	中度	听写(单词、短文),书写简单句
	轻度	听写复杂句、长文章,描述性书写,记日记
其他		按病情程度进行计算练习、查字典、写信、写作、绘画、趣味性活动等

表 9-6　不同类型失语症的训练课题

失语症类型	训练重点
命名性失语	执行口语指令、口语命名、文字称呼
Broca 失语	构音、口语表达、文字表达
Wernicke 失语	听理解、复述、会话
传导性失语	听写、复述
经皮质感觉性失语	听理解训练(以 Wernicke 失语课题为基础)
经皮质运动性失语	构音、文字表达(以 Broca 失语课题为基础)
完全性失语	视觉理解、听觉理解、手势应用、交流板应用

常用训练形式和过程举例如下:

(1) 听理解训练:根据病情准备不同数量的图片或物品摆放在桌面上,由治疗师说出图片主题的单词,病人指出相应的图片。一般由常用词开始,按照名词、动词、形容词、反义词的顺序;由说出一张图片主题词开始,到每次说出两张或两张以上图片内容,进行单词的认知和辨认。

(2) 口语表达训练

1) 命名训练:给患者出示图片或实物,让患者说出名称,如命名困难可用多种方式给予提示。还可以给患者提示用途要求患者说出名称。

2) 复述训练:从对单词、单个数字的复述开始,逐步过渡到词组,增长的数字长度、百分数、小数、句子、短文。

3) 自发口语训练:看动作画、情景画、漫画等,让患者说明或自由叙述。与患者交谈,让患者回答治疗师提出的问题。还可用唱儿歌(或患者熟悉的歌曲)、把患者日常生活中的简单句子唱成歌曲等方法训练。

4) 朗读训练:出示词卡,让患者出声读出单词。如不能读出,治疗师反复示范,鼓励患者一起朗读,直到患者自己朗读。用同样的方式进行句子及短文的朗读,由慢速逐渐接近正常速度。

5) 强制诱导使用失语疗法训练:对传统训练治疗无明显改善的慢性失语症患者,可实验强化治疗。疗程一般 10d,共训练 20~30h,以日常生活素材为主。所有的表达必须使用口头的词或句子,不允许使用特别的语音语调或手势。循序渐进,依据每个患者训练结果适当调节强化训练程度。

(3) 阅读理解训练:包括文字 - 图片匹配、声音 - 文字匹配、语句 - 图画匹配等。

(4) 书写训练:包括抄写、听写、描写、记日记和写信等。从简到繁,循序渐进,重症病人一般按照抄写、看图命名书写及听写的顺序训练。

(5) 计算能力训练:从患者现有的计算能力开始,逐渐增加难度。可结合患者日常生活中熟悉的内容进行训练,如买菜等。

(6) 日常生活交流能力训练

1) 代偿手段训练:训练患者正确使用姿势语言(如手势、点头、摇头等)、根据患者病情及实际需要设计交流板(包括画图板、词板、句子板、复合板等),并训练患者使用。

2) 交流效果促进法训练:信息在训练人和患者之间互相传递,训练人和患者交替从一叠正面向下的图片中抽取一张图片,利用各种表达方式(语言、手势、绘画、书写等)将图片信息传递给对方,接收者通过重复确认、猜测、反复询问等方式进行适当反馈。训练人和患者交替进行表达和接受,并根据信息传递成功情况进行评价。

3) 功能沟通法:利用小组治疗等创造情境,以角色扮演的等方式,让患者与沟通伙伴互动,在日常生活情境中自然对话,通过各种沟通渠道,如口语表达、面部表情、书写、绘图、手势、交流板等方式,提高沟通效果。

三、构音障碍的社区康复训练

(一) 治疗原则

1. 针对言语表现进行治疗　治疗计划应以异常的言语表现为中心,兼顾构音障碍的类型进行设计。

2. 按评定结果选择治疗顺序　以构音器官评定中所发现的异常部位为构音运动训练的出发点,按呼吸、喉、腭和腭咽区、舌体、舌尖、唇、下颌运动的顺序,对各构音器官的运动逐个进行训练。构音运动改善后,可开始构音训练。

(二) 构音障碍的康复训练方法

1. 放松训练

(1) 适应证:痉挛性构音障碍。

(2) 训练方法

1) 放松部位:①足、腿、臀;②腹、胸、背部;③肩、颈、头。

2) 放松方法:取放松体位,闭目,精力集中于放松部位。一般可以由足部开始训练,直至头部。在各放松部位设计一些使肌肉先紧张,然后再放松的动作,让患者更容易体会松弛的感觉。让肌肉紧张的动作包括脚趾屈曲、踝旋转、踝跖屈、膝伸展、髋伸展、收腹深吸气、握拳、上肢前伸、耸肩、颈屈曲旋转、皱眉闭目、用力咬牙闭唇、下颌上下左右移动旋转及舌用力抵硬腭等。每个动作保持3s,然后放松,鼓励病人体验这些肌肉的紧张和松弛。每个动作重复3次以上。还可根据患者的情况,加强某一部位的训练。

2. 呼吸训练

(1) 适应证:各类构音障碍。呼吸较差的重度构音障碍患者,呼吸训练应作为首选项目。

(2) 训练方法

1) 坐姿:双肩水平,腰挺直,头部正中位,两眼目视前方。

2) 呼吸方式:平稳地用鼻吸气,从口慢慢呼出。每次呼吸练习之间应有停顿,防止过度换气。

3) 延长呼气时间:尽量让患者自主控制延长呼气时间;进行吸气—屏气—呼气训练;如患者呼气时间短而且强度弱,治疗师应采用手法辅助,即在患者呼气终末时用双手在胸部施压,使患者呼气量增加。逐步增加呼气时间直至10s。

4) 同步发声训练:在呼气时尽可能长时间的发出"s"、"f"等摩擦音并变换摩擦音的强度、长短。逐渐达到坚持10s。

5) 辅助动作:做上肢举起或划船动作。双臂上举时吸气,放松时呼气,协调呼吸动作。

6) 增加呼气量训练:吹泡泡、吹气球、吹蜡烛、吹纸张等。

3. 构音器官训练

（1）构音器官训练

1）运动训练：训练唇的张开、闭合、前突、后缩；舌的前伸、后缩、上举、向两侧运动；张口、闭口、下颌侧方运动；鼓腮、叩齿、咬唇等动作，以及各动作的交替运动。当出现下颌下垂和偏移使口不能闭合时，治疗师可用手拍打下颌中央和颞颌关节附近皮肤，也可左手放患者颌下，右手持叩诊锤轻轻敲击下颌，促进口的闭合。患者舌的运动严重受限不能完成动作时，治疗师可以戴上指套或用压舌板协助患者做运动。

2）改善肌力训练：肌张力低下的构音障碍患者应做改善肌力的训练。如抵抗活动训练：①伸舌抵抗压舌板；②患者用力张口，治疗师用手上推下颌；③患者闭口，治疗师下拉下颌等。

（2）感觉刺激：冰块摩擦及压力、牵拉、抵抗活动刺激面部肌肉，1~2min/次，3~4次/d，促进面部肌肉收缩。用长冰棉棒依次刺激唇、牙龈、上齿龈背侧、硬腭、软腭、舌、口底、颊黏膜。如果软腭软瘫致鼻音过重，使用冰条快速直接刺激软腭数秒，刺激后让患者发短元音[ɑ]，同时想象软腭抬高。

4. 发音训练

（1）语音训练：按照元音、辅音、元音+辅音、元音+辅音+元音、单词、句子的顺序，循序渐进，进行发音训练。

（2）克服鼻音化的训练：鼻音化是由于软腭、腭咽肌无力或不协调，不能适当闭合，将非鼻音发成鼻音，使音的清晰度降低。训练方法包括：

1）引导气流法：吹蜡烛、喇叭、哨子等，引导气流通过口腔，减少鼻漏气。

2）"推撑"疗法：患者双手手掌放在桌面上向下推或两手掌放在桌面下向上推，在用力推的同时发[a]或[ka]音。

（3）克服费力音训练：费力音是由于声带过分内收所致。具体的训练方法是：

1）让患者处在很轻松的打哈欠状态或随着[h]的音发声。

2）头颈部为中心的放松训练，头部从前到后慢慢旋转同时发声。

3）咀嚼训练，训练先咀嚼到发声。

（4）音量控制训练

1）在呼吸训练延长呼气时间同时，进行延长元音训练，改善呼气和音量。

2）对儿童患者可以利用具有控制音量开关的声控玩具训练，将音量由高至低、由低至高、高低交替等引导儿童进行音量控制训练。成人患者可在复述练习等训练中，鼓励患者用最大音量，然后音量从大到小进行训练。

5. 正音训练

（1）音辨别训练：可通过口述、录音或小组形式，对患者发音进行评述和纠正。

（2）构音动作训练：鼓励病人看治疗师的发音动作，让其模仿，并照镜子发音以及时纠正自己的发音动作。也可用爆破音来辅助发音启动，如发[ba]、[bu]音练习。

（3）正确发音练习：对儿童可以利用说儿歌、绕口令、做游戏等方式练习，在训练中出现错误时能自己纠正。从易到难，再逐步向训练课题以外的言语活动过渡。

6. 语言节奏训练

（1）重音与节奏训练：可采取呼吸控制、用节拍器或治疗师轻拍桌子帮助病人控制节奏、对话练习等方法，训练病人控制语言的重音与节奏。

（2）语调训练：可让患者随乐器的音阶变化调节说话语调来治疗单一的音调；学习用语调表达不同情感；学习陈述句、命令句、疑问句等的不同语调。

7. 交流辅助系统的应用　重度构音障碍，通过系统言语治疗不能进行有效交流的，可适当进行替代方法的训练，包括手势语、图片板、词板等，训练患者通过多种途径进行交流。

四、听力障碍患者的社区康复实施

（一）助听器选配

现代听觉语言科学已经证明，若听力障碍发生在获得言语之前，由于缺乏有声环境和语言刺激，在语言发育最关键的 2~3 岁内不能建立正常的语言学习,最终轻者导致言语和语言障碍,重者导致聋哑。也就是 6~7 岁之前,听力障碍程度越重,对语言能力发育的影响也越重。所以,早期佩戴助听器,让听力障碍儿童尽早感受到声音刺激,是听力残疾康复的重要手段。常用的佩戴式助听器共有四种类型,体积最大的是盒式助听器,其他三类是耳道式、耳背式及耳内式助听器。

1. 助听器的适应证 一般来说,经过医治或手术无效,病变已定型不再恶化的双耳听力障碍患者,只要有残余听力者就可以考虑使用助听器。一耳听力正常、一耳听力障碍的患者,一般不必佩戴助听器。

以下情况推荐验配助听器:

(1) 学语期儿童平均听力损失 26~40dB 者。

(2) 平均听力损失 41~90dB 者。

(3) 听力损失 >90dB,暂时不具备人工耳蜗植入条件者,或人工耳蜗植入前的试配。

2. 助听器的选配 助听器验配是一项专业性很强的工作,须由具备一定康复听力学专业资质的专业人员,使用相应的听力学设备,在测听室等特定的声学环境中完成。

(1) 医学评估:在选配前应做听力测验,包括纯音测听、言语测听等。还应对患者听力障碍病史、耳及相邻器官体检情况等进行综合评估。

(2) 选择助听器类型:助听器的选择受患者听力损失的程度和类型、患者年龄、经济状况、个人喜好等综合因素的影响。

1) 从助听器性能上来说,如果能获得较为准确的听力图,首选数码编程助听器或全数字助听器。

2) 从听力损失的程度来说,要根据耳聋程度选择不同功率的助听器。外观一般选择耳内式或耳道式助听器,可满足掩盖听力缺陷的心理要求。听力障碍较重者有时需选择耳背式助听器。小儿一般选用耳背式助听器,身体发育只需定期更换耳膜即可。

3) 重度外耳炎、化脓性中耳炎活动期、外耳畸形、鼓室结构破坏等,可考虑用骨导式助听器。

(3) 选择助听器佩戴耳:近年来比较提倡双耳使用助听器,双耳助听器更有利于个体进行声源定位、立体声的聆听、消除单耳投影效应以及有效的抑噪等优点。因此,特别是严重耳聋的婴幼儿,应尽早(出生后40d)使用双耳助听器。如单耳配戴,一般原则为:轻~中度耳聋配差耳,中~重度耳聋配好耳,双耳听力损失相差不大,配语言分辨率较好或听力损失较小侧、配利手侧或由病人自选。

(4) 选择助听器的功率:在选择助听器的功率时,兼顾听觉改善和个体耐受两个方面。目前助听器由于工艺方面的局限随着功率的增大常产生噪音。因此在验配时要以个体的听觉改善和对助听器的耐受两方面作为评价助听器验配是否合适的条件。

(二) 电子耳蜗植入

人工电子耳蜗是将声音转换成编码的电信号,刺激内耳的感音结构,使大脑产生听觉的一种电子装置。

1. 人工电子耳蜗的适应证 双耳重度或极重度感音神经性聋,配助听器无效,诊断病变位于耳蜗者,可考虑施行电子耳蜗植入手术。平均听力损失大于 90dB HL 的听力障碍者,应首选人工耳蜗植入。对于语前聋患者的最佳植入年龄是 12 个月至 5 岁,大于 5 岁的儿童或青少年需要有一定的听力语言基础,自幼有助听器配戴史和听力或语言训练史。

2. 术后人工耳蜗设备调试和语言训练

(1) 调试时间安排:一般术后一个月左右进行第一次开机调试。开机后最初一个月每周调试一次,其后根据患者情况改为每两周或每月一次。开机半年后,改为每季度一次,调试 2~3 次。患者情况稳定后,可每半年至一年随诊一次。如发现听声障碍、头部外伤等问题,怀疑植入部件程序发生变化者,随时进行调试。

(2) 听力语言康复训练:电子耳蜗植入术后必须进行听力语言康复训练。人工电子耳蜗一般在植入术后 2~4 周左右开始开机进行第一次调试,经过反复多次的调试后,患儿对声音逐渐适应,开始进行听觉能力培建,掌握聆听技能,通过对声音的认识而逐渐进入语言学习过程。社区可以与听力语言专业康复机构和聋儿家庭进行协调开展训练。语前聋患儿的训练从声音的辨识开始,一般从自然声、环境声、人声、乐曲声等的辨识,最后到对话语声的辨识。具体方法见听觉语言训练。

（三）听力障碍儿童的听觉语言训练

听觉语言训练的目的是在听力得到补偿的前提下,最大限度地开发和利用听力障碍儿童的残余听力。社区可在患儿听力补偿后,利用公办及民办听力语言训练机构开展训练,包括听觉训练、发音训练和语言训练三个方面,整个训练过程应以获得语言能力及实用性口语为目标,根据目前各有关资料,听觉语言训练需要较长时间,随着儿童语言的逐步发育而提高语言交流能力,因而社区参与听觉语言康复具有非常重要的作用。儿童语言发育的最佳时期是在2岁左右,尽早进行科学系统的听力语言训练,是听力障碍儿童康复的重要手段。

1. **听觉训练的方法**　听觉对声音的认识过程可以分为听觉察知、听觉注意、听觉定位、听觉辨别、听觉记忆、听觉选择、听觉反馈、听觉概念八个阶段。听力障碍儿童的听觉训练要遵循听觉的学习过程,但这些听觉阶段不是孤立存在的,因此,对听力障碍儿童进行言语训练时要注意不可将这几个阶段截然分开。听力障碍儿童听力训练通常由以下三个部分组成:声音刺激、乐音刺激和辨音训练,让儿童对声音反复认识、注意、辨别、记忆、理解并形成概念。

（1）声刺激训练

1）训练目的:在听力障碍儿童配戴助听器或植入人工电子耳蜗术后经常给予刺激倾听各种声音,唤醒其听觉"沉睡状态",培养听力障碍儿童注意声音和聆听的习惯。

2）训练用具:可选用语言障碍诊疗仪、多媒体等,社区可以根据条件使用哨子、喇叭、锣鼓等发声器具进行训练。

3）训练方法:根据听力障碍儿童听力损失的分贝数来选择声音刺激的强度。如果儿童无反应,坚持用较大声音刺激其听觉器官。如听力障碍儿童对声音有所反应,可适当降低刺激强度。一般每次训练几分钟到十几分钟,一天训练几次。可把康复用具分为高频音和低频音交替训练。训练过程中,要注意听力障碍儿童的心理特点,设计和使用其感兴趣的方法和游戏,如电脑动画、电脑互动游戏、听鼓拨珠、捉迷藏、节目表演等。同时,还要进行辨别声源方向和配合测听的训练。

（2）乐音刺激训练

1）训练目的:让听力障碍儿童充分利用残余听力,尽量多地接受外界的声音刺激。电子耳蜗植入术后患儿在训练中也同样要求。

2）训练用具:钢琴、电子琴、多媒体中的录音程序、音乐CD、录音带等。

3）训练方法:与听力障碍儿童一起听音乐、歌曲,一起随乐曲拍手、踩脚、点头等,用和谐而有规律的声音刺激听觉器官,让儿童感到乐音很好听,培养其辨别不同的音色和音调的能力。根据听力障碍儿童的心理特点,可设计和使用击鼓传花游戏、听音击鼓游戏等,增加训练的依从性。

（3）辨音训练

1）训练目的:帮助儿童感受到多姿多彩的声音,了解不同的声音有不同的含义,将听到的声音和事物联系起来。

2）训练用具:录有各种声音的录音带、动物、车模型等。

3）训练方法:①整体声音的分辨(整体声音的分辨,包括辨别自然界各种动物的叫声,物体发出的声音,各种交通工具的声音,不同人的口音、声调,不同乐器的声音等。从声音的范围的角度,可设计听叫声选动物玩具或交通工具、听自然界声音选图片等。从听觉对声音的认识过程的八个阶段角度,可设计听声音有无走格子、听声音次数投珠子、听音高摸不同位置的玩具、听音强比"大""小"、听音长开玩具车、听音色选乐器等游戏,训练听力障碍儿童辨别声音的能力。)②语音的分辨率(语音的分辨是声音分辨中的重要部分。可进行元音辨音练习、辅音辨音练习、复韵母辨音练习和拟声词的训练。训练中要循序渐进,由易到难。可将不同音素放在相应词语中进行辨听,设计听词选物或听词选图卡游戏,让听力障碍儿童逐渐能够辨别差异显著的语音直至近似的语音。句子辨听可设计成相应场景或故事,从各方面引起儿童的兴趣。)

2. **发音训练**　听力障碍儿童由于不能通过听来获取发音的方法,一般都存在错误的发音方式,导致构音异常,甚至失语。听力障碍儿童要获得有声语言,就必须进行构音训练。由于构音能力与听力有密切的关系,因此此构音训练不能孤立进行,要与听觉训练、语言训练密切配合,同步进行。

（1）构音器官运动训练:进行舌和口部的训练,使构音器官灵活、协调地运动。①舌的训练:可编排包括舌头顶、卷、伸及上、下、左、右运动等动作的舌操,带领幼儿训练。做舌操时,可以用鼓点或音乐指挥听力障碍儿童训练,同时让其加上拍手、点头、摇头的动作。②口部训练:可编排包括张口、闭口及双唇扁、圆、张开、闭合、前突、后缩、咬唇等动作的口部操,带领儿童训练。注意做口部训练时舌头平放,不能后缩或隆起,舌尖自然地贴在下门齿龈。③发音训练:做完舌操、口操后,马上训练发音动作,连续发"嗒、嗒、嗒""拍、拍、拍"等音及[ɑ]、[o]、[e]、[i]、[u]、[ü]等音。发音时舌头和双唇要有力度,读音响亮,口型准确。练习时,先慢后快,循序渐进。

(2) 呼吸与控制气流训练:听力障碍儿童因为长期没有有声语言的刺激,吸气表浅,又不会控制气流,说话时声音存在虚飘不实的现象,必须进行呼吸训练。

社区和家庭常用的训练方法有以下几种:

1) 深呼吸:主要培养听力障碍儿童深吸气,慢呼气。吸气要足,呼气要均匀。①吸气训练:用鼻吸气。在开始训练时可应用嗅觉和触觉来引导,如用带有香味的花让听力障碍儿童闻,引导其进行正确地吸气。②呼气训练:用口鼻呼气。学会吸气后,将听力障碍儿童的一只手放在训练者的鼻前,另一只放在训练者的胸前,训练者深吸一口气,然后用口鼻慢慢呼气,让接受训练儿童通过触觉感受训练者呼吸时胸部的起伏,并加以模仿,学会呼气。③深呼吸训练:要求呼吸要有深度,呼气时间保持10s,做到"吸气一大片,呼气一条线"。注意纠正端肩等不良姿势。

2) 声气结合训练:声气结合训练是锻炼听力障碍儿童说话用气和控制气流的能力。可进行数数练习,从1、2、3、4……往下数,数到一口气用完。数数的速度先慢后快,这样既可练习呼吸也练习了口腔肌肉动作的敏捷性。

3) 增加和控制呼气量训练:吹风车、吹气球、吹纸条、吹蜡烛、纸上吹墨等。

(3) 其他训练:放松训练、发音训练、正音训练等参考"构音障碍的社区康复训练"。

3. 语言训练

(1) 理解性语言的训练:理解性语言又称接受性语言,学习理解性语言是发展语言能力的第一步。理解性语言的培养是在听觉训练的基础上,结合视觉、触觉等其他感觉,使听力障碍儿童把声信号和事物联系到一起,逐渐理解语言的含义。

1) 创造良好的语言环境:要使听力障碍儿童获得理解性语言,必须给予听力障碍儿童大量的、足够的语言刺激。也就是说,要为听力障碍儿童建立以"听说交往"为中心的良好语言环境,通过大量的听说和交往,引导启发听力障碍儿童理解词汇、句子的含义。语言环境创造的重要方面是日常生活语言情境的创造。在家庭生活中,家长和陪护者应利用每一次和孩子共同参与的日常活动,如吃饭、洗漱、游戏、外出等,结合情境给予孩子适时的语言刺激。在开始阶段,不强行要求听力障碍儿童对训练者的语言做出明显的反应,只要求听力障碍儿童集中注意力去看、去听、去感觉声音的振动。只要听力障碍儿童理解了语言的含义,他就会逐步懂得世界上的一切事物都有相应的词来代表,他也就会努力去掌握这些词汇。

2) 培养听力障碍儿童看话的习惯:训练者要帮助听力障碍儿童注意嘴唇的活动,培养听力障碍儿童在看话时注视嘴唇的习惯,启发听力障碍儿童理解语言。

3) 言语训练:幼儿期词汇的发展特点为一般首先掌握名词,其次是动词,有了一定的词汇量后陆续掌握形容词、代词、数量词、副词等。听力障碍儿童理解性语言的训练,也要根据儿童语言发展顺序选择词汇,潜移默化,循序渐进。在训练词汇的设计上,还要优先选择频率最高、普遍性最大的基本词汇,建立语言与客观事物相联系基本词汇库。

在理解性语言训练时应注意:①创造情境使用所学的词汇;②多次重复,重视词汇的复现率;③词汇的概念要完整、准确;④利用儿童喜爱的方式,在游戏中学习。

(2) 表达性语言的训练:遵循词汇、短句、句子、段落的学习顺序,培养听力障碍儿童说话和与人交流的能力。

1) 词汇表达训练:对能理解词汇的患儿,应促其主动口语表达。一般来说,从三个方面确定对表达训练词汇的选择,一是从受训儿童能理解的词汇中选择;二是选择生活、训练中常用的、熟悉的、儿童感兴趣的词汇;三是选择易于构音的词,如爸爸、妈妈、马、西瓜等。训练方法可选择图片、实物教学、游戏等多种方式。

2) 句子表达训练：在听力障碍儿童掌握一定字和词汇量的基础上，按照二词句→三词句→复杂单句→复句的顺序进行词句训练。①二词句的理解和使用：一般为主＋谓或谓＋宾形式。训练教具一般为动作图卡。以谓＋宾形式为例，二词句训练程序为："句中词汇的理解→二词句的理解"。例如在患儿面前并列摆好"吃苹果""洗苹果"、"吃香蕉"、"洗香蕉"或"苹果"、"香蕉"、"洗"、"吃"的图片，治疗师说"吃苹果"，给予语言刺激，患儿选择与示范图相同的图卡；二词句的表达：听力障碍儿童对照图片进行言语的模仿和表达。②三词句的理解和使用：一般为主＋谓＋宾形式。训练教具一般为动作图卡。训练程序与二词句相似，分为句中词汇的理解、表示三词句图片理解、三词句理解和三词句表达。典型句子如"妈妈吃香蕉"、"男孩洗苹果"等。当听力障碍儿童会说简单句时，他的语言表达已有了可喜的进展，证明他已经理解和存储了一些基本词汇。治疗师和家长要及时鼓励听力障碍儿童用他所理解的简单句子进行交流，还可编一些小对话和故事，和儿童进行问答式对话训练等。

3) 复合句：在单句的表达逐步完善的基础上，治疗师要根据孩子的年龄状况和语言发展水平，教示一些复合句，帮助他们表达更复杂的内容。在言语训练过程中，复合句的学习可以利用图书、图片教示，或以提问 - 回答、句子接龙、看图说话等方式来学习。在日常生活中，家长或监护者要反复使用已学习句型，让孩子表达。

五、言语、听力障碍患者的代偿的应用

1. 手语的应用　手语是用手势比量动作，根据手势的变化模拟形象或者音节以构成的一定意思或词语，它是言语、听力障碍患者（即聋哑人）互相交际和交流思想的一种手的语言，它是"有声语言的重要辅助工具"，而对于听力障碍的人来说，它则是主要的交际工具。2018 年 7 月 1 日，中国实施《国家通用手语常用词表》

2. 指唇语的应用　指唇语是指用右手声母和唇型韵母（或附加左手韵母）来辅助汉语口语教学的一种手语方案。特点是：手口并用，侧重"声（介）母＋唇型"手语模式，兼顾单、双手使用，适用于聋人家庭和学校口语教学。指型文，作为记录双手指语的书面符号，可应用于各种场所的聋人无障碍标识。

3. 写字板的应用　由于正常人不懂手语、指唇语的使用，因此言语、听力障碍患者在与正常人进行交流时存在严重的交流障碍，正常人难以理解言语、听力障碍患者想要表达的意思。因此，可以让言语、听力障碍患者随身携带写字板，他们可以通过文字的方式与正常人进行沟通。

六、教育康复

言语、听力障碍儿童大多智力正常，他们也有强烈的教育需求。除部分轻度听力障碍的患儿可通过佩戴助听器实现在普通学校就读之外，大部分言语、听力障碍儿童都需要到特殊教育学校接受特殊教育。

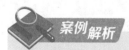
案例解析

　　该患儿为 4 岁女性小儿，双耳均存在听力受损，左耳为中度聋，右耳为重度聋，听力残疾为三级，语言发育已受到明显影响，患儿为学龄前儿童，为有利于患儿进行声源定位、立体声聆听、消除单耳投影效应，应考虑佩戴双耳助听器。在佩戴助听器后对患儿及早开展听觉语言训练，为正常入学做准备。

　　由于听力残疾的影响，患儿错过 2 岁时的最佳语言发育时期，语言发育出现发育延迟、发育异常。未佩戴助听器前，患儿在发音时存在音调异常，常出现不正常的高音调，发声时音量过大，韵律单一，有浓厚的鼻音。患儿在公共场合中不愿意说话，羞涩、喜欢躲在父母身后，说话时词汇量少，语音不清晰，句子短，表达中的错误语句多。

　　患儿的社区康复实践方案制订：

　　1. 在佩戴助听器后进行听觉言语训练前，针对患儿进行社区康复评估。

　　（1）听觉能力评估：对该患儿在进行听觉能力评估音频感受范围 250~1000Hz，言语最大识别

率≥44%,听觉康复级别提示在四级。

(2) 言语能力评估:目前患儿与同龄儿童比较,在发音、理解、词汇量以及分布、语言的使用及表达均明显落后,并且存在音调异常,语音不清晰,句子短,表达中的错误语句多等问题。

(3) 学习能力评估:患儿眼手协调、视觉记忆、辨认、联想、空间推理、细节分析等方面的能力表现良好,并且视觉敏感度较高,有通过利用视觉记忆协助提高智力的潜能存在。

(4) 教育评估:患儿在佩戴助听器后听力的到明显改善,尚需进行听觉语言功能培训,在培训完成后应该对语言功用的掌握加强,发音将得到改善,教育安排建议可以合并到普通班学习。

(5) 心理功能评定:患儿一般自我效能感量表(GSES)提示自我效能感较低,安全感量表(SQ)提示安全感尤其人际安全感、躯体安全感较低。由于听力残障、语言表达能力差,患儿对陌生环境感到恐惧,缺乏安全感。

(6) 环境评估:患儿和爷爷、奶奶、父母一起居住,父母外出时较多,多数时候适合爷爷奶奶一起在家,爷爷奶奶话少,患儿表达需求时通常用手势身体语言时即可得到,对环境中喇叭声音、动物叫声、电话铃声等声音不敏感,对人的说话声音不敏感。

2. 社区康复目标 患者年龄较小,处于学龄前,在听觉训练方面争取尽快学会辨识和理解环境中的各种声音,如风声、雨声、动物鸣叫声、电话铃声、汽车鸣笛声等,识别男人、女人、老人、小孩的说话声音,对声母、韵母发声进行练习,学会正确拼读,达到同龄儿童的词汇量和语言表达水平,在交流中,通过说话来准确表达自己的想法和需求。

3. 社区康复实践

(1) 听觉训练

1) 声刺激训练:用哨子、喇叭、锣鼓等发声器具进行训练,开始时声音较大,刺激她对声音有所反应,然后适当降低刺激强度。一般每次训练几分钟到十几分钟,一天训练几次。训练过程中,使用让她感兴趣的方法和游戏进行刺激,同时,还进行辨别声源方向和配合测听的训练。

2) 乐音刺激训练:用钢琴、电子琴等,或者录音程序、音乐CD、录音带等,和小孩一起听音乐、歌曲,一起随乐曲拍手、踩脚、点头等,用和谐而有规律的声音刺激听觉器官,让她感到乐音很好听,同时可设计、使用击鼓传花游戏、听音击鼓游戏等,增加训练的依从性。

3) 辨音训练:用录有各种声音的录音带、动物、车模型等,让小孩辨别自然界各种动物的叫声,物体发出的声音,各种交通工具的声音,不同人的口音、声调,不同乐器的声音等。可设计听声音有无走格子、听声音次数投珠子、听音高摸不同位置的玩具、听音强比"大""小"、听音长开玩具车、听音色选乐器等游戏,训练辨别声音的能力。

4) 语音的分辨率:进行元音辨音练习、辅音辨音练习、复韵母辨音练习和拟声词的训练,设计听词选物或听词选图卡的游戏,让孩子逐渐能够辨别差异显著的语音;设计成相应场景或故事,从各方面引起孩子的兴趣。

(2) 发音训练:听力障碍儿童由于不能通过听来获取发音的方法,一般都存在错误的发音方式,导致构音异常。听力障碍儿童要获得有声语言,就必须进行构音训练。由于构音能力与听力有密切的关系,因此构音训练不能孤立进行,要与听觉训练、语言训练密切配合,同步进行。

1) 构音器官运动训练:进行舌和口部的训练,使构音器官灵活、协调地运动。包括舌头顶、卷、伸及上、下、左、右运动等动作的舌操,张口、闭口及双唇扁、圆、张开、闭合、前突、后缩、咬唇等动作的口部操;发音动作练习,如"嗒、嗒、嗒""拍、拍、拍"等音及 $[a]$、$[o]$、$[e]$、$[i]$、$[u]$、$[ü]$ 等音。

2) 呼吸与控制气流训练:听力障碍儿童因为长期没有有声语言的刺激,吸气表浅,又不会控制气流,说话时声音存在虚飘不实的现象,必须进行呼吸训练。训练患儿用鼻吸气,深吸气,慢呼气。用口鼻呼气。学会保持呼气时间维持10s,然后练习数数,从1、2、3、4……往下数,数到一口气用完。还有吹风车、吹气球、吹纸条、吹蜡烛、纸上吹墨等。

（3）语言训练

1）理解性语言的训练：给患儿建立"听说交往"为中心的语言环境，通过和爷爷、奶奶、父母以及其他人之间大量的听说和交往，引导启发孩子理解词汇、句子的含义。可以利用每一次和孩子吃饭、洗漱、游戏、外出等活动，给予孩子适时的语言刺激。在开始时，只要求能集中注意力去看、去听、去感觉声音，然后理解语言的含义，再去掌握。

2）培养看话的习惯：帮助孩子注意嘴唇的活动，培养在看话时注视嘴唇的习惯，启发理解语言。

3）言语训练：根据儿童语言发展顺序选择词汇，优先选择频率最高、普遍性最大的基本词汇，多次重复，利用儿童喜爱的方式，在游戏中学习。让孩子理解后学会表达，从词汇到句子，可以编一些小对话和故事，和儿童进行问答式对话训练等。

本章小结

本章主要讲解了言语障碍、听力障碍患者社区康复实践的内容。其中要学生重点掌握听力障碍、听力残疾的基本概念、言语残疾的分级、失语症社区训练、听力障碍儿童的听觉语言训练和听力残疾社区康复的实施。对于言语残疾的治疗主要是在治疗原发病的基础上，进行语言治疗。听力残疾的康复原则可概括为"三早"，即听力障碍的早期发现与诊断、早期验配助听器和早期进行听觉、言语训练。听觉、言语训练应在进行听力重建或补偿的基础上进行，主要包括听觉、发音、语言和沟通等训练。

（李卫平）

扫一扫，测一测

思考题

1. 试述听力障碍儿童的社区康复实施的内容。
2. 对失语症患者应该怎样制订康复措施？

思考题解析

第十章　养老社区康复的实践

10章PPT

学习目标

1. 掌握：养老社区康复的目标，养老社区康复的评定及实施。
2. 熟悉：老年人生理、疾病、心理特点。
3. 了解：中国人口老龄化的现状及趋势、与养老康复相关的概念。
4. 具有根据社区老龄人口的数量、种类等实际情况开展社区康复实践的基本能力；能进行相关社区康复评估、完成康复目标制订；能对社区中老年人开展康复治疗、生活方式重整、辅具配备等方面的工作。
5. 能与老年人进行有效沟通、开展健康教育、组织小组活动、开展文娱活动。

案例导学

　　张女士，70 岁，丧偶、独居，患有高血压、糖尿病，有脑卒中病史，但是除上肢肌力稍弱外其日常生活完全能够自理；退休小学教师，性格较为内向，很少与人交往，喜欢看电视、经济情况可；儿子一家人在外地工作生活。在居住地有一个弟弟和一个妹妹，但较少来往。

　　问题与思考：

1. 如何对张女士进行社区康复相关的评估？
2. 如何对张女士开展社区康复工作？

第一节　养老社区康复概述

　　我国自 1999 年开始步入老龄化社会。截至 2015 年底，我国 60 岁及以上人口数量已达 2.22 亿，占总人口的 16.1%。目前我国老龄人口的数量正以每年 3% 以上的速度快速增长，是同期人口增速的 5 倍多。预计 2020 年我国老龄人口将达到 2.43 亿，占到总人口的 18%，而到 2050 年的时候，老年人将占到全国人口的 1/3。年龄增长导致患病率增加、患病的频率和时间延长。因伤病活动受限、卧床以及失能的老年人数不断增加（截至 2010 年末，全国城乡失能和完全失能老年人约 3300 万人，占老年人口的 19%），这不仅给家庭带来了巨大的负担，同时也占用大量社会医疗资源，人口老龄化已成为我国深刻的社会问题。

　　养老问题一直以来都是一个国际性的问题，由于经济水平、科技水平以及地域文化等差异，各国的养老事业发展都有不同。德国、日本等属于步入老龄化较早的国家之一，在养老康复方面积累了一

119

些宝贵的经验。我国的养老康复事业起步相对较晚,目前我国的社会养老服务体系主要由居家养老(90%)、社区养老(7%)和机构养老(3%)三个有机部分组成了"9073"模式,其中社区在养老中起到了巨大的作用,因此,以社区为主的养老服务将会是未来的主流。一般来说处于老年期的老人有一定的经济基础,多数不存在再就业问题。对于他们来说重要的是如何保持身体健康、延年益寿并提高生活质量。全世界发达地区的养老服务机构都提倡"老有所养"、"老有所属"、"老有所乐"、"老有所学"和"老有所为"为服务目标。"老有所属"是养老康复中最重要策略,即让老人们尽可能在原来熟悉的环境中(包括物理环境和人际环境)度过晚年生活。

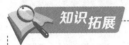

养老相关的概念

老年:老年是一个个体在一个生命历程的最后阶段。最早见于《晋书、何曾传》:"曾以老年屡乞逊位"。2017 年联合国世界卫生组织经过对全球人体素质和平均寿命进行测定,对年龄划分作出了新规定。即:0~17 岁为未成年人,18~65 岁为青年人,66~79 岁为中年人,80~99 岁为老年人,100 岁以上为长寿老人。在我国,目前仍沿用 20 世纪 80 年代相关部门制定的年龄划分标准。即:0~6 周岁为童年,7~17 周岁为少年,18~40 周岁为青年,41~65 周岁为中年,66 岁及以上为老年。

老龄化:是指人口生育率降低和人均寿命延长导致的总人口中因年轻人口数量减少、老年人口数量增加而导致的老年人口比例相应增长的一个动态概念。目前国际上通常的看法:当一个国家或地区 60 岁以上人口数量占人口总数的 10%,或 65 岁以上老年人口占人口总数的 7%,即意味着这个国家或地区的人口处于老龄化社会。

养老(pension):奉养老人;上年纪后闲居休息。

社区居家养老:是指以家庭为核心、以社区为依托、以专业化服务为依靠,为居住在家的老年人提供以解决日常生活困难为主要内容的社会化服务。社区居家养老没有改变老年人的居住环境,无需额外的养老场地等的投入,同时可以根据老年人个体化需求提供针对性的服务,具有成本低、社会接受度高等优点,符合中国传统文化观念。

随着年龄增长,人体各器官功能都会不可抗拒的呈现进行性退化,加上退休、生活环境、社交和人际关系等一系列变化,老人自我价值感的缺失感,导致日常生活行为能力及方式改变、身体和精神心理不适应,生活能力也每况愈下,慢慢形成恶性循环。尤其对于部分失能老人,过度依赖陪护照顾,生活内容贫乏、生活乐趣和信心逐步下降甚至丧失。如果得不到科学专业的干预,将严重困扰和影响老人的生活质量,幸福感亦会极度降低。因此全面康复提倡不仅要改善和消除疾病引起的身体功能和结构障碍,同时还应该有社会功能等方面的改善与提高。我国养老是以低成本养老、亲情养老为导向。居家养老是最好的亲情养老,但独生子女家庭难以承受。托老虽值得提倡,但是要求老年人身体相对较好。社区集中养老将会是未来养老的发展趋势,能实现低成本、有老人交流圈的养老。无论以哪种养老模式实现养老,都需要医疗机构提供健康保障,但目前国内尚未有完善的专门针对养老服务的功能医疗服务体系。由于老年人的身体状况不尽相同,疾病的不同时期所表现的症状及需要的养老服务也不相同,因此联合综合医院、社区医院、特色医院、养生谷及养老院等机构进行一体化的医、养、康结合的养老模式是当前养老发展的热点模式。国家提倡医、康、养结合的养老服务模式,这种策略提供了较大的空间、较广的思路,当中有康复的介入,可让养老服务更容易达至最高理想。事实上目前实际运行的医、康、养结合模式主要是在养老服务集团中设综合医院或康复医院,或养老机构与医疗和康复机构建立合作关系,让有需医疗或康复需求的老人可及时地、就近地得到服务。当中的康复服务主要协助因伤病引起功能障碍的患者控制症状及促进身体基本功能恢复,如:肢体活动功能、言语及认知功能等。康复人员主要的职能就是为存在有伤病问题的老人提供医疗康复的服务。事实上在养老机构中,存在迫切医疗康复需求的老人比例相对较低,因此,康复仍然没有全面融入养老服务,不能协助机构中的老年人真正过上有尊严、幸福且有质量的生活。因此,社区养老康复康复必须重新定位,扩充服务内涵。

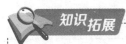

老年人身体状况的特点

（一）生理特点

随着年龄的增大,老年人各个器官、系统的功能开始逐渐下降。特别是一些重要的器官系统的改变直接导致老年人出现严重的功能障碍。

1. 神经系统　老年人大脑的重量随着年龄的增加而逐渐减少,60 岁时减少 6%,而到 80 岁时已经在原有脑组织重量上减少了 10%。重量的减少也意味着脑细胞数量的急剧减少,到老人 70 岁以后其脑细胞的数量较原有的数量减少会超过 45%。同时供应大脑营养的血管也开始出现退化和损害,其结果导致大脑的供血出现问题,而一些血管的破裂、阻塞会直接导致脑组织的软化和坏死。同样的情况,供应周围神经的血管内膜增生、管腔狭窄导致供血障碍可引发神经变性,传导速度减慢。

2. 心血管系统　心肌萎缩、心室壁的增厚、心房的扩大、大血管壁的增厚及内膜的变性等都将导致心血管系统功能的整体下降。这些功能的下降导致机体及重要器官血液供应的减少、加速它们的衰老与损害。

3. 呼吸系统　呼吸肌力量的减弱,呼吸道黏膜、上皮、纤毛的蜕变以及肺泡数量的减少,导致肺通气、换气功能降低,气体交换受到限制,血液中氧含量降低,最终导致组织器官缺氧。

4. 消化系统　各种消化器官的功能减退、消化腺分泌减少导致机体营养物质的摄取障碍。

5. 骨骼肌肉系统　肌肉体积和力量减小、脂肪增多、骨量减少、骨质脆性增加,关节僵硬退化等因素导致运动能力及质量的降低,老年人活动能力和范围下降,最终导致参与能力的下降。

（二）疾病特点

老年病是指在老年期出现的与人体衰老有关的各种疾病的统称。其特点为多发性、慢性、反复性、症状不典型、容易发生合并症或多脏器的功能衰竭、多种药物联合使用或者非医嘱的用药等。

（三）心理特点

老年人的心理因素在健康和疾病的相互转化过程中起着非常重要的作用。影响老年人的心理的因素主要包括:生理因素、外界因素以及疾病因素。生理因素主要是指各种脏器的退化造成他们在记忆力、听力、视力等方面的障碍,从而影响其人际交往、活动范围受限最终出现不爱活动、孤独、抑郁、多疑等心理问题。外界因素主要为从以前规律的工作生活方式以及社会角色突然发生转变而不适应,导致心态、情绪的改变。疾病因素方面,由于老人多有慢性疾病或多脏器的疾病,受到病痛的折磨导致出现悲观、急躁、不安的情绪变化。总结起来说,老年人的心理特点变化主要包括:情绪与情感变化、记忆力降低、思维迟钝、意志力消沉、性格变得急躁不易控制等。

第二节　养老社区康复的评定

一、养老社区康复的评定内容

老年人社区康复过程中的评定工作是全方位的,主要包括:医疗健康、教育等方面的评定。医疗健康方面的评定主要针对他们进行独立生活活动时存在哪些身体方面的功能障碍妨碍他们正常生活,存在哪些慢性疾病影响他们的健康。教育康复方面的评估主要会根据他们的文化水平、兴趣爱好、性格等方面进行专项评估,通过评估详细了解她们的思想、情绪、需求等方面的信息。在除医疗健康方面的专项评估外,老年人能否可以达到理论上的社区康复目标,特别是针对有多种慢性疾病的老人,我们可以采用的 TAG 评分进行评定(表 10-1)。

表 10-1 TAG 评分

评定项目	分值
Ⅰ独立生活方面	(50 分)
1. 大小便自理	10 分
2. 进食自理	10 分
3. 梳理修饰	10 分
4. 穿衣自理	10 分
5. 独立进行言语交流	10 分
Ⅱ转移	(10 分)
1. 不能步行、但能独立转移和非步行移动	5 分
2. 能独立步行	10 分
(上述两项只能 2 选 1)	
Ⅲ业余活动、教育和就业方面	(40 分)
1. 能进行伤病前全部业余活动	10 分
2. 能进行伤病前职业活动	15 分
(上述两项只能 2 选 1)	
3. 在 1 的基础上能参加业余书画班	3 分
4. 在 1 的基础上能参加普通成人中、高级教育单科证书班	8 分
5. 在 1 的基础上能参加普通成人中、高级教育全科证书班	15 分
(上述三项只能 3 选 1)	
6. 在 2 的基础上还能进行第二职业培训与就业	10 分

TAG 评分的说明：50 分 ADL 自理水平；60 分独立移动水平；70 分休闲活动；80 分有就业能力；90 分有受教育能力。

二、老年疾病社区康复评定中的注意事项

老年人的功能评定重点应在日常生活活动的自理能力和生活质量的评定方面，同时也要结合病情有侧重点地进行。因此在评定过程中要注意以下几个方面的问题：

（一）全面性及重复性

评定前要详细询问病情、全面检查，评定时对不能立即确定结果的项目应重复进行。

（二）评定量表的选择

由于老年人运动能力、认知功能均有减退，评定时应选择简便易行简单、易懂的量表。日常生活自理能力（ADL）和生活质量（QOL）的评定是老年病最重要的评定。ADL 的评定多用以自理能力为重要内容的评定表，如用 Barthel 指数与 PULSES 记分。QOL 评定主张评定生活的满意度。

（三）关于心理问题

老年人多有心理障碍，有消极心理、抑郁，并有个性僵化、固执等表现，另外，老年人视力、听力、理解力多有下降，在开始评定前应热情、诚恳、细心、耐心且不厌其烦地向他们仔细说明评定的重要性、注意的问题，必须取得他们的配合。

（四）适当的休息

老年人多有慢性病和多脏器疾病同时存在，同时由于体力问题老年人易疲劳，因此功能评定时必须严密观察患者情况，在评定过程中可适当休息，也可分次进行，不要强求一次完成。

（五）注意用药史

老年人常常因为慢性疾病服药种类较多，功能评定时应详细询问服药情况，如有的药物可使心率改变，安眠、镇静药会影响患者情绪。

（六）其他

老年人的兴趣爱好、家庭结构、与亲友邻里的关系等因素也常常会影响到他们在社区中的生活，因此在其个人、社会史方面需要仔细询问、评估。

第三节　养老社区康复的目标

社区内大多数老年人的养老康复需求是不包含工作需求的，因为他们已经退休，因此社区内老年人的康复需求重点在于能够获得足够的独立生活的信心与能力。所以养老社区康复目标在医疗健康方面着重要强调的是独立生活能力，并不要求其功能完全恢复，只是根据个体实现水平去争取最佳效果。对于那些家庭经济困难或者独居的老人，在社会支持方面需要给他们提供必要的、合适的帮助。如何让老人愉快、有尊严、有意义的度过人生最后的时光，不仅需要给他们一个良好的物质环境，更重要的是给予他们精神层面的帮助和教育，既要让他们学会如何开展自我健康保健、防病治病的活动，同时又要为他们进行娱乐、社交等方面的训练活动提供可靠、必要的支持。所以总结起来养老社区康复工作的总体目标就是：协调、调动好社区各种资源构建社区养老康复服务体系，尽可能延长老年人的健康期，缩短带病期、伤残期；尽可能维持老年人的生活自理能力，改善身心状况，提高老年群体的生活质量；尽可能减少医疗支出、减轻家庭负担，同时还应也为老年人提供实现自我人生价值提供相应的平台。

第四节　养老社区康复的实施

社区养老康复服务具体的实施首先是要构建完善管理体系、组织体系、运行体系及监控体系，这是实现社区养老康复服务体系呈可持续发展的重要保证。社区养老康复服务体系构建的基础包括：康复服务的范畴、提供者与提供载体等内容，只有明确这些内容，才能开展并实现多元化的老年康复服务。

一、养老社区康复体系的主要内容

1. 管理体系　包括建立相应的政策、制订技术服务标准、对养老服务单位进行严格的监管、形成有序的监管体制和行业标准，以确保养老服务行业能够良性发展、高效服务。

2. 组织体系　是指政府是养老康复服务体系的组织者、管理者、监督者和推动者，其组织层次为中央政府、地方政府、街道、社区、机构、老人。建立起以养老康复工作委员会为主导、多方参与执行的层级康复服务管理体系。运行体系指康复服务体系构建的核心。

3. 运行体系　是通过多部门、多渠道、多形式的联合工作，对养老社区康复工作的具体实施制订的一套规范、完整的工作流程。运行体系是养老社区康复体系建设内容的核心（图 10-1）。

4. 康复服务的供给者　在现阶段的国情下，须调动各方面的积极元素，整合多方服务主体的资源，即以政府供给，社区、家庭供给和自身供给三方面为主要来源。政府是基础老年康复服务的主要提供者；社区、家庭供给是在市场机制下，通过企业、各类组织募捐及增扩保险等不同手段供给康复；自身供给是老年人依靠自己的经济收入，提供康复供给方式。这种多元化的供给方式，即可以避免单纯由政府提供服务的高成本和低效率，建立各类服务主体的社会责任感。

5. 康复服务范畴　从公共卫生角度讲，康复可以被理解和描述为一种卫生保健策略，即预防策略、康复策略及支持策略。预防策略的主要目标是对健康状况进行预防，通过健康教育和基本的康复训练等手段减少疾病发生概率；康复策略的主要目标是恢复功能，通过应用和整合各种康复手段实现最大限度恢复功能；支持性策略主要目标是提高生存质量，通过设计性的活动、体能节省法及辅助具等方式支持并促进老年人身体、心理健康，融入社会。

6. 康复服务提供的载体　主要包括居家、社区和机构康复。居家康复工作主要以社区为平台，提

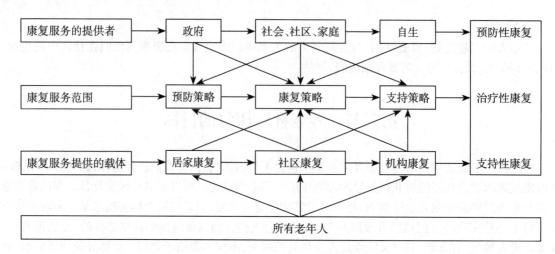

图 10-1　养老康复服务的运行体系图

供居家上门康复。社区所承担的康复任务更为广泛，包括健康调查、健康管理、建立家庭档案、社区义诊等工作。机构康复主要工作任务是提供专业的康复服务、甚至人才培养等方面的工作。

7. 监控体系　继续探索适应养老康复服务的监督评估机制。聘请中介组织或专业机构作为第三方，对相关政策的贯彻落实情况，资金使用效果进行监督。并建立老年人康复服务质量反馈系统，进行养老康复服务的质量评估体系、服务人员奖惩机制等制度建设。

二、"重建生活为本"的理念在养老社区康复实践中的应用

医疗康复机构中实施康复治疗时主要会注重身体结构、活动能力、认知等功能方面的训练，很少会涉及自理能力、家居生活能力、社区生活能力、甚至工作能力方面的训练。但在社区康复实践领域中，这些方面的训练对于残疾人、老年人来说应该是基本和主要的训练内容。2015 年在中国香港职业治疗学院梁国辉等老师们的推动下，将"重建生活为本"的康复理念融入于社区养老康复工作中。该理念模式与原有的模式区别就在于将以往单一促进个体功能恢复发展到以丰富多彩的手段把功能转化为生活能力，根据老人的能力及家庭条件，协助他们重建幸福快乐的生活，建立可以维持身体及心理健康的生活方式。重建生活为本康复理念的最终目标与养老服务的最高理想是一致的，这理念补充了现时养老服务及医疗康复理念的不足，扩宽了两个领域的服务范围，在理念及实际运作层面把康复及养老融合，产生正面的协同效应，共同达至养老及康复服务的最高理想。在开展社区养老康复实践工作时，要尽力协助老人（特别是为有轻、中、高度失能失智者）提升和维持足够的生活能力和意志，把充足的、可产生成功感、愉快感、幸福感的活动融入生活，并养成习惯。这就是"重建生活为本"养老社区康复的终极目标，是真正体现尊严与质量的养老的服务模式。"重建生活为本"在养老服务中能够提升老人的生活质量，其生活化的训练内容涵盖了"老人的个人期望值、能力、环境及与之相匹配的生活态度、意志、技能、习惯和生活角色的认同"等。从另一个角度而言，"重建生活为本"养老康复是一种具备人文关怀的新型模式，是契合"生物 - 心理 - 社会"现代医学模式更紧密更广泛的层面探讨，以"重建生活为本"作为养老服务核心，可以推进及实现老人在机构、社区和家居养老的整体幸福指数的提高。

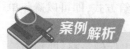

通过对前述的张女士的访谈了解到：张女士表示自己对于目前的"生活"没有信心，经常觉得自己是个无用的人，但是又没有其他的办法，自己形容就是"熬"日子。虽有一些爱好，但并不能感受到丝毫的愉悦心境。每天吃饭、看电视、睡觉、对着空气发呆……日复一日，对生活丧失了追求和目标。从张女士的健康方面评估没有发现太大的问题，自我生活照顾能力方面没有障碍，访谈时了

解到以前喜欢在家自己做作美食,与家人朋友共同分享感到很快乐。但自从老伴因病去世后,以前的这些爱好也觉得没有兴趣了,甚至感觉活着都没有了意义,同时儿子又在外地工作,没有了往日的家庭快乐。通过访谈我们确定其社区养老康复的目标主要就是找回生活的信心和乐趣,经过深度访谈,慢慢地引发了张女士对晚年生活的美好畅想,她也渴望尝试参加社区组织的美食制作活动,有展示自己的厨艺的机会。因此利用社区资源组织了一次厨艺展示活动,活动中张女士的厨艺得到好评和表扬,这使得张女士非常开心。社区此后也组织了厨艺以及健康饮食培训活动,活动时也邀请张女士为大家讲解分享她的经验,通过这些活动张女士感觉又找到了生活的希望,心情也快来了,也因此结交了许多新的老年朋友。张女士也感慨:"想不到在社区还可以自己动手做自己喜欢的事情,还可以过想过的日子……"

本章小结

　　随着我国逐渐步入老龄化社会,养老问题在我国越来越突出,如何提高老人的生活自理能力、提高老人的生活质量是我们必须面对的问题。本章主要讲解了养老康复社区实践的知识,其中重点是养老社区康复的目标,养老社区康复的评估及实施。希望同学们通过本章的学习能正确地认识养老康复,学会制订社区养老康复计划,提升老年人的生活质量。

（章　荣）

扫一扫,测一测

思考题

1. 养老社区康复的主要目标是什么?
2. 如何在社区中开展养老康复工作?

思考题解析

第十一章　其他疾病的社区康复实践

学习目标

1. 掌握：高血压、糖尿病、慢性阻塞性肺疾病、精神障碍、截瘫的社区康复实施内容。
2. 熟悉：高血压、糖尿病、慢性阻塞性肺疾病、精神障碍、截瘫的社区康复评定、目标。
3. 了解：高血压、糖尿病、慢性阻塞性肺疾病、精神障碍的概念及分类、社区管理方式。
4. 能为高血压、糖尿病、慢性阻塞性肺疾病、精神障碍、截瘫患者制订社区康复方案，具有对高血压、糖尿病、慢性阻塞性肺疾病、精神障碍、截瘫患者进行社区康复实践的基本能力。
5. 培养学生团队合作的意识，提升学生沟通协作开展工作的能力。

高血压、糖尿病、慢性阻塞性肺疾病、精神异常和精神病属于众多学者认为现今社区中常见的慢性病，根据对 1998 年全球疾病负担的估计：慢性病占 43%，中国更是达 60%，而慢性病发病的高发人群是成年人，导致大量劳动力损失，给家庭和社会带来巨大的负担。因此，在社区积极开展高血压、糖尿病、慢性阻塞性肺疾病、精神障碍的康复工作，既可以减轻这些病人的痛苦，提高生活质量，又可以减轻家庭和社会的负担，提高社会劳动水平，促进社会、经济文明的发展。

第一节　高血压病的社区康复实践

一、概述

高血压是以动脉血压持续升高为特征的"临床综合征"。高血压可分为原发性高血压（primary hypertension）和继发性高血压。其中原发性高血压约占高血压患者的 95%，是指以原发性血压升高为主要临床表现，是多种心、脑血管疾病的重要病因和危险因素，是心血管疾病死亡的主要原因之一。继发性高血压是指某些确定的疾病或病因引起的高血压，约占所有高血压的 5%，继发性高血压一般针对其原发病因治疗，这里主要介绍原发性高血压的社区康复。

目前原发性高血压尚无根治方法，临床主张根据血压水平持续规律地治疗。患者回归家庭后，仍然存在一定的康复问题，如：对疾病认知水平有待提高、持续不良的生活方式、长期规律药物治疗的困难、身体活动能力下降、心脑血管病症发作风险增大等，如果不能引导其正确认识和处理好上述相关问题，会导致患者高血压并发症的加速发生，不仅影响患者的生活质量，也影响其参与社会生活的能力。

二、社区康复评定

（一）高血压分类

世界卫生组织和国际高血压学会根据血压值将高血压分为轻、中、重三级和一个亚组，并根据靶器官损害程度将高血压分为1、2、3级。

（二）高血压分期

参照2013年ESH/ESC高血压管理指南,根据血压分级、心血管危险因素、无症状器官损害情况和是否患有糖尿病、有症状的心血管疾病或慢性肾病等对心血管风险进行分期。

（三）心电运动负荷试验

心电运动负荷试验是高血压病康复评估的重要手段。该试验通过观察患者在既定运动方案测试过程中心电图、血压等生理参数的实时变化,评价高血压患者对运动的反应。为高血压病患者进行精准运动处方制订提供有效的评价。心电运动负荷试验的适应人群较广,伴有以下高血压危险因素且没有运动负荷试验禁忌的患者均适合此项评估:①年龄≥40岁的男性及≥50岁的女性;②伴有冠心病主要危险因素的所有病人;③有提示心肺和代谢疾病症状、体征,或被确诊为这些疾病的病人。

（四）心理功能评定

一些高血压患者伴有焦虑情绪,对这类高血压患者仅用降压药物效果是不稳定的,故有必要进行情绪情感障碍评定,可采用汉密尔顿焦虑量表(HAMA)或焦虑自评量表(SAS)。

（五）生存质量（QOL）评定

可采用健康状况调查问卷(SF-36)从多个维度了解患者康复前后生活质量的变化。

三、社区康复目标的确定

高血压治疗的基本目标是血压达标,以期最大限度地降低心脑血管病发病及死亡总危险。根据《2017中国高血压诊治指南》推荐,目标血压:一般高血压患者血压降至<140/90mmHg;老年（≥65岁）高血压患者的血压降至<150/90mmHg,如果能耐受,可进一步降至<140/90mmHg。糖尿病或慢性肾病患者的血压目标一般可以再适当降低。在患者能耐受的情况下,尽早并坚持长期达标。因此,在社区的康复服务,就是要帮助此类患者在长期的生活中坚持合理的降压,指导其进行社区-家庭的运动康复,并在带病的状态下提高生活质量,更好地参与社会生活。

四、社区康复的实施

社区卫生服务部门为患者建立电子档案,汇总患者的一般情况,如家庭状况、职业及收入、生活习惯、运动爱好、身体健康状况等基本资料,便于对患者进行动态、分级管理,并根据患者具体情况定期随访、评定。

（一）医疗康复

对于诊断明确的高血压患者,应通过宣讲、发放知识手册等方式,纠正不良生活方式、改善睡眠质量、规范个人降压药物的使用及危险因素的纠正,以期最大限度地执行规范化治疗。运动疗法可有效地改善运动耐力、对血压的调控有积极改善作用,尤其是对舒张期血压增高的患者,有氧运动是一种非常值得推荐的康复治疗方式。运动治疗可结合患者的运动爱好或易于接受的方式在社区开展,以利于患者能坚持,维持治疗效果。针灸等中医治疗也是高血压病的辅助康复措施。除上述治疗外社区卫生服务部门还可采取下列措施:①设立健康门诊,为患者提供健康咨询及检查等服务;②设立高血压俱乐部或患者自我管理小组,学习健康及疾病防治知识,交流经验,学会自测血压等。

（二）心理疏导及康复知识普及

原发性高血压是生物、心理和社会各种因素综合作用的结果。流行病学调查表明,紧张性刺激对血压有一定的影响,一个人的心理特征、行为习惯、生活方式等对血压有着重要作用。因此,社区康复工作者需要为患者进行心理咨询与疏导,使患者正确认识高血压病及不良情绪变化对血压的影响,调动患者心理转化的主动性,减轻或消除焦虑和恐惧等紧张情绪,增强战胜疾病的信心,必要时还可采取支持疗法、音乐疗法、生物反馈治疗。另外,康复知识的科普宣传,能提高社区不同人群对高血压病及相关并发症的认知水平,从而增强对该病的重视度。在此基础上结合定期随访和评定,对患者的疾病管理有督导作用,促使其积极改善行为习惯和生活方式,如戒烟酒、低盐低脂饮食、科学体育锻炼,以改善疾病状况。在社区采取的康复知识普及形式可以多种多样,除可采用对患者及家属进行的健康教育讲座以外,还可利用各种渠道,如社区的画廊、专栏、广播、播放录像、张贴和发放健康教育材料

文档:高血压的分级管理

等进行,从而在社区层面上改善高血压病知晓率、治疗率、控制率"三低"的现象。

第二节 糖尿病的社区康复实践

一、概述

糖尿病(diabetes mellitus,DM)是一组以血浆葡萄糖(简称血糖)水平升高为特征的代谢性疾病群。按照世界卫生组织的标准,空腹血糖≥7.0mmol/L(126mg/dl)和(或)餐后2h血糖≥11.1mmol/L(200mg/dl),即可诊断为糖尿病。世界卫生组织(WHO)及国际糖尿病联盟(IDF)专家组建议,糖尿病可分为1型糖尿病(胰岛素依赖型,IDDM)、2型糖尿病(非胰岛素依赖型,NIDDM)、其他特殊类型糖尿病、妊娠糖尿病(GDM)4种。糖尿病的并发症发生率高,若控制不当,可造成组织器官毁损,具有致残致死性,危害严重,故需进行积极防治。

二、社区康复评定

(一) 生活方式评定

不良生活方式的纠正是糖尿病康复的基础,也是社区康复工作的基础。对糖尿病高危人群及已经罹患糖尿病的人群定期进行生活方式评定,给予及早的生活方式纠正,对延缓糖尿病的发生、发展有重要作用。社区康复工作人员可通过定期进行生活方式量表评定对干预人群进行评估,进而做详细的饮食、睡眠、控烟、控酒、运动等生活方式干预。同时可以加强药物的规范使用,进而平稳控制血糖。

(二) 生化指标测定

定期生化指标(包括空腹血糖、餐后2h血糖、糖化血红蛋白A_1)的测定,有利于确定糖尿病的控制目标是否达成,也反映了康复治疗的疗效。尤其在社区,糖尿病患者血糖的自我监测有重要意义,能为治疗人员提供动态数据,为调整药物剂量提供依据。血糖的自我监测主要由病人及其家属进行。

(三) 靶器官损害程度评定

主要包括定期对视网膜、周围神经、心、脑、肾及足等靶器官功能水平的评定,如:每半年查一次视力及眼底、肌电图、肝肾功能检查等。

(四) 心理功能评定

糖尿病患者心理障碍主要表现为焦虑症、强迫症、恐惧症、抑郁症等,可采用汉密尔顿焦虑量表(HAMA)、汉密尔顿抑郁量表(HAMD)、症状自评量表(SCL-90)等。

(五) 肌肉功能测定

肌肉是人体最大的耗氧器官。肌肉力量的增加可改善身体成分、血糖水平、胰岛素敏感性,预防和治疗"代谢综合征"。故对糖尿病及糖尿病高危人群应进行肌肉含量、肌肉功能的评估。

(六) 心电运动试验

用于对高危患者进行运动康复的危险筛查、制订运动处方。年龄超过40岁的患者,尤其有10年以上糖尿病史或有高血压、冠心病及脑血管病的症状和体征者,都应进行此项评定,以保证社区康复治疗的有效性和安全性。并且在试验前后或运动疗法前后检查血糖,注意低血糖的发生。

(七) 日常生活活动能力评定

可采用改良Barthel指数、功能独立性评定(FIM)、生存质量评定等以评价患者在社区的活动及参与方面的能力。

三、社区康复目标的确定

糖尿病的主要康复治疗目标为使血糖达到或接近正常水平;纠正代谢紊乱,减轻或消除临床症状;防止或延缓并发症的发生,避免引起心、脑、肾、眼、血管和神经等病变;控制体重,维持较好的健康和劳动能力;儿童保持正常的生长发育;提高老年人生活质量,延长寿命,降低病死率和致残率。糖尿

笔记

病的治疗强调早期和长期、积极而理性以及治疗措施个体化的原则,在社区重点就是帮助患者在长期的日常生活中有效控制血糖,防止或延缓并发症的发生,使患者在带病的状态下提高生活质量,更好地参与社会生活。

四、社区康复的实施

在社区卫生服务部门为患者建立电子档案,汇总患者的一般情况,收集患者如年龄、家庭状况、饮食习惯、生活方式、运动爱好、健康状况等基本资料,便于对患者进行动态管理,并根据患者具体情况定期随访、评定。

(一)医疗康复

糖尿病作为一种需终身治疗的疾病,康复需持之以恒,主要包括饮食疗法、运动治疗、药物治疗、糖尿病健康教育、自我监测血糖及心理治疗,在社区卫生服务部门除常规开展上述内容外,为充分调动患者的主观能动性,积极配合治疗,一些社区创立的新型的健康教育方式:糖尿病之家,即由医院提供人力资源,在社区对糖尿病患者进行规范的教育——患者出院后参加社区糖尿病之家活动:包括由医生、营养师、护士等专业人员授课的课程班的学习,为患者定期免费测量血糖、血压,定期郊游活动等增进病友和医患间情感及知识的交流等,以帮助患者获得解决问题的知识与技能,建立健康行为,有效提高了长期治疗的依从性。另外,可通过现代信息化交流平台,对糖尿病出院患者进行管理的应用,即根据不同患者病情进行分类,要求患者加入相应种类的手机微信群,由教育护士根据微信群种类每日进行康复指导,形成互动机制,患者的治疗依从性、生活质量评分均有明显提高,此种方法在糖尿病社区康复管理中也值得借鉴推广。

(二)家庭康复服务

糖尿病之家的活动鼓励患者家属参加,使家属也获得了糖尿病治疗的一些基本常识,这对于提高患者的家庭支持力度起到了积极作用。另外,糖尿病患者以中老年为主,由于患者文化程度和理解能力的差异,部分患者对糖尿病知识掌握不够,常不能准确按医嘱进行家庭康复进程,并且有部分患者由于记忆力较差常有漏服药物的情况存在,社区康复人员对患者进行入户指导:如指导家属监督患者的口服用药、教会需注射治疗的患者及家属消毒及注射方法等,提高了患者康复进程和效果。

(三)康复知识普及

除上述的健康教育等形式外,在社区还可采用多种媒体、宣传册等途径进行糖尿病康复知识普及,以加强人们对该疾病的认识及重视程度。

第三节 慢性阻塞性肺疾病的社区康复实践

一、概述

慢性阻塞性肺疾病(chronic obstructive pulmonary disease,COPD)是一种以持续气流受限为特征的可以预防和治疗的疾病,其气流受限多呈进行性发展,与气道和肺组织对烟草烟雾等有害气体或有害颗粒的慢性炎性反应增强有关。主要累及肺脏,也可引起全身(或称肺外)的不良效应。可存在多种并发症。COPD与慢性支气管炎和肺气肿密切相关,当慢性支气管炎和肺气肿患者的肺功能检查出现持续气流受限时,则能诊断为COPD。临床上根据COPD的严重程度进行了轻、中、重、极重度的分级以及急性加重期、稳定期的病程分期。

COPD患者通常存在长期慢性咳嗽咳痰导致呼吸困难并逐渐加重,以致日常活动甚至休息时也感气短、疲乏的情况,随着病程的进展,可导致全身不良效应,加剧患者的活动能力受限,使生活质量下降,预后差,而积极有效的康复干预,能改善患者呼吸困难的症状,提高患者身体活动能力,从而改善生活质量。

二、社区康复评定

社区康复的 COPD 对象主要为病情稳定的 COPD 患者,因此除病史、必要的体格检查、营养评价、影像学检查、血气分析、症状评估等外,康复评定更侧重以下几个方面:

（一）肺功能评定

包括气流受限程度分级即第一秒用力呼气容积（FEV1）、第一秒用力呼气容积占用力呼气容积百分比（FEV1/FVC）、最大吸气压与最大呼气压的评定。

（二）运动能力评定

可采用心电运动试验、定量行走、平衡能力、有氧耐力及肌耐力评定。

（三）呼吸功能评定

包括呼吸模式、呼吸频率、吸呼比的测定,另外,还包括自觉气短、气急分级法和呼吸功能改善或恶化程度分级法等。

（四）心理功能评定

包括两个方面:一是 COPD 患者由于呼吸困难和对窒息的恐惧,常处于焦虑、紧张状态,易造成呼吸肌紧张程度增加,进一步加重气促和呼吸困难症状;二是由于慢性缺氧可引起的器质性脑损害,出现认知和情绪障碍等,因此需要对 COPD 患者进行相关的心理功能评定,可采用汉密尔顿焦虑量表（HAMA）、汉密尔顿抑郁量表（HAMD）等进行情绪情感障碍的评定,认知方面可采用简易智力状态检查量表（MMSE）等。

（五）日常生活活动能力评定

可采用曼彻斯特呼吸日常生活能力问卷（MRADL）、伦敦胸科日常生活活动能力量表（LCADL）等。

三、社区康复目标的确定

其康复治疗目标为减缓 COPD 疾病的进展,改善心肺功能;缓解气促和呼吸困难等症状,减轻呼吸损伤引起的病理生理并发症;提高运动耐量,改善因呼吸受限导致的运动不耐受症状;减少 COPD 急性发作;通过教育和训练使患者日常生活活动能力达到最佳。而在社区强调将康复干预嵌入日常生活,使康复变为一种生活状态来达到上述目标,以提高患者生活质量,更好地参与社会生活。

四、社区康复的实施

在社区卫生服务部门为患者建立电子档案,汇总患者的一般情况,如生活环境、家庭状况、职业及收入、生活习惯、运动爱好、身体健康状况等基本资料,便于对患者进行动态管理,并根据患者具体情况定期随访、评定。

（一）医疗康复

主要为在急性期药物治疗后,改善肺通气功能为核心的康复治疗,包括呼吸训练、排痰训练、运动训练、营养指导、长期氧疗、健康教育、节省能量技术等。

（二）心理疏导及行为干预

包含心理指导的综合社区肺康复程序往往能取得良好的效果。对于稳定期患者可通过交流、诱导、启发、激励等心理支持帮助患者树立信心,变被动为主动,还可指导患者进行一些放松训练、音乐疗法等以减轻呼吸困难及焦虑。总之,在社区的心理及行为干预形式可以多样,但主要侧重于应对策略及压力管理,并且鼓励患者家属及朋友共同参与,正确的行为模式和患者的自我管理对控制病情发展具有重要意义。

（三）康复知识普及

宣传普及 COPD 的健康知识,能提高社区人群对 COPD 及其危险因素的认识,提高健康意识,而其中对患者及家属的健康知识宣教,除医疗康复中的健康教育部分,形式可以多样化,如发放健康手册、广播电视、视频、网络、举办讲座、免费咨询、相关知识竞赛等,建立起社区医院、社区、家庭、患者的支持系统,发挥患者的中心角色作用,自我管理,旨在消除不健康的生活习惯及行为,提高对 COPD 的了解，建立更好的康复依从性，减少病情反复加重。

（四）家庭康复服务

主要为家庭氧疗、家庭运动康复及改善居住环境。由于长期低流量吸氧（<5L/min）可提高患者的生活质量，延缓疾病进程，使COPD患者生存率提高，故患者有在家庭中进行氧疗的必要性。可指导患者在家庭中准备压缩氧气瓶面罩给氧，也可以采用家庭制氧机，根据情况持续或间隙给氧。其次，为患者制订家庭运动康复目标，患者可在室内或室外进行定量康复训练，进而改善患者运动耐力，对延缓病情进展、改善生活质量有重要作用。另外，生活环境中的污染物是COPD重要的危险因素，室内空间狭小、人口密集、通风不良均易造成污染物聚集，增加COPD发病的风险，因此必要时入户指导患者及家属改善居住环境，提高室内外空气质量以保持环境的清洁，也是防治COPD的重要措施。

第四节 精神障碍的社区康复实践

一、概述

精神障碍（mental disorders）是一类因各种生物、心理及社会环境因素的变化和影响，引起思维、情感和意志行为等精神活动出现不同程度的改变，并伴有痛苦体验和（或）功能损害的具有诊断意义的精神方面的问题。各类精神障碍持续一年以上未愈，患者认知、情感、行为障碍影响其日常生活和社会参与的状态，则称为精神残疾。精神残疾是我国残疾分类标准中的一类。

精神障碍是一大类疾病的总称，其中的重性精神障碍因其治疗的长期性、高致残率及其带给社会、家庭及个人的巨大危害，使其成为一个严重的社会问题。精神障碍尤其是重性精神障碍，康复须贯穿治疗的始终，重点是社会功能的康复。早期系统的康复治疗能有效提高医疗效果。目前，国际上对精神障碍的康复主要是在社区进行，做好此类病人的社区康复，对他们能够更顺利地回归社会有着重要意义。

二、社区康复评定

（一）诊断及症状评定

常用的有两类：诊断量表和症状量表。诊断量表是一种定式或半定式标准化检查工具，用于临床诊断和研究。包括复合性国际诊断交谈检查表（CIDI）、精神障碍诊断量表（DSMD）等。症状量表是用于量化临床观察的精神活动情况的评估工具，用于精神症状的评定，常用的量表有：临床总体印象量表（CGI）、症状自评量表（SCL-90）、简明精神病评定量表（BPRS）、汉密尔顿抑郁量表（HAMD）、汉密尔顿焦虑量表（HAMA）、躁狂评定量表（MRS）等。

（二）精神残疾的分级

对精神残疾分级评定有根据《世界卫生组织残疾评定量表Ⅱ》（WHO-DASⅡ）分数和行为表现，把精神残疾划分为四级的；也有应用"精神残疾分级的操作性评估标准"评定精神残疾的等级为重度（一级）、中度（二级）与轻度（三级）；但为便于与国际资料比较，常按照世界卫生组织（WHO）提供的《社会功能缺陷筛选表（SDSS）》所列十个问题的评分，来划分精神残疾的等级。

三、社区康复目标的确定

社区服务的主要对象是慢性精神障碍患者，故康复治疗的目标为防止患者的病情复发、减轻和避免精神残疾的发生，帮助精神障碍患者修复或者重建社会功能，促进其重返社会。

四、社区康复的实施

我国社区开展了"社会化、开放式、综合性"的精神障碍防治康复工作模式，即自上而下建立"社会化的工作体系，综合性的防治措施，开放式的管理"。精神障碍的社区康复是一个系统工程，需要建立一个完整有效的社区康复服务网络。多部门协作、多学科团队服务是社区康复服务网络的基础,需要有卫生、民政、教育、公安、残联、劳动等政府部门的密切配合;还需要动员社会各阶层和机构如家属、单位、基层政府、基层卫生保健机构、康复机构、社会团体的广泛参与。多学科服务团队应包括精神科医师、精神科护士、社工、康复治疗师(尤其是职业治疗师)、心理咨询师、团队领导者在内的成员组成。理想的社区康复服务网络能为在社区生活的精神障碍及精神残疾患者提供具有连续性、可及性的综合康复服务、能满足不同患者康复需要。

(一) 医疗康复

医疗康复常作为精神障碍康复的第一措施。处于急性期的患者,社区康复工作人员应积极指导患者和家属及时就医,接受系统、规范的医学治疗,争取获得疾病的完全缓解。在急性期症状得到控制或明显好转时,进入巩固期和维持期治疗,即可由精神病专科医疗转入社区进行康复治疗,专科医生和康复服务工作者参照出院诊断进行再次评价,然后针对性地制订出系统的防治、康复计划,包括医疗康复和其他社区康复的内容,医疗康复的内容主要为监督坚持按时服药、作业治疗、心理治疗、娱乐治疗、定期复查、避免诱发因素等。而慢性精神障碍患者在个人、家庭及社会方面常有不同程度的功能损害,已有残疾发生,对其除进行上述必要的医疗康复外,社区康复的重点是社会生活技能训练和职业康复训练。

(二) 家属支援服务

在影响患者康复和复发的因素中,家庭照顾是最重要的影响因素之一,因而在社区康复中,对家属的支援服务意义重大。家属支援服务主要有两种形式:家属联谊会和家庭教育。

家属联谊会是社区精神障碍及精神残疾患者家属的自发组织,定期开展精神障碍相关知识的传授活动,获得在不同家庭之间开展自发的支援和互助活动的机会,以及不同患者家属之间交流护理、康复训练经验的机会。

家庭教育是一种有效的精神障碍及精神残疾防治康复措施,主要是为家庭提供有系统、有计划的教育和训练。通过家庭教育使者家属系统地获得相关精神障碍及精神残疾的基本知识,并达到以下目的:

1. 改善家属与患者的关系。
2. 减轻家属的内疚、自责。
3. 减少和消除家属及患者的病耻感。
4. 提高家属识别和应对病态行为和非适应性行为的能力以及照料患者的能力。
5. 改善患者及家属的治疗依从性。家庭教育中一个主要的任务是学习并掌握药物的自我管理和医疗求助方面的技能。

(三) 社会技能训练与职业康复

此部分的康复计划及内容应当有家属的参与,由社区和(或)单位代表以及社会工作者、职业指导者共同商定,包括社会生活技能训练、确定就业目标与规划技能培训等。计划的条款要有的放矢、因人而设,尽可能与患者一起讨论制订,因为制订计划的过程就是病人进行人际交往的良好机会,也是对患者的尊重,对康复多有裨益。

社会生活技能训练是指用训练的方法和学习的原则帮助病人学会人际交往和社会生活的技能,并广泛应用和持续保留,包括日常生活技能训练、社交技能训练、文化娱乐活动训练等;职业康复训练是为患者修复或重建职业技能,谋求或维持适当职业的过程,遵循从简单到复杂,先易后难,从家务劳动过渡到社会工作,直至恢复原有工作能力的循序渐进的过程。训练从开始就需要家庭成员和患者的共同参与,发表意见,制订计划并执行。这样能增加职业康复的参与性和被雇用的概率,能改善家庭关系和功能。训练的宗旨在于使患者充分发挥个人的潜能,恢复为社会做贡献的能力,以实现他们的人生价值和人格尊严。通过有针对性的、从简到繁、从易到难、循序渐进的康复训练,使患者恢复或建立一定的社会生活技能与职业技能;而且在患者掌握了一定社会生活技能与职业技能后,必须考虑和解决他们的社会就业问题,这样才能充分实现社会技能训练与职业康复的目的。目前我国有社区建立与之相关的工疗站、农疗站,取得了一定的成效。

第五节 截肢患者的社区康复实践

一、概述

（一）定义

截肢（amputation）是指用手术切除患者身体上没有生机和功能，危及生命和健康的肢体，以挽救患者生命的方法，它包括截骨术和关节离断两种，其中，在关节部分的切除称为关节离断（disarticulation）。截肢的目的除挽救患者的生命以外，还尽可能保留残肢和残肢功能，并通过安装假肢和进行假肢训练，代替和重建已切除肢体的功能。

据有关资料显示，美国现有截肢患者超过 15 万人，上下肢截肢率约为 1∶3，肘下截肢占上肢截肢的 57%。创伤是成人上肢截肢的主要原因，约 75%，多发生在 15~45 岁的男性，并且与工伤有关。上肢截肢的其他原因还有枪伤和电击伤。下肢截肢的主要原因是周围血管性疾病和糖尿病，并且是 60 岁以后老年人截肢的最常见病因。创伤占 20%，肿瘤占 5%。我国截肢患者约有 100 万人，其中工伤、交通事故、战伤等创伤性截肢约占 1/3。上肢截肢约占总截肢数的 2/3，下肢截肢约占 1/3。据统计，上肢截肢男女之比为 3.5∶1；下肢截肢男女之比为 4.9∶1；截肢高峰期的年龄段为 18~24 岁。

（二）截肢的常见原因

一般而言，截肢最常见的原因是周围血液循环障碍，其次是外伤性截肢、恶性肿瘤、感染和先天性体残缺等其他因素。常见的截肢原因具体如下：

1. 血液循环障碍 周围血管疾病导致的肢体缺血坏死，如动脉硬化性闭塞症、血栓闭塞性脉管炎、动脉瘤、动静脉瘘和糖尿病等导致的肢体坏死。糖尿病性的周围神经病变使足的神经营养和感觉障碍，最后导致足溃疡、感染、坏死。在欧美国家因糖尿病而截肢的约占下肢截肢的 50% 以上。

2. 外伤及其后遗症 血管损伤造成肢体血液循环或组织受到不可修复的破坏，包括各种治疗无望的骨与关节创伤；因血管创伤而导致的肢体坏死；因烫伤、烧伤、冻伤、腐蚀性化工品、动物毒素而导致的肢体坏死；交通事故等。

3. 肿瘤 多为恶性肿瘤，少数为良性肿瘤，其中良性肿瘤破坏范围很大时也要考虑截肢。恶性肿瘤如细胞瘤、纤维瘤、尤因肉瘤、骨转移癌等。恶性骨肿瘤危及人的生命，截肢手术是一种行之有效的治疗方法，很多接受截肢手术的骨科肿瘤患者保存了生命，安装假肢后获得了良好的代偿功能。

4. 严重感染 包括药物、切开引流不能控制，甚至危及生命的感染及某些长期反复发作无法根治，已引起肢体严重畸形、功能丧失，甚至可能诱发恶性肿瘤的慢性感染。如骨髓炎、气性坏疽、破伤风、肺结核、骨结核等。

5. 神经疾病 神经损伤引起的肢体运动或感觉功能障碍，合并久治不愈的神经营养性皮肤溃疡，肢体功能丧失，并成为累赘或经常感染危及患者的健康，如脊椎裂、脊髓损伤、麻风病引起的四肢严重畸形、溃疡。

6. 肢体畸形 肢体发生明显畸形，功能很差，只有在截除无用的异常肢体，安装假肢后可以改善功能时才考虑截肢手术。

（三）截肢术的适用范围

1. 适用标准 截肢无论对于患者还算是医师，都是尽可能避免的治疗方法。临床上将截肢得的适用状况分为绝对性适用和相对性适用两类。当保存肢体会对人体有不良影响，或有明显生命危险时称为绝对性适用；通过肢体截肢，尽量达到功能性改善及外观性改善，从而使社会生活的建立更容易的状况称为相对性适用。不管是哪一种状况，截肢的判断都应该慎重。

2. 临床上常见的截肢适应证

（1）创伤：严重创伤致皮肤、肌肉、血管、神经以及骨骼处于无法修补的状态，以下肢者居多。或因长期伤残导致不可改善的肢体功能丧失，并有血液循环不足和神经功能障碍，使病人精神压力大，生活负担重，身体慢性消耗以至于衰竭者。

（2）肿瘤：肢体的恶性肿瘤尚未转移者。

（3）周围血管疾病：血栓闭塞性脉管炎导致肢体坏死者；严重的动脉硬化引起肢体缺血感染等。

（4）严重感染：急慢性感染，经多种治疗无效，感染恶化而危及病人生命者；长期广泛慢性感染，溃疡经久不愈甚至癌变，肌肉纤维化，挛缩畸形，功能丧失既无法根治又影响健康者。

（5）神经损伤：久治不愈的神经损伤合并营养性溃疡，其坏死组织释放毒素使病人出现毒血症表现，这种情况下应考虑截肢。

（6）畸形：先天性畸形的下肢一侧肢体短缩，关节挛缩和巨型肢体而影响功能者。

3. 截肢的特殊适用状况　截肢的特殊适用方式，有 Kruken-berg 截肢及运动成形。

（1）Kruken-berg 截肢：是在腕关节离断及前臂长断端，将前臂的桡骨和尺骨纵向分割，利用前臂的旋前旋后动作，而能够以断端抓握物品的手术。与假手相比较而言，其优点是可以使用身体感觉的部分，其缺点外观上太奇特。双侧截肢者或伴随失明的截肢者、双手先天性畸形，或是缺乏假肢技术及资源的国家较相对适合用此术。

（2）运动成形：是把皮肤挑起，做出一个贯穿肌肉、肌腱的隧道，再透过配有线路的棒子，由肌肉的收缩力外在性地创造假手动力的外科性处置。利用皮肤、肌肉等组织获得的感觉回馈就可以控制手部末端装置。也有研究是借助多数的小型前臂隧道运动成形，让多重手指控制化为可能。

（四）截肢部位的选择

截肢部位的选择要考虑到患者健康状况、截肢原因、年龄、性别、生活模式、职业、甚至适用的假肢。如果条件允许则应尽可能保留一定的残肢长度，过短的残肢在将来安装假肢后杠杆力臂短，将影响假肢功能的发挥及患者的步态。如果手术选择关节离断，则务必尽可能保留关节的内外髁，有利于将来假肢的悬吊，但膝关节离断要去掉髌骨。截肢平面的骨端面均要求锉圆滑，妥善处理断端神经的结扎、组织包埋有利于防止或减轻患者相应部位的痛、麻等感觉。尽可能保留原有肌肉的功能，即将各对拮抗肌群分别缝合成形并固定于骨端面，可以有效防止肌萎缩和骨外露，但对于有血循环障碍的，则不提倡肌肉成形固定术。

（五）截肢平面

1. 常见的截肢平面及截肢率（表 11-1）　截肢平面的选择取决于以下几个方面的因素：

表 11-1　常见的截肢平面及截肢率

下肢截肢（lower limb amputation）			
截肢平面	英文	简写	截肢率
半骨盆截肢	hemipelvectomy	HP	2.0%
髋关节离断	hip disarticulation	HD	
大腿截肢（股骨截肢）	trans-femoral	TF	32.6%
膝关节离断	knee disarticulation	KD	0.7%
小腿截肢（胫骨截肢）	trans-tibial	TT	53.8%
踝关节离断（赛姆截肢）	ankle disarticulation	AD	2.6%
足部截肢	partial foot	PF	
上肢截肢（upper limb amputation）			
截肢平面	英文	简写	截肢率
肩胛带截肢	forequarter amputation	FQ	1.0%
肩关节离断	shoulder disarticulation	SD	
上臂截肢（肱骨截肢）	trans-humeral	TH	2.0%
肘关节离断	elbow disarticulation	ED	0.2%
前臂截肢（桡骨截肢）	trans-radial	TR	4.4%
腕关节离断	wrist disarticulation	WD	0.7%
手部截肢	partial hand	PH	

（1）病因方面：将全部病变、异常和无生机组织切除，在软组织条件良好、皮肤能达到满意愈合的部位，在尽可能远的部位进行截肢。

（2）功能方面：能安装假肢；能进行配戴假肢后的康复训练；能最大限度地恢复到独立活动和生活自理，作为外科医生应尽可能保留残肢长度，使假肢装配、代能功能得到最大程度发挥。截肢按截肢的部位可分为：上肢截肢和下肢截肢。其中下肢截肢占84%，上肢截肢占16%，截肢率前四位由高到低分别为小腿截肢（53.8%）、大腿截肢（32.6%）、前臂截肢（4.4%）、赛姆（Syme）截肢和足部截肢（2.6%）。

2. 截肢名称及截肢端长度　截肢的名称，原则上是以切除部位的骨骼或关节命名。断端长度的名称采取将未截肢肢体的长度作为100%，以显示跟断端长的比例。

例如，肱骨骨干部截肢的话称为上臂截肢，残存肢的长度分类成短断端（30%~50%）及标准断端（50%~90%）。

上臂以及前臂的断端长，跟上肢假肢的套筒及截断肢体的功能有深切相关。上臂及前臂的断端长，跟实际测量值一起表示相对于未截肢肢体的比例，由下面的公式可以计算出来。

$$上肢截肢（\%）= \frac{上臂断端长（肩峰-断端末端部）}{未截肢上臂长（上臂-肱骨外侧上髁）} \times 100\%$$

$$前臂截肢（\%）= \frac{前臂断端长（肱骨外侧上髁-断端末端部）}{未截肢前臂长（肱骨外侧上髁-桡骨茎状突起）} \times 100\%$$

双侧截肢时，则采取身高乘以0.19的长度是上臂长，身高乘以0.21的长度是前臂长（肱骨外侧髁-拇指尖端）的方式。

（六）截肢后常见的功能障碍

主要表现在身体方面和心理方面，具体如下：

1. 身体方面　截肢者身体带来的影响可分局部性的和全身性的：

（1）局部性影响：残肢由于截断了皮肤、血管、肌肉、神经、骨骼而可能常出现的问题有：

1）残肢肿胀：由于截肢后血液、淋巴液回流障碍引起。

2）残肢的疼痛：如骨刺、神经瘤和幻肢痛等。

3）残肢关节畸形：一般来讲，人体的屈肌肌力大于伸肌，下肢的外展肌肌力大于内收肌，大腿内旋肌肌力大于外旋肌，上肢的外展肌肌力大于内收肌，前臂的旋前肌几乎与旋后肌肌力相等，上臂的内旋肌和外旋肌肌力相同，肌力较大的肌肉的止点较近，肌力较小的肌肉止点较远。因此，它们能够保持相对的平衡，从而使人体处于一种相对平衡的状态，但一旦截肢，它们是肌肉止点就几乎处于同一位置，这种平衡被打破，从而出现关节畸形，而且下肢比上肢肌力更为强大，所以表现出来的畸形更明显，具体见表11-2。

表11-2　残肢关节畸形

	截肢部位	残肢关节畸形
上肢截肢	腕关节离断	肘关节屈曲畸形
	前臂截肢	肘关节屈曲畸形
	肘关节离断	肩关节屈曲、外展畸形
	上臂截肢	肘关节屈曲、外展畸形
下肢截肢	足部截肢	马蹄足畸形
	踝关节离断	膝关节屈曲畸形
	小腿截肢	膝关节屈曲和外展畸形
	膝关节离断	髋关节屈曲和外展畸形
	大腿截肢	髋关节屈曲、外展和内旋畸形

(2) 全身性影响

1) 截肢后患者运动量突然减少,常引起体重快速增加,特别是女性者的残肢皮下脂肪过多、体重过大会严重地影响使用假肢。

2) 全身性的肌力下降、体力减弱,如足部截肢能耗增加 10%~20%,赛姆截肢为 0%~30%,小腿截肢为 40%~50%,大腿截肢为 90%~100%,双小腿截肢为 60%~100%。

2. 心理方面 截肢者是从一个正常人走向残疾人的行列,跟先天残疾者不同的是它是后天形成的,所以跟先天性残疾的患者比较起来承受能力较弱,容易产生冷漠、孤僻、懦弱、自卑心理,从此怨天尤人,在自哀自怜中度过。心理方面的主要表现为五个阶段:

1) 否认:截肢后患者一时难以在心理上接受被肢的现实,觉得自己将来一无是处。

2) 愤怒:认为上帝对自己不公平。

3) 讨价还价:希望时间倒流,能够回到以前的生活状态。

4) 抑郁:轻度的抑郁表现为沉默寡言、不愉快、气馁,对周围环境没有兴趣,严重的抑郁表现为闷闷不乐的紧张、忧虑、沮丧、失望、注意力不能集中、记忆力减退,有的会产生自卑、自罪、自责,甚至轻生的念头。

5) 接受现实:直面现状,对未来重新规划。

二、社区康复评定

从手术结束后,到穿戴假肢适应实际的生活为止,整个过程都需要阶段性的复健及评估。

(一) 残肢的评定

理想的残肢应当有一定的长度,残肢无畸形,关节活动度正常,皮肤及软组织条件良好,皮肤感觉正常;肌力正常,血运良好,无幻肢痛和残肢痛。因此在评定残肢的情况是应当从以下几个方面进行评定:

1. 残肢外形及长度 残肢的外形呈圆柱状是最理想的状态。截肢肢体的断端周长因为有时候会变化,可作为断端肢体近端记号的骨骼开始每 5cm 为间隔,使用卷尺测量周长。断端有时会随着断端形成的成熟而萎缩,因此也要进行定期的测量。

2. 关节活动度测量 截肢肢体的关节活动度(range of motion;ROM)会因为断端长度及肌肉、韧带等关节结构组织的手术方式而异。从解剖学的角度来看,正常的 ROM 与截肢后的 ROM 必须要正确地比较。还有假肢的活动度也要主动、被动都进行测量。

3. 残肢畸形评估 截肢术后,尤其下肢截肢术后,由于肌力平衡受到破坏,致使残肢短时间内可能在错误的肢位下造成挛缩,对安装假肢会造成不良影响。因此截肢患者在评估时必须评估残端有无关节挛缩畸形。

4. 皮肤情况 跟感觉检查一样,不只截肢肢体,未截肢肢体也要观察。单侧截肢者会对未截肢侧的肢体形成负担,因此要常常确认皮肤的状态。另外,截肢肢体穿戴假肢时,根套筒内部不同的皮肤状况,有时候也会不慎产生压疮。就算用弹性绷带做出断端形成时也一定要确认皮肤状态。

5. 肌力测试 根据截肢肢体的肌肉截断、缝合状态,肌肉收缩的运动方向及出力都会改变。肌肉如何被截断、接着在哪里都必须要借由手术方式来确认。通常会使用徒手肌力检查。穿戴假手进行时,要按照假手合适性检查表,可以使用弹簧计及砝码进行。

6. 残肢血运 残肢断端良好的血液循环可以促进断端愈合、也能在断端皮肤等出现损伤后及时修复,截肢患者的残端的血运评估也很重要。残肢血运良好的表现是:局部皮肤润泽、有弹性,皮肤温度正常,触觉、温觉正常,残肢无肿胀、发绀,局部皮肤按压后回血迅速。如残肢肿胀,局部皮肤发绀或苍白、无光泽、皮温偏低,温觉、触觉减退,局部皮肤按压回血较慢,则表明残肢血运不畅。

7. 皮肤感觉 要检查断端的皮肤及触压觉、关节位置觉、温度觉。因糖尿病性循环障碍而单侧截肢的话,常常会并发双侧的感觉障碍,因此非截肢侧也要慎重地检查。断端创伤附近有时也会有感觉敏感,若更严重者,如出现神经瘤,有可能触压觉就会产生异常疼痛,而无法适用假肢套筒,因此要进行断端训练时一定先要触诊。

8. 残肢痛与幻肢痛

(1) 残肢痛是截肢后出现的残端疼痛,常在伤口愈合后一段时间才出现,常见原因包括残肢断端骨突出或骨刺、皮肤瘢痕增生,残肢段血液循环不良,神经瘤等。其中神经瘤引起的残肢痛较多见。

(2) 幻肢痛又称肢幻觉痛,系指患者感到被切断的肢体仍在,且在该处发生疼痛。疼痛多在断肢的远端出现,疼痛性质有多种,如电击样、切割样、撕裂样或烧伤样等。表现为持续性疼痛,且呈发作性加重。各种药物治疗往往无效。患者通发生率为5%~10%,其发生原因尚不清楚,一般认为与运动直觉、视觉和触觉等的生理异常有关。

残肢痛与幻肢痛都会影响患者假肢的穿戴,因此在为截肢患者做康复评定时一定要检查其是否存在残肢痛和幻肢痛。

(二) 假肢合适性检查

患者佩戴假肢后,和假肢之间有一个相互适应的过程,但并不是所有的假肢在制作出来后都能完全地满足患者的需要,因此在佩戴假肢后还需要进行假肢的合适性检查(表11-3),对于合适性比较低的假肢应当返回制作车间进行修改(具体检查方法请参考《康复工程学》相关内容)。

表 11-3 上臂假肢、肩部假肢的合适性检查表

姓名		年龄 性别	断端长	假肢种类
截肢侧(左、右) 惯用手(左、右)		末端装置、套筒等		检查日: 检查者:
NO.	检查项目	检查结果	标准目标	备注
1	假肢穿戴时肩关节活动度	屈曲 伸展 外展 旋转	屈曲90° 伸展30° 外展90° 旋转45°	
2	未穿戴假肢时肩关节活动度	屈曲 伸展 外展 旋转	屈曲90° 伸展30° 外展90° 旋转45°	肩离断时,要测量肩胛骨上抬、放下、内收、外展
3	假肢的肘关节屈曲角度	(主动) (被动)	屈曲135°	
4	肘关节屈曲时,肩关节需要的屈曲角度	屈曲	不超过45°	
5	肘关节屈曲90°时再屈曲需要力量	( )kg	不超过4.5kg	
6	控制系统的操作效率	( )%	应在50%以上	$\dfrac{\text{末端装置需要力量}}{\text{拉线路的力量}} \times 100$
7	肘关节屈曲90°,末端装置开合	( )cm	可以动到机械性最大开合距离	
8	在口部和裤子前扣位置的末端装置开合	口部: cm 前扣: cm	能达到屈肘90°时开合距离的70%以上	
9	套筒对旋转力的稳定性	( )cm	距离肘轴30cm的前端对内、外旋1kg力量都稳定	
10	对张力的稳定性	( )cm	约20kg的牵引力下套筒不会离开截肢端2.5cm以上或出现破损	
11	套筒合适度	有无压迫而来的皮肤印记、发红等	不会因为套筒产生不适感或疼痛	
12	假肢的重量	( )kg		

（三）ADL 评估

单侧肢体截肢要评估单手动作、单脚动作下的 ADL。双侧上肢截肢由于截肢者在物品操作时，会感到相当不方便而有强烈的失落感，初期协助要温暖亲切，一边建议以残存肢体操作物品的方法，一边进行评估。刚开始使用假肢 ADL 训练之后，要确认假肢的使用频率及熟练程度。

（四）社会生活活动表现、参与评估

根据截肢者的职业、学校、年龄等，调查参与社会活动的情况。

三、社区康复目标的确定

截肢康复的目的是尽量减轻截肢者的心理创伤，尽快地促进残肢定型，防治并发症，早期安装假肢，帮助截肢者早日回归社会。截肢患者由于残障肢体的功能缺失使其在日常生活、工作、社会活动等方面都处于不利地位，因此，尽可能地重建丧失的肢体功能，防止或减轻截肢对患者身体健康和心理活动造成的不良影响；改变社会对肢体残疾患者的轻视或歧视的态度；提高肢体残疾患者自身素质和耐受能力，确立肢体残疾患者正确的人生观、价值观，提高其自身主观的生活质量是社区康复的首要目标。对肢体残疾患者给予各种肢体康复训练的同时，通过组织肢体残疾患者参加各种社会活动，并使其最大限度的参与社会，回归社会是肢体残疾患者的最终目标。

四、社区康复的实施

截肢患者理想的康复流程是：截肢前心理治疗和假肢咨询→截肢手术或非理想残肢矫治手术→残肢康复训练和并发症处理→假肢处方→安装临时假肢→临时假肢功能训练及初评→安装正式假肢→假肢适配检查→假肢装配后功能训练→终期适配检查和功能评定。

（一）医疗康复

1. 截肢、关节离断术后治疗　截肢之后的截肢端，以促进创伤部位的愈合及断端形成，预防断端附近的关节挛缩及水肿为目的，以弹性绷带包扎法、石膏套筒截肢端固定、副木穿戴、以聚氯乙烯覆盖的无菌空气中补助循环功能的环境控制法（controlled environment treatmen；CET）进行治疗。

此外，截肢、离断的手臂及手必须要保持比心脏高的位置维持血液循环。

（1）弹性绷带包扎法（soft dressing）：截肢创伤部位放上纱布，用弹性绷带包扎预防水肿，消除多余脂肪，进行断端形成。弹性绷带的宽度、长度、厚度会依假肢端的粗细及长度而异。弹性绷带的包法是沿着断端的长轴绕 2~3 次，在断端近端把固定部分缠绕 2~3 圈后，以 8 字形包扎。弹性绷带以 8 字形包扎时，断端的前端附近要把绷带确实伸展，越前端压迫要越强。

（2）石膏套筒截肢端固定（rigid dressing）：相对于弹性绷带的断端形成方法，截肢手术后马上将断端以石膏绷带包裹作成套筒的方法称为石膏套筒截肢端固定。临床上石膏套筒截肢固定能较快形成稳定的成熟截肢端，截肢原因是末梢血管障碍的话，伤口愈合也会比弹性绷带包扎法快，但也有报告指出差别不大。石膏套筒截肢端固定伴随截肢端的软组织萎缩，必须反复地重新制作石膏套筒。

（3）空气副木穿戴或糊状物做出圆顶（semirigid gressing）：空气副木穿戴固定是活用由石膏套筒固定（rigid dressing）的断端形成优点，使用比较有弹性又有硬度的材料覆盖截肢端，进行治疗。空气副木是在缠绕绷带的截肢端覆盖上注入空气的副木，如果是下肢假肢可以早期进行步行训练。空气副木穿戴固定在伤口愈合及断端萎缩（stump shrinking）的成绩比弹性绷带包扎法好。

（4）以聚氯乙烯覆盖的无菌空气中补助循环功能的环境控制法：环境控制法是截肢手术结束后马上对于断端伤口及周围组织给予无菌环境、温度、正压变化，特别是伴随血液循环不良或骨髓炎等的时候会使用。没有穿戴的断端可插入空气塑胶包覆层，以机械性控制调整空气环境，改善局部血流循环，促进伤口愈合。拆线后再转换到其他穿戴。

2. 正确的姿势和良好体位　截肢后由于肌张力不平衡致使残肢容易畸形，对日后假肢安装以及正常日常活动带来一定的麻烦，所以维持良好的姿势，防止残肢关节挛缩和畸形是非常重要的。手术后的 24h 以内，为了避免残肢出现水肿现象，可在残肢下方垫上枕头，来抬高患肢，以促进血液回流。24h 后则应该撤掉枕头，以免造成关节挛缩变形。同时教育患者保持良好的残肢体位及姿势。具体如下：

（1）截肢者不正确的姿势及体位：以下肢截肢者为例，下肢截肢易出现残肢关节屈曲挛缩、外展和内旋畸形，因此下肢截肢者应该尽量避免残肢长期出现关节屈曲、外展和内旋的姿势及体位（详见下肢截肢患者正确的姿势及体位表 11-4）。上肢截肢易出现残肢关节屈曲挛缩、外展畸形，因此上肢截肢者应该尽量避免残肢长期出现关节屈曲、外展的姿势及体位。

表 11-4　下肢截肢患者正确的姿势及体位

体位	具体姿势	体位要求	评价
仰卧位	躺在硬板床上，两条腿捆绑在一起	骨盆保持水平位置	一般
健侧卧位	患肢在上，健肢在下	尽量保持向内收及自然伸直姿势	较好
俯卧位	使用硬板床，保持髋部平放于床上，两腿并拢	尽可能多采取此种伸直位姿势，大腿截肢者若伤口情况允许，每天最好俯卧 1~2h	最好
坐位	坐在硬凳子上，身子挺直，重心落在两髋之间 ① 大腿截肢：两腿并拢 ② 小腿截肢：将残肢平放于另外一把椅子上。保持膝关节伸直，避免跷二郎腿	坐姿或坐轮椅每次不得连续超过 1h	一般

（2）截肢者正确的体位和姿势：为了预防关节屈曲挛缩、变形而延迟假肢装配时间，应在假肢装配前维持正确体位和姿势。

（二）辅具的配备

上肢截肢的患者，主要需要配备一些生活辅具，如功能手等；下肢截肢患者主要需要配备助行器，如拐杖、轮椅等（详情请参考第二章　社区康复的主要内容　第一节　社区康复健康篇　五、辅助器具的使用）。

（三）假肢穿戴前后的训练

1. 假肢穿戴前的训练

（1）体能训练：截肢患者在运动的过程中往往要比正常人消耗更多的体力，因此对于截肢患者来说，尤其截肢水平高、下肢截肢、年老体弱、多病、体质较差的患者的增强体能训练（躯干和未截肢肢体）就显得尤为重要。截肢患者常用的增强体能的训练项目有：坐地排球、轮椅篮球、上肢拉力训练、引体向上、水中运动、残肢端垫上站立负重、单腿站立等。

（2）残端关节活动度（ROM）训练、肌力增强训练：为保留残留关节的正常关节活动度，避免关节发生挛缩畸形，影响假肢安装与训练，截肢患者应当于手术后数天内就开始进行残留关节的关节活动度训练、残端的强化训练，以及肌肉及韧带的伸展运动。针对上肢截肢的患者，康复治疗师以 ROM 训练指导患者肩胛骨、肩关节、肘关节、腕关节的主动动作，合并进行被动动作。针对下肢截肢的患者，康复治疗师以 ROM 训练指导患者骨盆、髋关节、膝关节、踝关节的主动动作，合并进行被动动作。为了让患者装配假肢后能够更充分的使用假肢，还应当对患者进行残端及患侧肢体的肌力增强训练。为了减少对伤口的影响，关节不要做过量动作，建议初期采取等长性地肌肉收缩方式。在注意水肿及断端疼痛的情况下，慢慢的开始主动运动。

（3）截肢端皮肤脱敏、抗压训练：手术之后 2~3 周伤口拆线以后，断端成型更成熟，就可以对截肢、离断端的皮肤进行脱敏强化训练。常用的方法有：创口愈合后，对残端进行手法按摩，随着时间推移，手法可由轻到重；用不同触感的材料对残端接触、摩擦，从柔软的材料（塑料、丝巾）过渡到不同硬度的材料（毛巾、细沙、米粒、毛刷和黏土等）；运用残端主动进行挤压、按压、支撑和旋转等动作；此外，使用弹力绷带对残端进行包扎也是脱敏的方法之一。

（4）姿势训练、站立与步行训练：对于下肢截肢患者，在未佩戴假肢前可先在助行器的帮助下进行站立、行走的训练。训练过程中要注意纠正身体的姿势，防止身体前屈；患者为保持平衡，残肢多呈现屈曲位，应及时予以纠正，以防出现关节挛缩等情况；对于下肢截肢患者，应尽早让其在平衡杠内面向镜子，利用残肢端在垫上进行站立负重训练、单腿站立训练，以使患者尽早找到新的站立平衡;此外,还可以在保持骨盆水平的情况下,通过双手逐渐脱离平衡杠或延长站立时间来增加训练难度。

(5) 安装假肢前的心理准备:在安装假肢前,我们需要对患者进行心理建设,让患者树立永久使用假肢的思想。同时让患者了解假肢构造和功能,了解训练程序、训练内容和训练目的,了解护理残肢的重要性,以此来为患者后期佩戴、使用假肢做好心理建设。

2. 假肢的穿戴训练 详见《康复工程学》相关内容。

3. 上肢假肢穿戴后的训练 穿戴上肢假肢后需要进行的训练包括了肘关节的锁控制训练、关节的屈曲训练、末端装置的开合训练。

(1) 前臂功能性假肢的操作训练

1) 康复治疗师对患者说明末端装置的结构及线路的构造。

2) 康复治疗师引导患者在没有穿戴假手情况下做肩胛骨及肩关节的运动,促进患者学习关节运动。特别是要向患者说明假肢的末端装置是通过肩胛骨及肩关节的运动来带动装置产生开合运动的。

3) 实际穿戴假手。引导肩胛骨及肩关节运动,让他们体验末端装置开合。

4) 如果患者能使用双侧肩胛骨及肩关节的运动来开合末端装置,就进行单靠截肢肢体的运动来开合末端装置的训练。

5) 肩关节的屈曲姿势及肘关节的屈曲姿势。对末端装置及健侧手的位置在空间及上下左右两个方面做设定,训练末端装置的开合。

(2) 上肢功能性假手(双重有线控制)操作训练:用肘关节(假手肘关节)的运动控制跟末端装置开合一样的线路进行的结构称为双重有线控制系统。上臂假手在固定(锁上)肘关节的时候就可以启动末端装置。末端装置及肘关节屈曲时的动作控制方法跟前臂假手一样。肘关节的开、解锁要求肩胛骨能完成下压及轻度外展的动作、肩关节能完成外展及轻度伸展的动作。可以引导患者尝试把手,肘往地面下压,并往斜后方用力,同时腋下微微张开拉开的运动。

具体训练方法如下:

1) 康复治疗师对患者说明肘关节的上锁、解锁构造。

2) 康复治疗师引导患者在没有穿戴假手下做肩胛骨及肩关节的运动。

3) 实际穿戴假手操作。开始时,康复治疗师把患者的肘关节保持90°屈曲姿势下进行上锁练习。

4) 如果患者上锁的成功率提高的话,就可开始在肘关节屈曲90°的姿势下进行解锁练习。

5) 如果患者在肘关节屈曲90°姿势下可以解锁的话,患者就要在没有康复治疗师的协助下,借助肩胛骨外展及肩关节屈曲把肘关节从伸展位变为屈曲90°位,并在保持肘关节屈曲90°位情况下练习上锁、解锁。

6) 为了提高假手的日常实用性,可以改变肘关节的角度来练习上锁、解锁。

(3) 肌电电动假手的操作训练:肌电电动假手是由肌电接收器接收从残存肌肉的肌腹部皮肤表面随意收缩时的活动电位,将其波型讯号输入到电动马达的操作界面,以控制电动马达的运转,以此来进行末端装置的开合或腕关节部位的旋转。

操作训练建议按照以下顺序进行:

1) 康复治疗师从患者的残存肌肉测试获得2种肌电讯号有效的部位。

2) 为了让患者可以稳定输出2种肌电讯号,要通过监视器确认肌电波形并反复进行肌肉收缩训练。

3) 进行肌电讯号通过传导装置传达到电动假手来控制末端装置开合的训练:为了通过肌电讯号强弱及长短来调节末端装置的开合速度,要反复练习随意收缩的速度及时间点。

4) 决定套筒内壁要接收肌电讯号的电极感应器位置。

5) 用电动假手进行抓握训练:基本训练内容包括假手末端装置位置设定、用末端装置抓握及放开物品等反复训练。

4. 下肢假肢穿戴后的训练

(1) 转移训练:一般情况下,已装配假肢的截肢患者位置转移没有太大问题。但应根据装患者的具体情况进行适当的训练,尽量提高现有的活动能力,使患者能够自由地完成家庭内的位置转移。

（2）迈步训练

1）交替屈膝练习：双手扶杠（或拐）练习健肢和假肢的屈膝、抬起足跟等动作。当抬起健侧足跟时应注意用力后伸假肢侧的髋关节，防止假肢膝关节弯曲。

2）健肢和假肢交替的前后运动：健肢的前后运动，即患者站立在平衡杠中间双手扶杠自我保护，用假肢承重，反复进行将健肢向前迈和向后伸的训练。健腿向前迈时应注意尽量后伸假肢侧的髋关节，防止假肢膝关节弯曲。

3）假肢的前后运动：患者站立在平衡杠中间双手扶杠自我保护，健肢承重，反复进行假肢的向前迈、向后伸的训练。提起假肢时尽量后伸假肢，再将假肢屈膝，向前迈出一步，然后再将假肢转为后伸。用假肢向前迈步时，应注意当假脚跟落地时必须用力后伸假肢侧髋关节，防止假肢膝关节突然弯曲。

（3）步行训练：下肢截肢患者应根据截肢平面的不同，制订不同的行走训练的方法。膝以下的截肢患者，即使是双侧同时截肢，在装配合适的假肢后进行适当的训练，一般都能达到独立行走的目标。但高位截瘫患者在装配下肢长腿支具后，需先利用平衡杠进行训练行走，然后再利用拐杖进行行走训练，最后基本可以达到持杖在社区内步行的水平。如果髋关节完整，可能可以实现两腿分离的迈步行走。在步行训练时，应指导患者的身体重心先向假肢侧移动（可让患者用患侧的上肢提起自己 1/10 体重以下重量的沙袋步行），尽量不用拐杖，康复治疗人员应注意保护患者的安全，并指导患者控制步行的协调性和节奏。

具体训练方法：

1）平衡杠内的步行训练：双手轻轻扶杠（主要起自行保护作用），患者面对着镜子，双眼平视前方，首先是将重心移到假肢上，健肢向前迈出一步，再将重心逐渐移到健肢上，然后屈曲假肢膝关节，上提假肢，使大腿迈向前方，随着假肢小腿摆动膝关节逐渐伸直，当假肢足跟着地时，必须用力后伸髋关节，残肢压向接受腔后壁，以保证膝关节稳定，然后再将重心移到假肢上，再将健肢迈向前方……如此反复。训练过程中应当注意：步行中应抬起头，双眼平视对面镜子；转移重心时应当左右移动骨盆，不是左右摆动上身；健肢迈出的步长要尽量接近假肢迈出的步长，不应太小；双足的步宽越小越好，不应大于 10cm；双下肢迈步速度应相近，不应该一快一慢；步行中健足不要一踮、一踮地走；假腿向前迈步时不应向外画弧圈。

2）平衡杠外步行训练：当杠内训练中截肢者不再出现打软腿（突然膝关节弯曲）的情况时，患者就可以转到杠外，面对镜子，沿着地面的一条直线进行步行训练。对于年老、体弱、残肢短、控制膝关节稳定性能力差者，开始杠外训练时健侧手可轻轻地扶个手杖，防止摔倒。

3）室外步行训练：在各种不同路面上（马路、土路、碎石路、不平的路）训练。

（4）上下台阶和上下坡路训练：上下台阶训练和上下坡训练是社区和社会活动中步行的最重要内容。可根据截肢患者不同的功能障碍制订相应的训练方法。

具体训练方法：

1）上下台阶：在楼梯上台阶时应先迈健肢，再健肢用力伸膝，升高身体，上提假肢到健足同一层台阶。一般的假肢只能二步上一层台阶。上台阶时为了让假脚不碰到台阶边缘，允许假肢有轻度外展。下台阶时应假肢先下，站稳后再下健肢。下落假肢时应注意假脚一定要落在台阶的后方，脚尖不宜超过台阶的前缘，否则假肢容易打软腿。

2）上下坡路：分正面上下和侧方上下两种方法。正面上、下斜坡：上坡时，先迈健肢，迈步要大些，然后再向上迈假肢，假肢迈步要小，足跟落地时要用力后伸残肢，防止膝关节屈曲。正面下坡对大腿截肢者相当难，先迈假肢，假腿迈步要小，残肢要尽量向后压残肢接受腔保证膝部稳定。

5. 残肢的日常护理　为了促使残肢消除肿胀，早日定型，预防截肢后的各种并发症，增加残存关节的活动范围，强化残肢，并满足装配假肢所需的良好的残肢条件，及时对残肢进行护理和训练是截肢者康复治疗中必不可少的一个环节。对于穿戴下假肢的截肢者而言，被紧紧包在假肢接受腔内的残肢，尤其是承重部位，如坐骨结节、髌韧带以及内收肌肌部等处部位，由于随时受到压力和摩擦以及接受腔内温度、湿度的变化，特别容易产生损伤。且当接受腔的适配不良时损伤更易发生。残肢一旦受到损伤，便会严重影响假肢的穿戴，因此，截肢者一定要注意残肢的日常护理。

残残肢护理的常识如下：

1）按摩残肢：每日数次轻柔按摩残肢，这将有助于减轻残肢的敏感性并增加残肢的耐受性。

2）拍打残肢末端：起到脱敏和减轻幻肢痛的作用。

3）酒精棉球擦拭伤口及周围皮肤：防止残肢皮肤溃疡和炎症等。

4）干毛巾擦拭伤口：起到按摩和脱敏效果，注意避免使劲摩擦刺激皮肤。

5）伤口愈合前按摩：促进残肢的血液循环，提高新陈代谢加速伤口的愈合。

6）伤口愈合后，将瘢痕组织推离负重面：提高残肢的负重能力。

7）自我检查残肢及伤口：防止伤口出现感染、愈合不良现象等，当发现残肢皮肤发生湿疹、水疱、囊肿、白癣、皮炎以及残端变色、水肿等异常时，应及时对症治疗，以防感染。

8）残肢定型：只要是不配戴假肢的情况下，残肢都需用弹性带或弹性袜套包扎，并保持良好的体位和姿势，以防止残肢变形、水肿和关节挛缩。

9）其他方法：可以用波巴球按摩残肢消除过敏反应，使用去瘢痕消炎药改善残肢状况，提高残肢的负重能力等。

（四）ADL 训练

ADL 训练对截肢患者来说是非常重要的训练内容。

上肢截肢患者截肢肢体如果是利手（使用频率更高、力量更强、精细活动更灵敏的手），要进行利手更换训练（即对非利手进行训练）。为了让患者能单手完成进食、排泄、洗澡、写字等生活中必要执行的活动，需对患者进行有针对性的强化训练。

下肢截肢者如果是单侧小腿截肢，要进行两点跪位姿势下的 ADL 或是家务活动训练。还有年轻的下肢截肢者还需要进行频繁使用健侧肢体做下肢肌力强化的训练，即在单脚站立情况下进行家务活动和 ADL 训练。

（五）心理康复

1. 术前谈话　介绍疾病的严重性、截肢的必要性，使患者提前做好心理准备，择期手术患者应当在术前 3d 进行，清醒的急症手术患者应当在术前进行。

2. 假肢的基本知识和有关资料的介绍　打消患者"截肢就成残废"的顾虑。

3. 镇静　手术前应用镇静催眠药，术中应用安全有效的麻醉，术后 2~3d 应用止痛法，使患者在无痛苦中度过手术期。

4. 激励　用模范榜样的事迹鼓励患者克服自卑感，树立重新生活的信心。

5. 临时假肢的应用　尽早地为截肢者安装上临时性假肢，早期下地，不仅能防止长期保持坐位引发的许多并发症，还能促进残肢定型，有利于正式假肢装配，更重要的是对截肢者心理康复十分有益。

6. 关怀　让患者家属、同事和社会多给予关怀、支持、同情、鼓励等。重点采用支持疗法，给予适当的"支持"，调整对"挫折"的看法。目前我国的各地区残疾人联合会的"残疾人之家"、各地社区康复机构都经常组织一些残疾人活动。全社会应该尊重、理解、支持和关心残疾人，每个残疾人也应该发扬自强、自立、自信、自尊的精神。

7. 善用各种资源　排除外在困难，鼓励"功能性的"适应，通过鼓励截肢者积极参加物理治疗、作业治疗、文体活动等活动，能分患者散对某些困难和问题的过分注意，能改善截肢者郁闷和焦虑的情绪。

每位截肢者因年龄、性别、性格、职业、家庭、文化程度及社会交往等方面的不同，其截肢后的心理表现也不同，因此，心理康复要因人而异、有针对性地进行。总之，截肢者的心理治疗绝不只是心理学工作者的事，也是康复小组全体成员及患者本人、亲友和社会的共同责任。

（六）截肢的并发症及其处理

由于截肢后并发症可影响假肢的安装，故应注意预防，及时处理。

1. 残肢皮肤破溃、窦道、瘢痕、角化　常见的原因有假肢接受腔的压迫、摩擦，尤其是残端的皮肤瘢痕更容易破溃。治疗方法如下：

（1）修整接受腔。

（2）换药。

（3）对久经不愈的窦道需进行手术扩创。

（4）紫外线、超短波、磁疗等配合抗生素药物治疗效果更好。

（5）可使用硅橡胶制成的软袜套套在残肢上减少和避免皮肤瘢痕受压或摩擦。

2. 残端骨突出、外形不良　一般是由于不适当的手术引起如圆锥状残肢,使骨端突出于皮下。如患者残端骨刺较大,则需手术切除。

3. 残肢关节挛缩

（1）常见原因是:术后关节长期置于不合适体位,如长时间残肢垫枕或坐轮椅等;截肢术后残肢关节没有合理固定,如小腿截肢膝关节应固定在伸直位;瘢痕挛缩术后尽早进行功能锻炼是预防挛缩的最有效的方法。

（2）一旦发生挛缩其纠正方法是:加强主动和被动关节活动;更换体位用沙袋加压关节;严重者需手术治疗。

4. 残肢痛　残肢痛的治疗方法是:切除神经瘤;镇痛药对症处理。

5. 幻肢痛　幻肢痛的治疗方法是:

（1）心理治疗:利用催眠、松弛、合理情绪疗法等。

（2）物理治疗:超声波治疗、低中频电治疗等。

（3）中枢性镇静剂:三环类地西泮抗抑郁药适用一般疼痛,可用阿米替林、丙米嗪、卡马西平等。

（4）针灸疗法。

（5）尽早穿戴假肢、运动疗法等。

本章小结

　　本章主要讲解了高血压、糖尿病、慢性阻塞性肺疾病、精神障碍以及截肢的社区康复实践的知识,其中重点为社区康复的实施内容。在上述疾病的社区康复实施中,为达到各自的康复目标,都需要患者将一些康复干预融入日常生活之中,并长期坚持,如:疾病的自我管理、维持健康的生活和行为方式等。同时调动家庭、社区的力量,将疾病控制在一个相对理想的状态,以能最大限度地使患者回归家庭角色,融入社会,提高生活质量,减少家庭、社会负担。

（尤　冉　赵明明　章　荣　赵玉霞）

扫一扫,测一测

思考题

1. 高血压、糖尿病、慢性阻塞性肺疾病、精神障碍、截肢患者的社区康复目标的重点是什么?

2. 上肢截肢患者安装假肢更好还是不安装假肢更好?

思考题解析

实训一 社区康复需求及资源的调查

【实训时数】

建议 1~2 个学时。

【实训目的】

1. 让学生掌握社区康复调查的方法,掌握调研报告书写技巧,掌握社区康复调查的内容。

2. 锻炼学生与人沟通能力,锻炼学生发现问题、分析问题、解决问题能力,培养学生团队合作精神。

【实训准备】

1. 分组 全班分为两个大的小组,一个小组负责调查社区康复需求,另一个小组负责调查社区康复资源。每个小组提前做好分工(如:外联、后勤、统计等)。

2. 提前准备好社区康复需求及资源的调查表。

3. 提前协调好相关社区。

【实训内容与步骤】

1. 采取入户调查的方式,向残疾人及相关机构发放调查表。

2. 对回收的调查表进行整理、统计。

3. 每个小组上交一份调查报告,每位同学上交一份调查心得。

4. 组织调查汇报,每个小组派 1 名代表用 PPT 展示的方式展示调查结果。

【实训注意事项】

1. 社区康复需求及社区康复资源的调查表分开制作,且需提前制作好。

2. 分组时调查社区康复资源小组的同学人数可稍微多一些。

3. 开始调研前,与社区充分沟通,争取社区支持,也可向残联等相关部门寻求帮助。

4. 在入户调研时需向被调查对象阐明调查原因,争取被调查对象支持。

5. 调查过程中注意团队合作、注意人身财产安全。

实训二 脑血管疾病患者的社区康复实践

【实训时数】

建议 1~2 个学时。

【实训目的】

1. 掌握脑血管疾病的概念、脑卒中社区康复的分期、康复评定方法和社区康复计划的制订;基本的医疗康复以及合理的社区家庭环境改造等技能。

2. 熟悉脑卒中患者日常生活活动能力评定、Brunnstrom 评定、简化的 Fugl-Meyer 评定等方法。

3. 培养学生独立处理脑血管疾病社区康复的能力,培养学生团队合作的素养。

【实训准备】

1. 准备教学多媒体课件、常用训练用具及设备(PT 床、哑铃、拉力器、滚筒、轮椅、滑板、吊带等)、模特。

2. 将学生分为若干小组(2~3 人为一组)。

【实训内容与步骤】

（一）内容

1. 脑卒中患者社区康复评定。

2. 脑卒中患者社区康复实施。

（二）步骤

1. 教学 PPT 进行讲授。

2. 模特示范动作，教师进行讲解或教师自身示范教学。

3. 将学生分为若干小组（2~3 人为一组），相互讨论和实践。

4. 记录实训内容，程序，体会。

（三）方法

1. 社区康复评定

（1）由模特扮演一名脑卒中后进入社区康复的患者。

（2）学生基于 ICF 框架分别从患者的身体功能（运动和感觉、认知知觉、社交心理）、活动参与（日常活动，娱乐休闲活动、工作职业参与），个人因素以及环境因素（物理环境、社会环境）方面进行评估，全面收集该患者的所有信息。

（3）基于该患者的评定结果讨论该患者的社区康复目标，目标一般分为短期目标和长期目标。

2. 脑卒中社区康复的实施

（1）医疗康复：根据患者的情况以及制订的短期目标，考虑患者的医疗康复内容和训练技术，尤其是基本的物理治疗、作业治疗、言语治疗等介入。具体技术及操作方法详见脑卒中医疗康复相关章节。

（2）环境改造：根据患者的环境评定结果，设计环境改造的方案。首先进行详细的作业活动分析，然后优先考虑影响患者作业活动的环境因素能够通过改变作业活动的方式以及调整作业活动的习惯来弥补，若无法实现，则考虑能够通过在环境中增加或者减少一些物件来促进患者独立，若仍然无法完成，那么则需要详细的物理环境改造计划，需要绘制详细的环境改造方案以及给出详细的数据。环境改造方案需要与患者以及患者的家人共同沟通，综合考虑在该环境中生活的人的意愿和需求。

（3）辅助技术的应用：患者无法独立完成各种自己想要，或者被期望完成的活动时，借助辅助技术是一种可行的解决之道。根据患者评估的结果，为患者配置合适的辅助器具；同时还应进行辅助具的使用训练和保养教育。

（4）脑卒中患者三级预防以及健康教育：脑卒中患者的三级预防贯穿整个康复过程中，学生应该实践模特个案相关的三级预防内容以及健康教育，内容涵盖本患者相关的预防内容，脑卒中的早期鉴别知识；脑卒中患者的自我管理内容；脑卒中患者生活模式重整；危险因素管理等。

（5）脑卒中的社区转介：讨论该患者在何种情况下应该向上级医院转诊，哪些情况应该向哪些社区机构转介。

【实训注意事项】

1. 实训前必须预习，熟悉脑卒中社区康复的流程和内容，熟悉处于不同阶段的脑卒中患者社区康复训练内容及特点。

2. 实践过程中注意以患者为中心，始终牢记社区康复阶段和医疗康复的区别，避免将社区康复做成狭义的医疗康复，重点应在促进患者的社区独立和回归。

3. 在实践过程中，要重点基于社区资源，包括社区的医疗治疗，社区的社会支持网络以及团体，为患者回归寻找最大化的资源，促进患者重建生活角色，避免长时间处于病人的角色。

4. 熟悉团队工作方式和分工，在遇到特定问题的时候及时转介给专业的团队成员，同时为服务对象提供专业的咨询意见。

实训三　脊髓损伤患者的轮椅训练

【实训时数】

建议 1~2 个学时。

【实训目的】

1. 掌握脊髓损伤患者轮椅训练的内容及方法。

2. 体验脊髓损伤患者在室内及室外操作轮椅训练过程中可能遇到的困难,寻找解决方法。

【实训准备】

轮椅、床、障碍物、室内及室外场地(平地、斜坡、门)。

【实训内容与步骤】

1. 分组、分工 每组4人,分别由A、B、C、D代表,其中A扮演脊髓损伤患者进行轮椅训练,B负责拍摄,C负责记录,D负责对扮演者进行轮椅操作指导并保障扮演者安全。

2. A坐轮椅,在D的指导下完成室内及室外平地的轮椅操作训练(前进、后退、转弯、上下斜坡、越过障碍物、进出门、床椅转移等)。

3. 训练结束后以小组为单位总结汇报训练感悟。

【实训注意事项】

1. 训练过程中A与其他人不得有过多的身体接触。

2. D要对A进行充分的肢体和语言指导,并注意保护A。

3. A汇报脊髓损伤患者体会,B和C汇报训练过程中存在的问题。

实训四 骨与关节疾病患者的社区康复实践

【实训时数】

建议1~2个学时。

【实训目的】

1. 掌握常见骨与关节疾病康复评定方法和社区康复计划的制订;基本医疗康复以及合理的社区家庭环境改造等技能。

2. 熟悉常见骨与关节疾病患者功能评定、Harris髋关节和HSS膝关节评分。

3. 培养学生具独立处理骨与关节疾病社区康复的能力,培养学生团队合作的素养。

【实训准备】

做好实训资源的准备,如教学多媒体课件、常用训练用具及设备(PT床、哑铃、拉力器、滚筒、轮椅、滑板、吊带等)、模特。

【实训内容与步骤】

(一)内容

1. 骨与关节疾病患者社区评定。

2. 骨与关节疾病患者社区康复实施。

(二)步骤

1. 教学PPT进行讲授。

2. 模特示范动作,教师进行讲解或教师自身示范教学。

3. 将学生分为若干小组(2~3人为一组),相互讨论和实践。

4. 记录实训内容,程序,体会。

【实训注意事项】

1. 实训前必须预习,熟悉脑卒中社区康复的流程和内容,熟悉常见骨与关节疾病患者社区康复训练内容及特点。

2. 实践过程中注意以患者为中心,始终牢记社区康复阶段和医疗康复的区别,避免将社区康复做成狭义的医疗康复,重点应在促进患者的社区独立和回归。

3. 在实践过程中,要重点基于社区资源,包括社区的医疗治疗,社区的社会支持网络以及团体,为患者回归寻找最大化的资源,促进患者重建生活角色,避免长时间处于病人的角色。

4. 熟悉团队工作方式和分工,在遇到特定问题的时候及时转介给专业的团队成员,同时为服务对象提供专业的咨询意见。

实训五　脑瘫患儿的社区康复训练

【实训时数】

建议 1~2 个学时。

【实训目的】

1. 掌握脑瘫患者的社区康复训练方法。

2. 熟悉脑瘫患儿的社区康复评估、康复目标制订。

3. 培养学生在社区康复层面进行脑瘫患儿康复的能力和素质。

【实训准备】

教学光盘、多媒体课件、图例、微课、常用训练用具及设备(PT 床、姿势矫正镜、梯椅、滚筒、Bobath 球、爬行架、站立架、平行杠、平衡板等)、模型、脑性瘫痪患儿或模特。

【实训内容与步骤】

(一) 实训内容

儿童实训室、社区康复机构见习及岗位体验。

1. 脑瘫患儿社区康复评估和康复目标制订。

2. 脑瘫患儿的运动发育规律的训练。

3. 脑瘫患儿辅具器具的配备及使用。

4. 脑瘫患儿环境评估和改造。

5. 脑瘫患儿的健康教育。

(二) 实训步骤

1. 分段观看教学视频,记下操作要领;模特示范动作,教师进行详细讲解。

2. 将学生分为若干小组(2~3 人为一组),相互讨论和训练。

3. 记录实训内容,程序,体会。

【实训注意事项】

1. 脑瘫患者的每一项动作不可能都由自己来完成,家人可以帮助他们,但不是代替。

2. 根据患者的年龄和症状寓治疗于游戏中,用游戏的方式引导患儿的主动运动,提高患儿对康复训练的兴趣。

3. 训练时注意患儿的情绪,多给予正面激励。

4. 训练时应注意安全,防跌倒,避免摔伤、碰伤等,造成二次伤害。

实训六　盲人定向行走训练

【实训时数】

建议 1~2 个学时。

【实训目的】

1. 掌握定向行走训练内容及方法。

2. 体验视力障碍患者在定向行走训练过程中会遇到的困难。

【实训准备】

睡眠眼罩、盲杖。

【实训内容与步骤】

1. 分组、分工　每组 4 人,分别由 A、B、C、D 代表,其中 A 戴睡眠眼罩扮演视力障碍患者,B 负责拍摄,C 负责记录,D 负责对扮演者进行语言引导并保障扮演者安全。

2. A 戴上睡眠眼罩、手拿盲杖在 D 的语言引导下完成从教室到食堂或从教室到学校小卖部的定向行走训练。

3. 训练结束后以小组为单位总结汇报训练感悟。

【实训注意事项】

1. 训练过程中 A 与其他人不得有过多的身体接触,D 要对 A 进行充分的语言引导,并注意保护 A。

2. 总结汇报时,A 需汇报扮演视力障碍患者体会,B 和 C 汇报训练过程中存在的问题。

实训七　听力障碍儿童的听觉评估

【实训时数】

建议 1~2 个学时。

【实训目的】

1. 掌握听障儿童的听觉能力评估的内容及方法。

2. 体验听力障碍患者听觉过程中会遇到的困难。

【实训准备】

耳塞、CD 播放器、音乐光盘、各种自然音光盘、不同性别年龄的人说话的光盘、锣鼓、喇叭、哨子、训练用图片、录音设备,安静的室内场地。

【实训内容与步骤】

1. 分组、分工　每组 4 人,分别由 A、B、C、D 代表,其中 A 戴耳塞扮演听力残障儿童,B 负责录音,C 负责记录,D 负责对扮演者进行评估。

2. A 戴上耳塞后进入安静的环境中进入评估,以自然声响识别、语音识别、数字识别、声调识别、单音节词识别、双音节词识别、三音节词识别、断句识别和选择性听取 9 项为评估内容。

(1) 自然声响识别:采用听声识图的游戏评估法选 20 种声响进行测试,用 CD 播放测试音,请 A 根据测试音指认相应图片,20 张图片共循环 2 次完成测试。

(2) 语音识别:分为韵母识别和声母识别,以《汉语拼音方案》中的韵母表及声母表按照语音测试词表编制规则各组成 75 词,全部配有彩色图片,用听说复述法评估 A 的语音听辨能力及发音水平。

(3) 数字识别:以 1~10 的数字随机选出 25 个,编成 5 组,每组 5 个数字,D 读出数字让 A 根据发声选出图片。

(4) 声调识别:分为同音单音节声调识别和双音节声调识别,让 A 根据听声选出图片。

(5) 双音节词识别、三音节词识别、短句识别,均分别采用听话识图的方法进行测试。

(6) 选择性听取:设计在一环境中有酒楼嘈杂声、言语噪声、市场噪声、音乐声等为背景的情景中让 A 通过听声识别相应的双音节词或短句。

3. 评估结束后以小组为单位总结汇报评估感悟。

4. 以小组为单位书写实训报告。

【实训注意事项】

1. 测试时要避免视觉影响产生的视觉提示。

2. 总结汇报时,A 需汇报扮演听力障碍患者体会,B、C、D 汇报评估过程中存在的问题。

实训八　调查社区内老人养老现状

【实训时数】

建议 1~2 个学时。

【实训目的】

1. 让学生掌握社区调查的方法,掌握调研报告书写技巧。

2. 锻炼学生与人沟通能力,锻炼学生发现问题、分析问题、解决问题能力,培养学生团队合作精神。

3. 让学生了解社区内老人养老现状。

【实训准备】

1. 分组、分工 全班分为两个大的小组,每个小组负责一个社区的养老现状调查。每个小组提前做好分工
(如:外联、后勤、统计等)。

2. 提前准备好养老现状调查表(分老人用表、家属用表)。

3. 提前协调好两个相关社区。

【实训内容与步骤】

1. 采取入户调查的方式(逐户进行),向老年人发放调查表(老人用表),如老人不在家则向家属发放家属用
调查表。

2. 对回收的调查表进行整理、统计。

3. 每个小组上交一份调查报告,每位同学上交一份调查心得。

4. 组织调查汇报,每个小组派 1 名代表用 PPT 展示的方式展示调查结果。

【实训注意事项】

1. 养老现状调查表需提前制作好。

2. 开始调研前,与社区充分沟通,争取社区支持,也可向残联等相关部门寻求帮助。

3. 在入户调研时需向被调查对象阐明调查原因,争取被调查对象支持。

4. 调查过程中注意团队合作、注意人身财产安全。

中英文名词对照索引

参 考 文 献

[1] Delisa.物理医学与康复医学理论与实践.5版.励建安,毕胜,黄晓琳,译.北京:人民卫生出版社,2013.

[2] 张长杰.肌肉骨骼康复学.北京:人民卫生出版社,2013.

[3] 王玉龙.康复功能评定学.北京:人民卫生出版社,2013.

[4] 罗志安,张慧.社区康复.2版.北京:人民卫生出版社,2014.

[5] 窦祖林,作业治疗学.2版北京:人民卫生出版社.2013.

[6] 何成奇.作业治疗操作手册.北京:人民卫生出版社,2017.

[7] 张绍岚,何小花.疾病康复.2版.北京:人民卫生出版社,2014.

[8] 王俊华,周立峰.康复治疗基础.2版.北京:人民卫生出版社,2014.

[9] 钟经华.视力残疾儿童的心理与教育.天津:天津教育出版社,2007.

[10] 杨延砚,周谋望.脊髓损伤患者的社区康复治疗.中华医学信息导报,2013,28(10):20-21.

[11] 李嫣.脊髓损伤患者心理状态的评估与护理.中国农村卫生事业管理,2014,34(1):86-87.

[12] 王杨,董安琴,王海云,等.脊髓独立性评估量表Ⅲ在脊髓损伤患者日常生活活动能力评估中的应用.中国康复,2017,32(3):214-216.

[13] 李小金,方海云,王楚怀.脊髓损伤患者的社会支持状况调查.中国组织工程研究,2006,10(18):17-19.

[14] 彭小苑,欧阳艳菲,庞雪利,等.人工髋关节置换老年患者术后生活方式改变的健康教育.中医正骨,2013,25(5):14-16.

[15] 袁月环,梁玲玲,林俊,等.可视化健康教育提高髋关节置换术后患者居家生活方式依从性的研究.中国医刊,2016,51(2):108-109.

[16] 李令岭.我国残疾人社区康复存在问题与发展探讨.中国康复医学杂志,2017,(23)2:213-216.

[17] 卓大宏.中国社区康复的现状、面临的挑战和发展趋势.中国康复医学杂志,2015,(30)7:635-639.

[18] 王勇.结合机构养老服务现状探讨社会养老模式.教育教学论坛,2012,(3):9-10.

[19] 姜玉.浅析社区养老服务的现状.劳动保障世界,2013,(22):8-9.

[20] 乔志龙.我国机构养老的现状、问题与对策研究——基于供给与需求关系的视角.内蒙古农业大学学报(社会科学版),2013,15(4):105-108.

[21] 陈可冀,张亚群,洪国栋,等.积极应对我国老龄问题的建议.中国老年学杂志,2012,32:1777-1784.

[22] 励建安,万春晓.内脏疾病康复现状.中国实用内科志,2012,32(9):650-652.

[23] 刘晓梅,曹煜玲.中国老年护理服务体系构建研究.吉林大学社会科报,2011,51(3):17-24.

[24] 杨慎峭,金荣疆,张俭,等.成都汪家社区养老康复服务体系建设研究报告.内蒙古中医药,2010,19:111-112.

[25] 蔡昕华.社区康复训练对脑卒中后遗症患者日常生活能力和心理状态的影响.社区医学杂志,2017,15(18):40-41.

[26] 李江玲.脑卒中住院患者回归家庭困难的原因与对策.中医药管理杂志,2017,25(9):10-11.

[27] 林航,王爱红,李丹丹,等.脑卒中社区康复模式研究进展.中国康复医学杂志,2017,10(32):1203-1206.

[28] 张倞,范方惠.社区脑卒中患者的管理.中国社区医师,2017,33(25):6-7.

[29] 钟达宏,蕙朝晖,钟伟宏.社区康复治疗对高血压患者血压及认知行为的影响.中国医学工程,2015,23(4):142-143.

[30] 朱硕元.社区康复指导对糖尿病患者治疗依从性和血糖的影响.白求恩医学杂志,2014,12(6):540-541.

[31] 温寅林.微信在糖尿病出院患者管理中的应用.社区医学杂志,2015,13(24):56-57.

[32] 蒋巧巧,林晓嵩.慢性阻塞性肺疾病的社区康复新模式初探.中国全科医学,2007,10(19):1637-1639.

[33] 王彩霞,金先桥,彭德荣,等.社区肺康复对轻中度慢性阻塞性肺疾病患者生存质量的影响.中华护理杂志,2012,47(2):162-164.

[34] 赵莹楚,张雯,陈文华.稳定期慢性阻塞性肺疾病患者社区康复干预研究进展.中国康复医学杂志,2012,27(12):1170-1174.

[35] 骆焕荣,张雪静,邓筱璇,等.精神疾病社区防治康复工作的效果分析.中国康复理论与实践,2006,12(3):190-191.

[36] 城市高老龄化地区社区养老设施现状及规划策略.规划师,2013,29(1):54-59.